# Entmenschlichte Medizin

Edzard Ernst

# Entmenschlichte Medizin

## Österreichs Ärzte im Nationalsozialismus

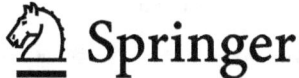
Springer

Edzard Ernst
Cambridge, Cambridgeshire, UK

ISBN 978-3-662-71614-4       ISBN 978-3-662-71615-1   (eBook)
https://doi.org/10.1007/978-3-662-71615-1

Die Deutsche Nationalbibliothek verzeichnet diese Publikation in der Deutschen Nationalbibliografie; detaillierte bibliografische Daten sind im Internet über https://portal.dnb.de abrufbar.

© Der/die Herausgeber bzw. der/die Autor(en), exklusiv lizenziert an Springer-Verlag GmbH, DE, ein Teil von Springer Nature 2026

Das Werk einschließlich aller seiner Teile ist urheberrechtlich geschützt. Jede Verwertung, die nicht ausdrücklich vom Urheberrechtsgesetz zugelassen ist, bedarf der vorherigen Zustimmung des Verlags. Das gilt insbesondere für Vervielfältigungen, Bearbeitungen, Übersetzungen, Mikroverfilmungen und die Einspeicherung und Verarbeitung in elektronischen Systemen.
Die Wiedergabe von allgemein beschreibenden Bezeichnungen, Marken, Unternehmensnamen etc. in diesem Werk bedeutet nicht, dass diese frei durch jede Person benutzt werden dürfen. Die Berechtigung zur Benutzung unterliegt, auch ohne gesonderten Hinweis hierzu, den Regeln des Markenrechts. Die Rechte des/der jeweiligen Zeicheninhaber*in sind zu beachten.
Der Verlag, die Autor*innen und die Herausgeber*innen gehen davon aus, dass die Angaben und Informationen in diesem Werk zum Zeitpunkt der Veröffentlichung vollständig und korrekt sind. Weder der Verlag noch die Autor*innen oder die Herausgeber*innen übernehmen, ausdrücklich oder implizit, Gewähr für den Inhalt des Werkes, etwaige Fehler oder Äußerungen. Der Verlag bleibt im Hinblick auf geografische Zuordnungen und Gebietsbezeichnungen in veröffentlichten Karten und Institutionsadressen neutral.

Covermotiv: © stock.adobe.com/Kittichet/ID 1290592288

Springer ist ein Imprint der eingetragenen Gesellschaft Springer-Verlag GmbH, DE und ist ein Teil von Springer Nature.
Die Anschrift der Gesellschaft ist: Heidelberger Platz 3, 14197 Berlin, Germany

Wenn Sie dieses Produkt entsorgen, geben Sie das Papier bitte zum Recycling.

# Inhaltsverzeichnis

| | | |
|---|---|---|
| 1 | Wie ich Österreicher und Kritiker der NS-Medizin wurde | 1 |
| 2 | Medizin im „Dritten Reich" | 9 |
| 3 | Zwangssterilisation | 19 |
| 4 | Krankenmord („Euthanasie") | 25 |
| 5 | Genozid und Menschenversuche | 33 |
| 6 | Asperger, Hans (1906–1980) | 41 |
| 7 | Babor, Karl (1918–1974) | 47 |
| 8 | Begusch, Oskar (1897–1944) | 53 |
| 9 | Beiglböck, Wilhelm (1905–1963) | 57 |
| 10 | Bertha, Hans (1901–1964) | 65 |
| 11 | Birkmayer, Walther (1910–1996) | 69 |
| 12 | Breitenecker, Leopold (1902–1981) | 75 |

| | | |
|---|---|---|
| 13 | Clara, Max (1899–1966) | 79 |
| 14 | Conrad, Ladislaus (1913–1944) | 83 |
| 15 | Czermak, Hans (1892–1975) | 87 |
| 16 | De Crinis, Max (1889–1945) | 93 |
| 17 | Eberl, Irmfried (1910–1948) | 99 |
| 18 | Ehrenberger, Raimund (1893–1974) | 107 |
| 19 | Eppinger, Hans (1879–1946) | 111 |
| 20 | Fehringer Franz (1903-?) | 117 |
| 21 | Fischer, Karl Josef (1903–1992) | 121 |
| 22 | Frick, Gernot (1918–?) | 127 |
| 23 | Gelny, Emil (1890–1961) | 133 |
| 24 | Gross, Karl Josef (1907–1967) | 139 |
| 25 | Gross, Heinrich (1915–2005) | 143 |
| 26 | Grosser, Otto (1873–1951) | 149 |
| 27 | Hafferl, Anton (1886–1959) | 153 |
| 28 | Hamburger, Franz (1874–1954) | 157 |
| 29 | Hamperl, Herwig (1899–1979) | 161 |
| 30 | Heim, Aribert (1914–1992) | 165 |
| 31 | Herbst, Rudolf (1901–1970) | 171 |
| 32 | Hermann, Josefine (1911–?) | 175 |
| 33 | Hofmann, Gertrude (1917–?) | 179 |
| 34 | Horneck, Karl (1894–?) | 183 |
| 35 | Hübsch, Margarethe (1903–1983) | 189 |

| | | |
|---|---|---|
| 36 | Erwin Jekelius (1905–1952) | 193 |
| 37 | Jöbstl, Rudolf (1903–1945) | 199 |
| 38 | Kahr, Karl (1914–2007) | 203 |
| 39 | Kauffmann Oskar (1898–1955) | 209 |
| 40 | Korp, Peter (1898–1954) | 213 |
| 41 | Litschel, Gustav (1903–1945) | 217 |
| 42 | Lonauer, Rudolf (1907–1945) | 221 |
| 43 | Meyer, Georg Franz (1917–1981) | 227 |
| 44 | Mittelberger, Otto-Eugen (1910–1944) | 233 |
| 45 | Niedermoser, Franz (1901–1946) | 237 |
| 46 | Pernkopf, Eduard (1888–1955) | 243 |
| 47 | Pichler, Alexander (1906–1962) | 249 |
| 48 | Pischinger, Alfred (1899–1983) | 253 |
| 49 | Plattner Friedrich (1896–?) | 257 |
| 50 | Pokorny, Adolf (1895–?) | 261 |
| 51 | Polzer, Friedrich (Fritz) (1909–1967) | 267 |
| 52 | Pötzl, Otto (1877–1962) | 271 |
| 53 | Puhr, Fridolin (1913 -1957) | 275 |
| 54 | Ramsauer Sigbert (1909–1991) | 279 |
| 55 | Reisch, Otto (1891–1977) | 283 |
| 56 | Richter, Hermann (1915–1945) | 287 |
| 57 | Risak, Erwin (1899–1968) | 293 |
| 58 | Rolleder, Anton (1910–1976) | 297 |

| | | |
|---|---|---|
| 59 | Scharfetter Helmut (1893–1979) | 301 |
| 60 | Schicker, Josef (1879–1949) | 307 |
| 61 | Schmid-Sachsenstamm, Walter (1891–1945) | 311 |
| 62 | Schneider, Philipp (1896–1954) | 315 |
| 63 | Sorger, Ernst (1892–1945) | 321 |
| 64 | Thums, Karl (1904–1976) | 325 |
| 65 | Thurnher, Viktor (1903–1970) | 331 |
| 66 | Tropper, Gertrude (1908–?) | 335 |
| 67 | Türk, Elmar (1907–2005) | 339 |
| 68 | Türk, Marianne (1914–2003) | 343 |
| 69 | Uiberrak, Barbara (1902–1979) | 347 |
| 70 | Utz, Josef (1876–1950) | 351 |
| 71 | Vonbun Josef (1902–1984) | 355 |
| 72 | Werkgartner, Anton (1890–1970) | 359 |
| 73 | Wodraska, Alois (1909–1993) | 363 |
| 74 | Schlussbetrachtungen | 367 |

**Stichwortverzeichnis**     375

# 1

# Wie ich Österreicher und Kritiker der NS-Medizin wurde

Im Jahr 1990 wurde ich auf einen Lehrstuhl der Medizinischen Fakultät der Universität Wien berufen. Gleichzeitig erhielt ich, ein gebürtiger Deutscher, die österreichische Staatsbürgerschaft, denn damals war es nur Österreichern erlaubt in Wien Ordinarius zu werden. Ich nahm an, dass ich für den Rest meiner Laufbahn in Wien bleiben würde. Dass es dann doch anders kam, liegt nicht zuletzt an dem Thema dieses Buches.

Meine erste und wichtigste Aufgabe in Wien war es, eine Gruppe von rund 20 Mitarbeitern auf etwa 100 zu vergrößern und gleichzeitig mein rasch wachsendes Team dann als erste klinische Abteilung von dem altehrwürdigen Allgemeinen Krankenhaus (AKH) in ein brandneues Gebäude zu übersiedeln. Als es schließlich soweit war und wir das neue AKH in Betrieb nehmen konnten, wurde dieser Tag für Österreich ein durchaus historisches Ereignis. Neben den vielen Ansprachen der Politiker vor laufenden Kameras sollte auch ich als Klinikchef etwas Passendes zum Besten geben.

Man hatte mir ausreichend Vorwarnung gegeben, sodass ich Zeit und Muße hatte, ein gutes Thema für diese Gelegenheit zu finden. Spontan dachte ich zunächst daran, die Geschichte meiner Klinik und des AKH zu beleuchten, und somit den Tag in einen historischen Kontext zu stellen. Wie sich bald herausstellte, war das keine gute Idee.

Die recherchierbare Vergangenheit riss mit dem Jahr 1938 abrupt ab. Diesbezügliche Dokumente waren aus den Bibliotheken verschwunden, und wenn ich jemanden um Auskunft bat, wurde mir mit Stirnrunzeln zu verstehen gegeben, dass man an diesem Thema wohl besser nicht rühre

Natürlich, wie konnte ich es nur vergessen: Der „Anschluss" von 1938!

Ich entschloss mich daher, zur Eröffnung des AKH lediglich ein paar unverfängliche Worte zu sprechen und meine Recherchen zur NS-Vergangenheit meiner Klinik und der Medizinischen Fakultät zu vertagen.

Die diesbezüglichen Nachforschungen haben mir dann meinen Verbleib in Wien zunehmend schwer gemacht. Im Jahr 1993 nahm ich daher einen Ruf ins englische Exeter an, und 1995 publizierte ich meinen Bericht unter dem Titel „A leading medical school seriously damaged: Vienna 1938".[1] Wenn man heute (Februar 2025) in Medline, der

---

[1] Ernst E. A leading medical school seriously damaged: Vienna 1938. Ann Intern Med. 1995 May 15;122(10):789–92. 10.7326/0003-4819-122-10-199505150-00009. Erratum in: Ann Intern Med 1995 Nov 15;123(10):814. Erratum in: Ann Intern Med. 2008 Jul 15;149(2):147. PMID: 7.717.602.

größten Datenbank für medizinische Publikationen, nach Artikeln zu diesem Thema sucht, so findet man mit über die Zeit aufsteigender Tendenz insgesamt 37 Veröffentlichungen, von denen meine oben genannte Arbeit die zeitlich erste ist (Box 1).

Obschon es in Exeter meine Aufgabe wurde, die sog. Alternativmedizin zu erforschen, hat mich das „Nazi-Thema" seither nicht mehr losgelassen. Wenn immer meine Zeit es erlaubte, forschte ich in diesem Bereich (Box 2). Was mich dabei besonders faszinierte und bedrückte, war die Einsicht, dass mein Berufsstand nicht etwa nur ein neutraler Mitläufer gewesen war, sondern sich bereitwilligst und aktiv an den Untaten des „Dritten Reichs" beteiligt hatte.

Um es ganz klar auszudrücken: Ohne die Mediziner wär ein Großteil der Gräueltaten des „Dritten Reichs" nicht möglich gewesen. Ärzte hatten das Konzept der Rassenhygiene entwickelt, es begeistert aufgegriffen und sodann auch gnadenlos umgesetzt. Der Abstieg in die Unmenschlichkeit begann mit der Zwangssterilisation derjenigen, die von den Nazis unter rassenhygienischen Gesichtspunkten als genetisch minderwertig eingestuft worden waren. Es folgte die Pervertierung des Konzepts der Euthanasie zu einem Programm der Tötung behinderter Patienten. Schließlich wurde der Massenmord an Juden und KZ-Häftlingen, die wegen Erschöpfung als unnützer Ballast galten, geplant und exekutiert. Den Gipfel der Barbarei stellten letztlich unfassbar grausame Menschenversuche von SS-Medizinern dar, die sich als Wissenschaftler verstanden, jedoch nichts weiter als unmenschliche Berserker waren.

Diese Ansammlung ärztlicher Untaten stellt mit Abstand den schwersten Verstoß gegen die Ethik und Moral in der Geschichte der Medizin dar. Erich Kästner hat es auf den Punkt gebracht, als er zum „Dritten Reich" kommentierte: „Ein besonders widerwärtiges Kapitel in der Geschichtsschreibung … wird den Ärzten gewidmet werden müssen."[2]

Während diese Medizinverbrechen, wenn auch nur zögerlich, in Deutschland langsam aufgearbeitet wurden, schien man in Österreich in den 1990er-Jahren noch eine andere Strategie zu bevorzugen. Hier herrschte zu diesem Thema meist ein eisiges Schweigen. Falls eine Diskussion dennoch unvermeidbar war, so versuchte man in Österreich meist in die Opferrolle zu schlüpfen. Man berief sich nur allzu gerne auf die Moskauer Deklaration von 1943, die besagte, dass Österreich das erste Opfer der Angriffspolitik Hitlers war.[3] Eine offene und systematische Auseinandersetzung mit der NS-Vergangenheit wurde, so gut es ging, verhindert. Forscher, die hier nicht mitspielen wollten, wurden als Nestbeschmutzer gebrandmarkt.

Seit meinem Weggang aus Wien hat sich diese Situation in erfreulicher Weise gebessert, und es gibt zahlreiche Ansätze einer rühmlichen Aufarbeitung der unrühmlichen Rolle der österreichischen Ärzteschaft im „Dritten Reich",

---

[2] Kästner E: Notabene 45. Fischer, 1965.
[3] Moskauer Deklaration – Wikipedia.

z. B.[4,5,6,7,8,9] Ein Kompendium mit biografischen Skizzen derjenigen Mediziner, die sich auf die eine oder andere Weise an den NS-Verbrechen beteiligt haben, existiert jedoch bis heute nicht.

Das vorliegende Buch stellt den Versuch dar, diese Lücke zu schließen.

> **Box 1: Medline-gelistete Publikationen zum Thema** (Suchbegriffe: Austria, Nationalsocialism, Third Reich)
>
> - 1995–1999: 3 Artikel
> - 2000–2004: 4 Artikel
> - 2005–2009: 4 Artikel
> - 2010–2014: 6 Artikel
> - 2015–2019: 8 Artikel
> - 2020–2024: 12 Artikel

---

[4] Hubenstorf M. Osterreichische Arzteemigration 1934–1945–Zwischen neuem Tätigkeitsgebiet und organisierten Rückkehrplänen. Ber Wiss. 1984;7(2):85–107. German. 10.1002/bewi.19840070203. PMID: 11.629.193.

[5] Weindling P. Austrian medical refugees in Great Britain: from marginal aliens to established professionals. Wien Klin Wochenschr. 1998 Feb 27;110(4–5):158–61. PMID: 9.544.476.

[6] Kaiser S, Sziranyi J, Groß D. The hepatopathologist Hans Popper (1903–1988): An early victim of National Socialism in Austria. Pathologe. 2020 Jun;41(Suppl 1):30–38. English. 10.1007/s00292-019-0619-y. PMID: 31.309.285.

[7] Hildebrandt S, Czarnowski G. Alfred Pischinger (1899–1983): An Austrian career in anatomy continuing through National Socialism to postwar leadership. Ann Anat. 2017 May;211:104–113. 10.1016/j.aanat.2017.02.001. Epub 2017 Feb 20. PMID: 28.219.632.

[8] Czech H. Hans Asperger, National Socialism, and „race hygiene" in Nazi-era Vienna. Mol Autism. 2018 Apr 19;9:29. 10.1186/s13229-018-0208-6. Erratum in: Mol Autism. 2021 Jun 21;12(1):45. doi: 10.1186/s13229-021-00433-x. PMID: 29713442; PMCID: PMC5907291.

[9] Czech H, Brenner E. Nazi victims on the dissection table – The Anatomical Institute in Innsbruck. Ann Anat. 2019 Nov;226:84–95. 10.1016/j.aanat.2019.03.007. Epub 2019 Apr 1. PMID: 30.946.885.

**Box 2: Eigene Publikationen zur Medizin im „Dritten Reich"**

- Ernst E. Unethical behavior of Nazi doctors. J R Soc Med. 1994 Apr;87(4):246. PMID: 8.182.690; PMCID: PMC1294463.
- Ernst E. Towards quality in complementary health care: is the German „Heilpraktiker" a model for complementary practitioners? Int J Qual Health Care. 1996 Apr;8(2):187–90. 10.1093/intqhc/8.2.187. PMID: 8.792.174.
- Ernst E. 50 years ago: the Nuremberg Doctors' Tribunal. Part 1: The descent towards medicalised murder. Wien Med Wochenschr. 1996;146(21–22):574–6. PMID: 9.017.893.
- Ernst E. 50 years ago: the Nuremberg Doctors' Tribunal. Part 2: Medical resistance during the Third Reich. Wien Med Wochenschr. 1996;146(24):629–31. PMID: 9.123.951.
- Ernst E. 50 years ago: the Nuremberg Doctors' Tribunal. Part 3: The failure of coming to terms with the past. Wien Med Wochenschr. 1997;147(2):53–4. PMID: 9.061.887.
- Ernst E. 50 years ago: the Nuremberg Doctors' Tribunal. Part 4: Nazi medicine's relevance today. Wien Med Wochenschr. 1997;147(3):70–1. PMID: 9.086.587.
- Ernst E. Killing in the name of healing: the active role of the German medical profession during the Third Reich. Am J Med. 1996 May;100(5):579–81. 10.1016/s0002-9343(96)00006-x. PMID: 8.644.771.
- Ernst E. The BMJ's Nuremberg issue. Many people are still uncomfortable with the topic of Nazi medicine. BMJ. 1997 Feb 8;314(7078):439. PMID: 9.040.395; PMCID: PMC2125912.
- Ernst E. Heilpraktiker–ein deutsches Phänomen. Welche Rechte und Pflichten haben Heilpraktiker? [Healing practitioner–a German phenomenon. What are the rights and responsibilities of healing practitioners?]. Fortschr Med. 1997 Feb 10;115(4):38–41. German. PMID: 9.157.042.
- Ernst E, Weindling PJ. The Nuremberg Medical Trial: have we learned the lessons? J Lab Clin Med. 1998 Feb;131(2):130–5. 10.1016/s0022-2143(98)90154-8. PMID: 9.488.495.

- Ernst E. 'Neue Deutsche Heilkunde': complementary/alternative medicine in the Third Reich. Complement Ther Med. 2001 Mar;9(1):49–51. 10.1054/ctim.2000.0416. PMID: 11.264.971.
- Ernst E. Commentary: The Third Reich–German physicians between resistance and participation. Int J Epidemiol. 2001 Feb;30(1):37–42.10.1093/ije/30.1.37 . PMID: 11.171.848.
- Ernst E. Dr Reiter: the „Third" and „Fourth" Reich. Semin Arthritis Rheum. 2003 Feb;32(4):244–5. 10.1053/sarh.2003.49996. PMID: 12.621.589.
- Ernst E. Hitler's Female Physicians: Women Doctors During the Third Reich and Their Crimes Against Human. Springer, Heidelberg, 2025.

# 2

# Medizin im „Dritten Reich"

**Zusammenfassung** Dieses Kapitel geht kurz auf die Umstände ein, die österreichische Mediziner nach dem Anschluss vorfanden. In knappen Zügen wird der historische Hintergrund umrissen, der es ermöglichte, dass österreichische Ärzte in bereitwilliger Weise die Ziele der NS-Rassenpolitik verfolgten.

Am 30. Januar 1933 wurde Adolf Hitler zum Reichskanzler ernannt. Danach setzte die Nationalsozialistische Deutsche Arbeiterpartei (NSDAP) (Box 1) sofort ihre Politik der Gleichschaltung um, d. h. die Ausrichtung von Personen und Institutionen auf die Ziele und die Ideologie der Nazis. Es wurden alle anderen politischen Parteien abgeschafft und die Grundrechte außer Kraft gesetzt. Die Polizei und die „Schutzstaffel" (SS) wurden zu Machtinstrumenten, die Oppositionelle kurzer Hand ausschalteten und die Rechtsstaatlichkeit durch das Führerprinzip ersetzten.

Die Gleichschaltung betraf nicht zuletzt auch die Ärzteschaft. Das Medizinstudium stand nun im Zeichen der NS-Ideologie und enthielt mehr und mehr entsprechende Lehrinhalte. Die fachliche Qualität nahm im gleichen Maße ab. Bereits 1935 mokierte sich Sauerbruch über den ärztlichen Nachwuchs: „Ihr geistiges Niveau ist erschreckend. Sie werden meist auf Grund ihrer niedrigen Parteimitgliedsnummer zum Studium zugelassen. Bevorzugt werden diejenigen, deren Väter der Partei angehören. Fünfmal wöchentlich müssen sie an Marsch- und Exerzierübungen teilnehmen, ferner an Vorlesungen über Rassentheorie. Am nächsten Morgen schlafen sie dann in den Vorlesungen ein, wenn sie überhaupt teilnehmen."[1]

Die Juden unter der Ärzteschaft wurden jetzt systematisch entrechtet und verfolgt. Anfang 1933 praktizierten rund 9000 jüdische Ärzte in Deutschland. Ein Jahr darauf hatten 1307 von ihnen das Land verlassen und etwa 500 hatten den Beruf gewechselt. Im September 1938 waren nur noch 709 jüdische Mediziner – zu diesem Zeitpunkt durften sie sich nicht mehr als Ärzte bezeichnen – als „Krankenbehandler" zugelassen. Somit waren in nur 5 Jahren neun Zehntel der jüdischen Ärzteschaft beseitigt worden.[2]

Die NS-Rassenpolitik basierte auf der Ideologie des Sozialdarwinismus, gemäß der nur die genetisch reinsten Menschen überleben und sich vermehren sollten (Box 2). Hitler hatte dergleichen bereits in seinem Buch *Mein Kampf* offengelegt: „Eine nur 600-jährige Verhinderung der Zeugungsfähigkeit und Zeugungsmöglichkeit seitens

---

[1] Kater MH: Ärzte als Hitlers Helfer. Europa Verlag, 2000.
[2] Kudlien F: Ärzte im Nationalsozialismus. Kiepenheuer & Witsch, Köln, 1985.

körperlich Degenerierter und geistig Erkrankter würde die Menschheit nicht nur von unermesslichem Unglück befreien, sondern zu einer Genesung beitragen, die heute kaum fassbar erscheint."[3] Die NS-Rassenpolitik führte auch zu dem Glauben an die Existenz einer überlegenen „Herrenrasse" und an einen Konflikt zwischen Ariern und „minderwertigen" Rassen, insbesondere den Juden. Die NS-Propagandamaschine überzeugte das deutsche Volk davon, dass die Juden die Gesellschaft unterwandert hatten und die Ausbeutung und Unterdrückung der arischen Rasse betrieben. Juden wurden zunächst entrechtet, ausgegrenzt, zur Auswanderung gezwungen und alsbald systematisch ausgerottet.

Dem Einmarsch in das entmilitarisierte Rheinland im Jahr 1936 folgte am 12. März 1938 unter zunehmenden Druck Hitlers der Anschluss Österreichs, die Vereinigung Österreichs mit Deutschland in ein „Großdeutsches Reich". Er war von vielen herbeigesehnt und von langer Hand geplant. Die lange Tradition des Antisemitismus in Österreich diente als willkommener Wegbereiter. Goebbels schrieb in sein Tagebuch, dass Wien nunmehr von Juden und Tschechen befreit und eine rein deutsche Stadt werden müsse.[4]

Für die Österreichische Ärzteschaft war der Anschluss ein tiefer Einschnitt und für viele Mediziner eine freudig begrüßte Entwicklung. Die Nationalsozialistische Deutsche Arbeiterpartei (NSDAP) war in Österreich 1933 verboten worden (Box 1).[5] Viele Ärzte waren der NSDAP bereits vor dem Verbot beigetreten, und zahlreiche weitere Mediziner waren von der NS-Politik derart überzeugt, dass

---

[3] Mein Kampf by Adolf Hitler – (Ralph Manheim Translation): Adolf Hitler: Free Download, Borrow, and Streaming: Internet Archive.
[4] Longerich P: Goebbels, The Bodley Head. London, 2015.
[5] Nationalsozialistische Deutsche Arbeiterpartei Österreichs – Hitlerbewegung – Wikipedia.

sie, obschon dies strafbar war, auch nach dem Verbot der Partei beitraten.

Nach dem Anschluss wurde die österreichische Ärzteschaft innerhalb weniger Wochen vollständig gleichgeschaltet, von Juden und jüdischen Einflüssen „befreit" und mit NS-Ideologie indoktriniert. 1938 praktizierten in Österreich etwa 8000 Ärzte. Nach NS-Maßstäben waren davon etwa ein Drittel Juden oder „jüdisch versippt"; in Wien wurde dieser Anteil sogar auf 65 %, geschätzt. Bereits im Mai 1938 wurden Entlassungen durch die „Verordnung zur Neuordnung des österreichischen Berufsbeamtentums" des Reichsinnenministeriums angeordnet. Darauf folgte im Sommer die vollständige „Entjudung" der Krankenhäuser. Am 30. September kam dann der offizielle Approbationsentzug, der Juden die Ausübung der Heilkunde untersagte. Der Entzug der Kassenverträge war dann der finale Schritt der Ausgrenzung.[6] Vielen jüdischen Ärzten gelang die Flucht, anderen war dies jedoch versagt. Hier nur einige wenige Beispiele:

- Sigmund Freud: 1939 Flucht nach England;
- Viktor Hammerschlag (Professor für Otologie in Wien): 1943 ermordet im KZ Theresienstadt;
- Otto Loewi (Nobelpreisträger): 1938 Flucht nach Belgien, England und USA;
- Viktor Frankl (Psychiater): 1942 in mehrere KZs verbracht (Box 3).

Bereits im Oktober 1938 wurde bekannt gegeben, dass die österreichische Ärzteschaft nunmehr erfolgreich „ge-

---

[6] NS-Verfolgung von Ärzten: Aufarbeitung der Schicksale | Österreichische Ärztezeitung – ÖÄZ.

säubert" und nunmehr „judenfrei" sei.[7] Dass die Judeneliminierung so reibungslos funktionieren konnte, ist nicht zuletzt der bereitwilligen Mitarbeit vieler ihrer nichtjüdischen Kollegen zu verdanken.

Trotz der erheblichen Probleme, die durch die Ausgrenzung dieser enormen Anzahl jüdischer Ärzte der Versorgung der Bevölkerung entstanden, wurde diese Entwicklung von vielen Medizinern freudig begrüßt. Sie machte den Weg frei für:

- Zwangssterilisation (Kap. 3),
- Krankenmord (Kap. 4),
- Menschenversuche (Kap. 5),
- „Endlösung" der Judenfrage (Kap. 5).

In der Hoffnung, den Frieden zu wahren, gewährten Frankreich und Großbritannien im September 1938 mit dem „Münchner Abkommen" die Angliederung des Sudetenlandes an das „Dritte Reich". Die Hoffnung auf Frieden war jedoch nur von kurzer Dauer; mit dem Überfall auf Polen am 1. September 1939 begann der Zweite Weltkrieg. Er war zugleich der Startschuss für den darauffolgenden Abstieg der Medizin des „Dritten Reichs" in die Barbarei (Box 2).

Nun beherrschte Utilitarismus alle Aspekte des Lebens. Er war geprägt von der Überzeugung, dass bestimmte Individuen als weniger wertvoll einzustufen sind, weil sie beispielsweise nicht ausreichend zum Fortschritt des „Volkes" im Allgemeinen und zu den Kriegsanstrengungen im Besonderen beitragen. Das Kriterium war nicht das Wohl des Individuums, sondern seine Arbeitsfähigkeit. Der Einzelne musste sich gefälligst dem Volkswohl unterordnen,

---

[7] The „Purge" of Vienna's Medical Profession 1938–1945 – University of Vienna.

und die Ärzteschaft hatte fortan die Aufgabe, sich um die Gesundheit des Volkskörpers zu bemühen sowie die Prinzipien der Rassenhygiene und der „Aufartung" zu propagieren. Goebbels Propaganda verkündete, dass Deutschland dazu bestimmt sei, die Welt zu beherrschen. Das rassisch überlegene deutsche Volk würde berechtigterweise eine dauerhafte Herrschaft in ganz Europa errichten.[2]

Die Ärzteschaft hatte auf allen Ebenen zur dieser Ideologie beigetragen. Indem sie die Theorie in die Tat umsetzte, säuberte sie das Reich von jenen Bürgern, die als unvollkommen, unheilbar oder schwach denunziert wurden. Quarantäne (Ghettoisierung), Ausgrenzung (Emigration) und Ausrottung (Völkermord) konnten so zu ärztlichen Behandlungsprinzipien mutieren, die das Überleben der arischen Rasse sicherstellen sollten.

> **Box 1: Die NSDAP in Österreich[8]**
> - Die NSDAP Österreichs war die nationalsozialistische Partei in der Ersten Republik Österreichs.
> - Sie war 1926 aus der Deutschen Nationalsozialistischen Arbeiterpartei (DNSAP)[9] hervorgegangen.
> - Sie verstand sich als Schwesterpartei der Deutschen NSDAP.
> - Ihre ideologische Basis ist bei den deutschnationalen Burschenschaften, der Alldeutschen Bewegung und der Deutschen Arbeiterpartei zu suchen.
> - Sie entwickelte sie sich Anfang der 1930er-Jahre aus einer kleinen Splittergruppe zu einer Massenpartei.
> - Am 20. Juni 1933 wurde die NSDAP in Österreich verboten.
> - Anlass hierfür war ein Anschlag am 19. Juni 1933 in Krems, der ein Todesopfer und 29 Verletzte gefordert hatte.

---

[8] Nationalsozialistische Deutsche Arbeiterpartei – Wien Geschichte Wiki.
[9] Deutsche Nationalsozialistische Arbeiterpartei (Österreich) – Wikipedia.

## 2 Medizin im Dritten Reich

- In der Illegalität verschärfte die NSDAP ihre Terrorkampagne, die im Juliputsch und der Ermordung von Bundeskanzler Engelbert Dollfuß am 25. Juli 1934 ihren Höhepunkt erreichte.[10]
- Bereits im November 1933 war das Standrecht[11] eingeführt worden; rund 50.000 NS-Anhänger wurden sodann wegen illegaler Betätigungen verurteilt.
- NS-Sympathisanten im Staatsdienst wurden pensioniert, und NS-Vereine wurden aufgelöst.
- Mit dem Anschluss Österreichs an das Deutsche Reich im März 1938 wurde die NSDAP wieder legal und sodann als Teil der nun großdeutschen NSDAP reorganisiert.
- Nach dem Krieg wurde die NSDAP verboten und 1946 zur verbrecherischen Organisation erklärt.

### Box 2: Geschichte des Krankenmords in Österreich[12]

- 1868: Ernst Haeckels *Natürliche Schöpfungsgeschichte* propagiert Sozialdarwinismus.
- 1883: Francis Galton kreiert den Begriff „Eugenik".
- 1895: Alfred Ploetz publiziert sein Buch *Die Tüchtigkeit unserer Rasse und der Schutz der Schwachen*, in dem er eine „Aufartung" der Arier beschreibt.
- 1907: Eröffnung der Landes Heil- und Pflegeanstalt für Geistes- und Nervenkranke „Am Steinhof" mit 2200 Betten.
- 1920: Karl Binding und Alfred Hoche publizieren ihre Schrift *Die Freigabe der Vernichtung lebensunwerten Lebens. Ihr Maß und ihre Form*.
- 1924/1925: Gründung der „Wiener Gesellschaft für Rassenpflege".
- 1927: Joseph Mayer veröffentlicht sein Buch *Gesetzliche Unfruchtbarmachung Geisteskranker*.
- 1928: Julius Tandler tritt für die „Unfruchtbarmachung der Minderwertigen" ein.

---

[10] Juliputsch – Wien Geschichte Wiki.
[11] Standgericht – Wikipedia.
[12] Chronologie | gedenkstättesteinhof.at.

- 1931: Heinrich Reichel publiziert „Alfred Ploetz und die rassenhygienische Bewegung der Gegenwart" in der Wiener Klinischen Wochenschrift.
- 1933: Verabschiedung des „Gesetzes zur Verhütung erbkranken Nachwuchses" in Deutschland.
- 1935: Beschluss der „Nürnberger Gesetze" auf dem Reichsparteitag in Nürnberg, das die Ausgrenzung von Juden legalisiert.
- 1938: Am 12. März wird der „Anschluss" Österreichs an das Deutsche Reich vollzogen.
- 1938: Jüdischen Ärzten wird die Kassenzulassung und sodann die Approbation entzogen.
- 1939: Ein geheimer Erlass des Reichsinnenministeriums verpflichtet alle Hebammen und Ärzte, Fälle von Idiotie, Mongolismus, Mikro- und Hydrozephalus oder Missbildungen der Extremitäten von der Geburt bis zum 3. Lebensjahr zu melden. Dies ist Auftakt zur „Kindereuthanasie".
- 1939: Ermächtigung Hitlers zur Gewährung des Gnadentods für „unheilbar Kranke" rückdatiert auf das Datum des Kriegsausbruchs.
- 1939 Errichtung der ersten von 29 „Kinderfachabteilungen" zur Durchführung der „Kindereuthanasie".
- 1939: Ein Runderlass verpflichtet alle Heil- und Pflegeanstalten, Meldebogen zur Erfassung aller für die „Euthanasie" infrage kommenden PatientInnen an den Reichsausschuss zu senden.
- 1939: Am 14. November wird das „Gesetz zur Verhütung erbkranken Nachwuchses" per 1.1.1940 in der „Ostmark" eingeführt.
- 1940: Brandenburg und Grafeneck, die beiden ersten von insgesamt 6 Vergasungszentren, nehmen ihren Betrieb auf.
- 1940: Im Mai finden die ersten Vergasungen im Schloss Hartheim statt.
- 1940: Verlegung von mindestens 3200 Patienten vom Steinhof zur Vergasung nach Hartheim.
- 1940: Am 24. Juli wird die „Wiener städtische Jugendfürsorgeanstalt ‚Am Spiegelgrund'" gegründet und auf dem Steinhof untergebracht.
- 1940: Etwa 400 jüdischen Kranke werden im Rahmen der „Aktion T4" vom Steinhof nach Hartheim verbracht und dort ermordet.

## 2 Medizin im Dritten Reich 17

- 1941: Beginn der Aktion „14f13" (Kapitel 1.3).
- 1941: Am 24. August ordnet Hitler den Stopp der „Aktion T4" an; das dezentrale Morden geht jedoch weiter.
- 1941: Der Steinhof entwickelt sich zu einem Zentrum des organisierten Massenmords.
- 1941: Christian Wirth wird von Hartheim zum SS- und Polizeiführer im Distrikt Lublin versetzt. Dort wird er für „Aktion Reinhard" (Kap. 5) mitverantwortlich.
- 1941: T4-Ärzte selektieren in den KZ Dachau, Mauthausen und Gusen Kranke, arbeitsunfähige und unliebsame KZ-Häftlinge für die Vergasung in Hartheim.
- 20.1.1942 Wannsee-Konferenz und Beschluss der „Endlösung".
- 1942: Ernst Illing übernimmt die Leitung der „Heilpädagogischen Klinik der Stadt Wien ‚Am Spiegelgrund'".
- 1942: Franz Stangl löst Irmfried Eberl (Kap. 17) als Leiter des Vernichtungslagers Treblinka ab.
- 1944: Hans Bertha löst Alfred Mauczka als ärztlichen Direktor der Anstalt Steinhof ab, und die anstaltsinterne „Euthanasie" wird intensiviert; die Sterblichkeit steigt somit von 13,9 % (1941) auf 22,14 % (1944).
- 1944: Im Dezember findet der Abbau der letzten Vergasungsanstalt Hartheim statt, die dann wieder als Kinderheim fungiert.
- 1945: Im April wird die Anstalt Am Steinhof durch die Rote Armee befreit.
- 1945: Am 30. April begeht Hitler Selbstmord. Nach 12 Jahren ist das *Tausendjährige Reich* zu Ende.

**Box 3: Viktor Frankl (1905–1997) und die „Selektion an der Rampe"**

In einem seiner Bücher[13] beschreibt Frankl eindrucksvoll den Moment, in dem sich an der Rampe von Auschwitz sein Schicksal entscheidet:

„Nun steht er vor mir: groß, schlank, fesch, in tadelloser und blitzblanker Uniform – ein eleganter, gepflegter

---

[13] Frankl VE: …trotzdem Ja zum Leben sagen. Ein Psychologe erlebt das Konzentrationslager. DTV, 1982.

Mensch, voll Distanz zu uns Jammergestalten, die wir wohl uebernaechtigt und recht verwahrlost aussehen. In nonchalanter Haltung steht er da, den rechten Ellebogen mit der linken Hand stuetzend, die rechte Hand erhoben und mit dem Zeigefinger dieser Hand ganz sparsam eine kleine winkende Bewegung vollfuehrend – bald nach links, bald nach rechts, weit oefter nach rechts. Keiner von uns konnte das Geringste ahnen von der Bedeutung, die diese winzige Bewegung eines menschlichen Zeigefingers hatte – bald nach links, bald nach rechts ...

Am Abend wussten wir um die Bedeutung dieses Spiels mit dem Zeigefinger: es war die erste Selektion! Die erste Entscheidung über Sein oder Nichtsein; für die gewaltige Majorität unseres Transports, etwa 90 %, war es das Todesurteil."

# 3

# Zwangssterilisation

**Zusammenfassung** In diesem Kapitel werden die wesentlichen Grundzüge des NS-Programms der Unfruchtbarmachung von erbkranken oder unerwünschten Personen erläutert. Seine Folge war, dass insgesamt rund 400.000 Männer und Frauen gegen ihren Willen sterilisiert wurden.

Die Unfruchtbarmachung von Männern und Frauen gegen ihren Willen, war eine logische Folge der NS-Rassenhygiene (Kap. 2). Gemäß der NS-Ideologie sollte sie eine „Aufartung" der arischen Rasse bewirken und arisches Blut vor der angeblich drohenden Verunreinigung durch minderwertige Einflüsse schützen.[1]

In mehreren Staaten, z. B. USA, Dänemark, Finnland, Norwegen und Schweden waren bereits Ende der 1920er-

---

[1] Hamm M: Ausgegrenzt! Warum?: Zwangssterilisierte und Geschädigte der NS-„Euthanasie" in der Bundesrepublik Deutschland. 2017, Metropol Verlag, Berlin.

Jahre Sterilisationsgesetze erlassen worden. Im Unterschied zu den Gesetzen in den o. g. Staaten ermöglichte die NS-Gesetzgebung eine ungehinderte Unfruchtbarmachung auch gegen den Willen der Betroffenen. Das Gesetz zur Verhütung erbkranken Nachwuchses (GzVeN) wurde am 14. Juli 1933 verabschiedet und trat am 1. Januar 1934 in Kraft.

Zu diesem Zeitpunkt hatte sich die öffentliche Meinung zunehmend mit dem anhaltenden Geburtenrückgang und der „Reinheit" des Genpools des Volkes befasst. Während erbgesunde Familien dazu neigten, nur ein oder zwei Kinder zu haben, wurde behauptet, dass „genetisch minderwertige" Mitmenschen sich hemmungslos fortpflanzten und der Gemeinschaft mit ihrem Nachwuchs zur Last fielen.

Die Lösung des Problems war gemäß der NS-Ideologie die Zwangssterilisation dieser Personen. Das GzVeN hatte die Aufgabe, solche Maßnahmen zu legalisieren.[2] Es sah vor, dass behinderte Menschen identifiziert, von einer Expertenjury untersucht und anschließend sterilisiert werden sollten. Erbkrank im Sinne dieses Gesetzes war, wer an einer der folgenden Krankheiten litt:

- angeborener Schwachsinn,
- Schizophrenie,
- zirkuläres (manisch-depressives) Irresein,
- erbliche Fallsucht,
- Huntingtonsche Chorea,
- erbliche Blindheit,
- erbliche Taubheit,
- schwere erbliche körperliche Missbildung,
- schwerer Alkoholismus.

---

[2] (V_03_05_02_gesetz_zur_verhütung_erbkranken_nachwuchses_dokument).

Nach dem Anschluss erlangte dieses Gesetz 1940 Gültigkeit auch in der Ostmark,³ wie Österreich nun genannt wurde. Um das Gesetz umzusetzen, wurden zahlreiche neue Gesundheitsbehörden eingerichtet. Ferner wurde die Schaffung eines Erbgesundheitsobergerichts bei jedem Oberlandesgericht sowie eines Erbgesundheitsgerichts bei jedem größeren Landgericht angeordnet. Jedes Gericht sollte sich auf die Expertise von zwei Medizinern und einem Amtsrichter stützen.

Die Ärzteschaft wurde verpflichtet, jeden Fall einer Erbkrankheit bei diesen Gerichten zu melden. Ärzte, die Sterilisationen durchführten, erhielten für ihre Dienste eine Vergütung von 10 Reichsmark pro Fall. Die Anhörungen vor den Gerichten waren nicht öffentlich; die Opfer hatten keine Einsicht in die Akten, und alle Beteiligten waren zur Verschwiegenheit verpflichtet. Das GzVeN sah ferner vor, dass die Anwendung unmittelbaren Zwanges zulässig sei.[1]

Die praktische Durchführung der Sterilisationen begann in Deutschland schon Anfang 1934. In diesem Jahr wurden rund 85.000 Sterilisationsfälle von den Erbgesundheitsgerichten entschieden. Über 62.000 Mal wurde auf diesem Weg eine Zwangssterilisation angeordnet. Fast 4000 Betroffene legten gegen die Entscheidungen Widerspruch ein, was jedoch in 3559 Fällen erfolglos blieb.[4] Insgesamt wurden im „Dritten Reich" rund 400.000 Menschen sterilisiert.[5]

---

[3] Zwangseingriffe im Dritten Reich | Landeshauptstadt Bregenz.
[4] Proctor R: Racial Hygiene: Medicine Under the Nazis. Harvard University Press, 1988.
[5] NS-Euthanasie: Opferzahlen | Statista.

Ab 1940 wurden in der Ostmark mindestens 6000 Frauen und Männer zwangssterilisiert.[6] Anders als im „Altreich" waren hier diese Eingriffe nicht den Krankenmorden (Kap. 4) vorausgegangen, sondern bildeten parallel laufende Maßnahmen zur „Aufartung" des arischen Genpools. So ist zu erklären, dass generell die Massensterilisation in der Ostmark weniger Bedeutung erlangte, als im Altreich. Die Richter und Ärzte der Erbgesundheitsgerichte in der Ostmark waren dennoch bestrebt, durch die Erfüllung des GzVeN einen Beitrag zur Schaffung des gesunden Volkskörpers zu leisten.

Nach dem Krieg wurden weder die Richter noch Ärzte der Erbgesundheitsgerichte für ihre Entscheidungen zur Zwangssterilisation zur Verantwortung gezogen. Der damalige Bundeskanzler Renner kündigte bei der Aufhebung des GzVeN im Mai 1945 sogar an, ein ähnliches Gesetz erlassen zu wollen. Die zwangssterilisierten Frauen und Männer wurden erst 1995 teilweise und 2005 vollständig als NS-Opfer anerkannt. Bis heute können in Österreich Frauen, die als behindert eingestuft wurden, ohne ihr Wissen oder ihre Zustimmung sterilisiert werden. Dieses Vorgehen ist nicht strafbar, da es nicht im Widerspruch zu den im Strafrecht verankerten sog. guten Sitten steht.[7]

Die gängigsten Methoden der Sterilisation zur Zeit des „Dritten Reichs" waren die Vasektomie bei Männern und die operative Unterbindung der Eileiter bei Frauen. Etwa 5000 Patienten, zumeist Frauen, starben an den Folgen dieser Operationen.[1] Da insbesondere die Sterilisation von Frauen eine gewisse postoperative Erholungszeit erforderte, suchte man schon bald nach praktikableren

---

[6] Spring CA: Zwischen Krieg und Euthanasie: Zwangssterilisationen in Wien 1940–1945. Böhlau, Wien, 2009.
[7] Zwischen Krieg und Euthanasie: Zwangssterilisationen in Wien 1940-1945 : Spring, Claudia Andrea: Amazon.de: Books.

Möglichkeiten der Massensterilisation. Neue Methoden – z. B. Medikamente oder Röntgenstrahlen – wurden alsbald an Häftlingen in Auschwitz (Kap. 18, Box 2) und Ravensbrück (Kap. 56, Box 2) getestet.

Die Abtreibung gesunder Ungeborener war im „Dritten Reich" generell verboten (Box 1). Allerdings war eine Schwangerschaftsunterbrechung von Föten mit rassischen oder erblichen Defekten legalisiert worden.[8] Im September 1940 erließ LeonardoConti (Kap. 39, Box 1) zudem einen geheimen Erlass an alle Gesundheitsämter, Ärztekammern und die Polizei, der auch Schwangerschaftsunterbrechungen in gesetzlich nicht geregelten Fällen unter rassenhygienischen Gesichtspunkten mit oder ohne Sterilisation gestattete. Sein Ziel war, die Geburt von „staatlich unerwünschten Kindern" zu verhindern.[9] Im Wilhelminenspital in Wien wurde eine Baracke eingerichtet, in der osteuropäische Zwangsarbeiterinnen zu Abtreibungen gezwungen wurden; das Ziel dieser Aktion war es, einer „rassischen Unterwanderung" des Deutschen Reichs vorzubeugen.[10] Wieviele Zwangsabtreibungen in der Ostmark durchgeführt wurden, ist nicht bekannt.

Einigen fanatischen Befürwortern der Rassenhygiene gingen selbst die Sterilisation oder Abtreibung gegen den Willen der Betroffenen nicht weit genug. Ihrer Meinung nach schufen solche Maßnahmen menschlichen „Ballast„ und eine wirtschaftliche Belastung. Dieses Problem musste demnach auf andere Weise bewältigt werden. Die Massensterilisation sollte Krankheiten eliminieren, und der nächste, weitaus drastischere rassenpolitische Schritt der

---

[8] Friedlander H: The Origins of Nazi Genocide: From Euthanasia to the Final Solution. University of North Carolina Press, 1995.
[9] Freidl W: NS-Psychiatrie in Klagenfurt. Fakultas Verlag, Wien, 2016.
[10] Wien Steinhof | gedenkstättesteinhof.at.

Nazis zielte, wie wir in Kap. 4 sehen werden, auf die Beseitigung der Erkrankten ab.

> **Box 1: Schwangerschaftsabbrüche im „Dritten Reich"**[11,12]
>
> - Im Gegensatz zur Weimarer Republik waren Schwangerschaftsabbrüche im „Dritten Reich" strafbar.
> - Die Gesetzgebung sah ab 1933 Folgendes vor: „Wer öffentlich seine eigenen oder fremde Dienste zur Vornahme oder Förderung von Abtreibungen anbietet, wird mit Gefängnis bis zu zwei Jahren oder mit Geldstrafe bestraft."
> - Die „Verordnung zum Schutz von Ehe, Familie und Mutterschaft" von 1943 bestimmte dann sogar, dass Abtreibung mit dem Tod bestraft werden konnte.
> - Schwangerschaftsabbrüche von Personengruppen, die keine „erbgesunden" und „wertvollen" Kinder auf die Welt bringen konnten, wurden dagegen auch gegen den Willen der Betroffenen durchgeführt.
> - Dies betraf Frauen mit vermeintlicher oder realer Behinderung, „Asoziale", Prostituierte, Zwangsarbeiterinnen, Sintizas und Romnija, Jüdinnen und politisch missliebige Frauen.
> - Bei der Umsetzung der NS-Rassen- und Bevölkerungspolitik wurde der Ärzteschaft die wichtige Rolle des „Erbarztes" eingeräumt.
> - Die Ärzteschaft erwies sich so abermals als williger Erfüllungsgehilfe des NS-Terrors.

---

[11] Schwangerschaftsabbruch, „Abtreibung".
[12] Aspekte der Geburtshilfe in der Zeit des Nationalsozialismus 1933–1945 am Beispiel der I. Frauenklinik der Universität München.

# 4

# Krankenmord („Euthanasie")

**Zusammenfassung** Dieses Kapitel ist dem „Euthanasie-Programm" der Nationalsozialisten gewidmet. Diese Aktionen haben wenig mit Euthanasie zu tun und sollten besser als Krankenmord bezeichnet werden. Das Programm basierte auf der Ideologie der Rassenhygiene und wurde in mehreren, sich überschneidenden Etappen verwirklicht. Es wurde durchwegs medizinisch geleitet und ist in der Geschichte der Medizin ohne Beispiel.

Das sog. Euthanasie-Programm der Nationalsozialisten begann im Jahr 1939. Es hatte seine Wurzeln in der Ideologie der Rassenhygiene (Kap. 2), die darauf abzielte, das deutsche Volk durch die Beseitigung von Personen zu reinigen, die die Nazis für unwürdig hielten.

Der Begriff „Euthanasie" kommt aus dem Griechischen und bedeutet wörtlich „guter Tod". Es lassen sich verschiedene Formen der Euthanasie unterscheiden:

- *Aktive Euthanasie* ist das Töten durch aktive Mittel, z. B. die Verabreichung einer tödlichen Dosis eines Medikaments.
- *Passive Euthanasie* bedeutet, jemanden sterben zu lassen, indem man absichtlich lebenserhaltende Maßnahmen vorenthält.
- *Freiwillige Euthanasie* erfolgt mit der Zustimmung des Betroffenen.
- *Unfreiwillige Euthanasie* ist das Töten einer Person gegen ihren Willen.
- *Selbstverordnete Euthanasie* bedeutet, dass der Patient die Todesart selbst wählt.
- Bei *fremdbestimmter Euthanasie* führt eine andere Person als der Patient das Töten aus.
- *Assistierte Euthanasie* liegt vor, wenn der Patient die Todesart selbst bestimmt, den Tod aber mithilfe einer anderen Person herbeiführt.

Einige Formen der Euthanasie, wie die freiwillige Euthanasie, sind relativ unumstritten und in einigen Ländern sogar legal. Das „Euthanasie-Programm" der Nazis bestand jedoch in der Tötung von Patienten gegen ihren Willen und war nie etwas anderes als regelrechter Mord. Das Ziel war die selektive Ausmerze der angeblich minderwertigen Mitmenschen.

Das Programm wurde in mehreren, sich überschneidenden Etappen durchgeführt und war selbst für nationalsozialistische Verhältnisse ein äußerst heikles Thema. Daher wurde versucht, es so geheim wie möglich zu halten. Theoretisch sollte es zunächst dazu dienen, Kinder mit Idiotie, Down-Syndrom, Wasserkopf und anderen Anomalien

## 4 Krankenmord („Euthanasie") 27

auszurotten. In der Praxis wurden alle Personen, die von den Nazis als Staatsfeinde oder als sozialer Ballast eingestuft wurden, systematisch identifiziert, interniert und ermordet.

Große Teile der deutschen Ärzteschaft hatten dem Programm ohne oder mit nur geringem Widerstand zugestimmt. Die Medizin war durch die NS-Propaganda pervertiert worden, um soziale Probleme durch die Tötung der Schwachen zu heilen. Ärzte wurden willige Vorkämpfer der NS-Ideologie, die bereit waren, den „Volkskörper" zu heilen, indem sie ihre Patienten mit Behinderungen, Krankheiten und anderen Formen vermeintlich irreparabler Mängel umbrachten. Die Ermordung von Patienten wurde zu einer quasi prophylaktischen Maßnahme zur vermeintlich rationalen Bewältigung gesellschaftlicher Missstände.

Das NS-Tötungsprogramm basierte formell auf einem Erlass Hitlers vom Oktober 1939 (Box 1), der auf den 1. September, das Datum des Kriegsbeginns, zurückdatiert wurde. Hitler wählte Karl Brandt (Kap. 19, Box 1) und Philipp Bouhler (Box 2) zur Leitung und Verwaltung des Programms aus. Brandt führte die beteiligten Ärzte hinters Licht, indem er fälschlicherweise versicherte, dass Hitlers Erlass Gesetzeskraft besäße und sie für ihre Beteiligung an den Morden nicht belangt werden könnten.

Zwischen 1939 und dem Ende des „Dritten Reichs" 1945 wurden insgesamt rund 200.000 Patienten aus deutschen psychiatrischen Anstalten durch Vergasung, Medikamente oder Verhungern ermordet. Hinzu kamen fast 100.000 weitere Morde an psychiatrischen Patienten in den besetzten Gebieten. Etwa ein Drittel der Morde im Altreich fand im Rahmen der „Aktion T4" statt, benannt nach der Adresse der Zentrale in der Tiergartenstraße 4 in Berlin. Viele der Opfer wurden nicht nur getötet, sondern auch invasiven medizinischen Experimenten unterzogen,

**Table 4.1** Die sechs Vergasungsanstalten der „Aktion T4"

| Anstalt | Zeitraum | Anzahl der getöteten Menschen |
| --- | --- | --- |
| Grafeneck | Januar – Dezember 1940 | 9839 |
| Brandenburg | Februar – September 1940 | 9772 |
| Bernburg | Oktober 1940 – August 1941 | 8601 |
| Hadamar | Januar – August 1941 | 10.072 |
| Hartheim | Mai 1940 – August 1941 | 18.269 |
| Sonnenstein | Juni 1940 – August 1941 | 13.720 |

oder die Organe „interessanter Fälle" wurden nach dem Tod der Patienten zur Forschung oder Lehre verwendet.[1]

Ärzte in psychiatrischen Kliniken wurden angewiesen, Patienten, anfangs meist Kinder, zur Tötung vorzuschlagen. Sie sollten entsprechende Formulare ausfüllen und nach Berlin zum „Reichsausschuss" (Kap. 61, Box 1) schicken. Nach Einsicht in diese Akten entschieden die Gutachter der „Aktion T4" – ohne die Betroffenen je gesehen oder gar untersucht zu haben – über Leben und Tod dieser Patienten. Rund 70.000 Menschen wurden in den 6 mit Gaskammern ausgestatteten zentralen Einrichtungen der „Aktion T4" ermordet (Tab. 4.1).[1]

Darüber hinaus wurden zahlreiche sog. Kinderfachabteilungen eingerichtet, die der Ermordung von behinderten Kindern gewidmet waren (Tab. 4.2).[1] Diese Kinder wurden dort durch Verhungern oder Überdosierung von Medikamenten getötet.

---

[1] Klee E: „Euthanasie" im NS-Staat. Die „Vernichtung lebensunwerten Lebens". Fischer Verlag, Frankfurt, 1995.

**Table 4.2** Die „Kinderfachabteilungen"

| Ort | Name des ärztlichen Leiters |
|---|---|
| Ansbach | Asam-Bruckmüller |
| Berlin | Hefter |
| Eglfing-Haar | Pfannmüller |
| Eichberg | Mennecke |
| Hamburg-Rothenbursgort | Bayer |
| Kalmenhof | Weber |
| Kaufbeuren | Falthauser |
| Leipzig Universität | Catel |
| Leipzig-Dösen | Mittag |
| Lüneburg | Baumert |
| Meseritz-Obrawalde | Wernike |
| Niedermarsberg | Seinmeyer |
| Sachsenberg | Leu |
| Stadtroda | Kloos |
| Stuttgart | Lempp |
| Waldniel | Renno, Wesse |
| Wien, Am Spiegelgrund | Jekelius, Illing |

Den Eltern der betroffenen Patienten wurden Lügen mitgeteilt, z. B. wurde ihnen gesagt, dass ihre Kinder zu Spezialisten verlegt würden, wo sie eine bessere Behandlung erhalten könnten. Um die Spuren zu verwischen, wurden die Opfer oft zunächst in Zwischenlager transportiert, wo sie einige Wochen lang blieben, um sodann in die Tötungszentren gebracht zu werden. Um keinen Verdacht zu erwecken, wurde ihr Tod dann fälschlicherweise als Lungenentzündung oder eine andere plausible Krankheit deklariert.

Die „Aktion T4", die erste Etappe der NS-Krankenmorde, die sich auf behinderte Kinder konzentrierte, wurde am 24. August 1941 von Hitler offiziell eingestellt. Der zunehmende Druck der Öffentlichkeit und einiger Geistlicher, die trotz aller Geheimhaltung von den Massenmorden erfahren hatten, hatten diese Entscheidung erforderlich gemacht.

Das Morden ging jedoch in der zweiten Etappe, die oft als „Aktion Brandt" bezeichnet wird, weiter. Sie wurde teilweise dezentralisiert durchgeführt und auch auf erwachsene Patienten ausgedehnt. Nun sollten die Ärzte der psychiatrischen Anstalten selbst über Leben und Tod ihrer Patienten entscheiden. Bis Ende 1941 wurden so fast 100.000 Krankenhausbetten geräumt. Von der Identifizierung, der Meldung, dem Transport bis hin zur Tötung der Opfer lag die gesamte Operation in ärztlicher Hand. Brandt bestand sogar darauf, dass nur Ärzte die eigentlichen Vergasungen durchführen durften.

Nach August 1941 begannen in den Konzentrationslagern weitere Morde. Diese dritte Etappe trug den Codenamen „Aktion 14f13". Sie zielte darauf ab, eine große Zahl von kranken, alten und anderen KZ-Häftlingen, die als nicht mehr arbeitsfähig eingestuft worden waren, zu eliminieren. Anfangs besuchte ein Gremium von Ärzten, die ihre Erfahrungen bei der „Aktion T4" gesammelt hatten, die KZs, um ihre Opfer auszuwählen. Diesen Ärzten wurden hier die Namen der „Ballastexistenzen" vorgelegt, die zuvor vom SS-Lagerpersonal ermittelt worden waren. Ohne ärztliche Untersuchung entschieden diese Mediziner dann, wer leben durfte und wer sterben musste. Den Häftlingen wurde meist gesagt, sie würden in ein Erholungslager geschickt, und so stellten sie sich oft freiwillig dem Gremium.

Ab April 1944 wurde das System vereinfacht, sodass die Auswahl der Opfer jetzt in die alleinige Zuständigkeit der KZs, in der Regel des Lagerarztes, fiel. Die Opfer wurden dann meist in eines der Vergasungszentren (Tab. 4.1) verbracht, wo die eigentlichen Morde stattfanden. Die Zahl der bei der „Aktion 14f13" getöteten Menschen wird auf 15.000–20.000 geschätzt.

Das medizinisch geleitete NS-Tötungsprogramm ist sowohl bezüglich ihres Umfangs wie auch ihrer Infamie

## 4 Krankenmord („Euthanasie") 31

in der Geschichte der Heilkunde beispiellos. Seine dritte Etappe, die „Aktion 14f13", diente nicht zuletzt auch als Pilotprojekt für die „Aktion Reinhard", die das Thema des nächsten Kapitels ist.

> **Box 1: Hitlers Euthanasie-Erlass[2]**
> Berlin, 1. Sept. 1939
>     Reichsleiter Bouhler und Dr. med. Brandt sind unter Verantwortung beauftragt, die Befugnisse namentlich zu bestimmender Ärzte so zu erweitern, dass nach menschlichem Ermessen unheilbar Kranken bei kritischster Beurteilung ihres Krankheitszustandes der Gnadentod gewährt werden kann.
>     Adolf Hitler

> **Box 2: Philipp Bouhler (1899–1945)**
> - Fanatischer und ehrgeiziger Nazi, geboren in München.
> - Im Ersten Weltkrieg schwer verwundet.
> - Philosophiestudium in München.
> - Sodann Lehrling bei verschiedenen Verlagen.
> - Mitarbeit beim *Völkischen Beobachter*.
> - Trat im Juli 1922 in die NSDAP ein (Mitgliedsnummer 12!).
> - Von 1925–1934 Geschäftsleiter der NSDAP.
> - 1933 zum Mitglied des Reichstages gewählt.
> - Juni 1933: von Hitler zum Reichsleiter ernannt.
> - November 1934: Chef der Kanzlei des Führers.
> - Publizierte 1938 die Geschichte der NS-Bewegung mit dem Titel *Kampf um Deutschland*.
> - Mitverantwortlich für die „Aktion T4".
> - Mitinitiator der „Aktion 14f13".
> - Wurde am 10. Mai 1945 von amerikanischen Truppen verhaftet.
> - Beging am 19. Mai 1945 in Gefangenschaft Selbstmord.

---

[2] NS-Archiv: Hitlers Euthanasiebefehl („Gnadentoderlass").

# 5

# Genozid und Menschenversuche

**Zusammenfassung** In diesem Kapitel wird die Rolle der Ärzteschaft in der „Endlösung der Judenfrage" und den Menschenversuchen an Unfreiwilligen kurz zusammengefasst. Mit der Beteiligung an diesen Gräuel wurden von Medizinern Verbrechen begangen, die ohne Beispiel in der Geschichte der Heilkunde sind.

Die meisten der Ärzte, die während der „Aktion T4" (Kap. 4) Erfahrungen mit der Ermordung von Patienten gesammelt hatten, setzten ihr so gewonnenes Wissen später für das ein, was die Nazis „Endlösung" bzw. „Aktion Reinhard" nannten. Während die NS-Krankenmorde viele Tausende tötete, war es jetzt das Ziel, Millionen zu ermorden. Die Rolle, die die Ärzteschaft bei diesen Gräueltaten spielte, war von zentraler Bedeutung. Ärzte waren auf allen Ebenen und in allen Phasen dieser Barbarei involviert.

- Sie hatten die Pseudowissenschaft der Rassenhygiene entwickelt, akzeptiert und propagiert.
- Sie waren maßgeblich daran beteiligt, sie zum angewandten Rassismus weiterzuentwickeln.
- Sie hatten Zwangssterilisationen von vermeintlich minderwertigen Mitmenschen durchgeführt.
- Sie hatten schutzbedürftige Patienten ermordet.
- Sie hatten das Know-how des Massenmords entwickelt.
- Sie wendeten dieses Wissen in den KZs an.
- Schließlich führten sie sogar bestialische Menschenversuche an Patienten und Gefangenen durch.

Das Ziel, einen genetisch „reinen" Volkskörper zu schaffen, hatte Vorrang vor Anstand, medizinischer Ethik und Moral. Die Ärzteschaft des „Dritten Reichs" hat damit alle Ideale einer verantwortlichen Heilkunde in beispielloser Weise verraten.

Das technische Know-how der „Aktion T4" bildete die Grundlage für die von langer Hand geplante totale Auslöschung aller europäischen Juden. Das Bindeglied zwischen der „Aktion T4" und der „Endlösung" war die „Aktion 14f13" (Kap. 4).

Die Nazis hatten schon bald nach ihrer Machtergreifung 1933 mit dem Bau von KZs begonnen. Zunächst handelte es sich dabei um Lager, in denen Kriminelle und politische Gegner inhaftiert wurden. Die verstärkte Kriegsvorbereitung ab 1936 führte zu einer Neuorganisation und Ausweitung des Lagersystems. Mit Ausnahme des KZs Dachau wurden die bestehenden Lager aufgelöst und neue, größere Lager errichtet. Das Ziel war jetzt, die Häftlinge als billige Arbeitskräfte für die Kriegsvorbereitung zu nutzen.

- Sachsenhausen (1936),
- Buchenwald (1937),

- Flossenbürg (1938),
- Mauthausen (1938),
- Ravensbrück (1939).

Diese als Orte der Zwangsarbeit, der wirtschaftlichen Ausbeutung und der Unterdrückung konzipierten KZs wurden nach Kriegsbeginn als Institutionen des systematischen Genozids umfunktioniert.

Nun wurden immer mehr NS-Gegner verhaftet und in die Lager verbracht. Obschon multiple Außenlager angelegt wurden, überstieg die Zahl der Häftlinge bald die vorhandenen Kapazitäten, und die Bedingungen in den Lagern wurden katastrophal. Infolgedessen stieg die Sterblichkeitsrate in den KZs drastisch an. Allein in den ersten 8 Monaten des Jahres 1943 starben etwa 60.000 der 220.000 Häftlinge an Erschöpfung, Unterernährung und Seuchen (Box 2).

Die systematische und totale Ausrottung der Juden, die von Hitler bereits 1939 vorhergesagt worden war,[1] wurde am 20. Januar 1942 auf der Wannsee-Konferenz endgültig beschlossen: „In großen Arbeitskolonnen, unter Trennung der Geschlechter, werden die arbeitsfähigen Juden straßenbauend in diese Gebiete geführt, wobei zweifellos ein Großteil durch natürliche Verminderung ausfallen wird. Der allfällig endlich verbleibende Restbestand wird, da es sich bei diesem zweifellos um den widerstandsfähigsten Teil handelt, entsprechend behandelt werden müssen, da dieser, eine natürliche Auslese darstellend, bei Freilassung als Keimzelle eines neuen jüdischen Aufbaues anzusprechen ist."[2] Dementsprechend behandelt zu werden, bedeutete, getötet zu werden.

---

[1] Longerich P: Goebbels. The Boney Head, London, 2015
[2] Wannseekonferenz – Wikipedia

Odilo Globocnik (Box 1) war der Verantwortliche für die „Aktion Reinhard". Der organisierte Völkermord an Juden, Roma und Sinti fand in den Vernichtungslagern wie Chelmno, Belzec, Treblinka und Sobibór statt. Die Opfer wurden ausgehungert, zu Tode gearbeitet, erhängt, erschossen, vergiftet, totgespritzt oder vergast. Juden aus ganz Europa wurden in diese Lager transportiert. Viele starben während des Transports. Diejenigen, die die Transporte überlebt hatten, wurden bei ihrer Ankunft „selektiert". Die Auswahl wurde von Lagerärzten getroffen: Schwächlich erscheinende Häftlinge wurden sofort in die Gaskammern geschickt; die Arbeitskraft der restlichen Insassen wurde ausgenutzt, bis sie arbeitsunfähig wurden, was dann ebenfalls den Tod durch Vergasung bedeutete.

Viele Ärzte,[3] darunter auch einige der im zweiten Teil dieses Buches genannten Mediziner (Box 3), führten im „Dritten Reich" auch Menschenversuche durch. Diese waren oft:

- extrem grausam und menschenverachtend,
- von Himmlers pseudowissenschaftlichen Fantasien inspiriert,
- dem vermeintlichen Wohl des deutschen Volkes angedeihen,
- von inakzeptabler wissenschaftlicher Qualität und somit von mangelnder Aussagekraft,
- krasse Verletzungen der medizinischen Ethik.

Die Menschenversuche fanden meist, aber nicht ausschließlich, in den KZs statt. Oft waren die Versuche so angelegt, dass die Probanden nicht überlebten. Insgesamt

---

[3] List of Nazi doctors – Wikipedia.

wurden in KZs über 60 verschiedene Forschungsprojekte betrieben (Box 4).[4]

Nach dem Krieg wurden diese Verbrechen im Nürnberger Ärzteprozess (Kap. 50, Box 1) und zahlreichen weiteren Gerichtsverfahren abgeurteilt. Anstelle von Schuldbekenntnissen argumentierten die beteiligten Ärzte sodann, dass die militärische Notwendigkeit ihre Taten rechtfertigte, und verglichen ihre Opfer mit Kollateralschäden durch alliierte Bombenangriffe. Die weltweite Empörung über die begangenen Gräuel führte zur Ausarbeitung des Nürnberger Kodex.[5]

> **Box 1: Odilo Globocnik (1904–1945)[6]**
> - Odilo Lothar Ludwig Globocnik wurde in Triest geboren, das damals zu Österreich/Ungarn gehörte.
> - 1922 wurde er Mitglied einer paramilitärischen NS-Organisation in Kärnten.
> - 1931 trat er der NSDAP bei.
> - Im August 1933 wurde er zum ersten Mal wegen NS-Aktivitäten verhaftet.
> - Im gleichen Jahr trat er der österreichischen SS bei.
> - Globobnik wurde zu einer Schlüsselfigur des Anschluss 1938.
> - Sein Lohn dafür war u. a. die Ernennung zum Gauleiter von Wien am 22. Mai 1938.
> - Er wurde am 30. Januar 1939 seines Amtes enthoben, weil er an illegalen Devisenspekulationen beteiligt gewesen war.
> - Zur Strafe versetzte Himmler ihn im Rang eines Unterscharführers zur Waffen-SS.

---

[4] Klee E: Auschwitz, die NS-Medizin und ihre Opfer. Fischer Verlag, Frankfurt, 1997.
[5] Nuremberg Code | History, Date, & 10 Points | Britannica.
[6] Williams M: Odilo Globocnik: The Devil's Accomplice. Fonthill Media, 2020.

- Am 9. November 1939 ernannte Himmler ihn zum SS- und Polizeiführer im Distrikt Lublin des Generalgouvernements.
- Hier war er verantwortlich u. a. für die „Liquidierung" des Warschauer Ghettos, die Auflösung des Ghettos von Białystok, die Überwachung des Lubliner Reservats und die Vernichtungslager im Generalgouvernement.
- Globocnik hatte Freude an der Tötung von Juden und soll auf eigene Faust Exekutionen durchgeführt haben.
- Nach Abschluss der „Operation Reinhard" wurde Globocnik nach Triest versetzt.
- Dort mordete er nach dem Sturz Mussolinis 1943 tausende italienische Juden und Partisanen.
- Bei Kriegsende wurde er von britischen Soldaten gefangen genommen.
- Kurz darauf beging er Selbstmord.

### Box 2: Eindrucksvoller Bericht des KZ-Häftlings und Arztes, Viktor Frankl[7]

„Waren einmal die allerletzten Reste Fett im Unterhautzellgewebe aufgebraucht, sahen wir einmal wie mit Haut und darueber einigen Fetzen verkleidete Gerippe aus, dann konnten wir zusehen, wie der Koerper sich selbst aufzufressen begann: der Organismus zehrte sein eigenes Eiweiss auf, die Muskulatur schwand dahin. Nun hatte der Koerper auch keinerlei Widerstandskraefte mehr. Einer nach dem anderen aus der Gemeinschaft der Baracke starb dahin."

### Box 3: Liste der österreichischen Ärzte (zweiter Teil dieses Buches), die an den NS-Menschenversuchen beteiligt waren

- Babor, Karl
- Beiglböck, Wilhelm
- Bertha, Hans

---

[7] Frankl VE: … und trotzdem Ja zum Leben sagen. DTV, 1982.

- Eberl, Irmfried
- Eppinger, Hans
- Fehringer, Franz
- Fischer, Karl Josef
- Gelny, Erwin
- Gross, Karl Josef
- Gross, Heinrich
- Hamburger, Franz
- Heim, Aribert
- Horneck, Karl
- Pischinger, Alfred
- Pokorny, Adolf
- Ramsauer, Sigbert
- Richter, Hermann
- Türk, Elmar

**Box 4: Liste einiger NS-Menschenversuche** [4]
- Malaria-Experimente
- Sepsis-Versuche
- Gasbrand-Versuche
- Tbc-Experimente
- Versuche mit Giftmunition
- Entgiftungsversuche
- Ernährungsversuche
- Höhenversuche
- Unterdruckversuche
- Unterkühlungsversuche
- Meerwassertrinkversuche
- Hepatitis-Versuche
- Fleckfieber-Versuche
- Lost-Gas Versuche
- Elektroschockversuche
- Experimente zur Massensterilisierung
- Transplantationsversuche
- Experimente zur Blutstillung
- Zwillingsforschung

# 6

# Asperger, Hans (1906–1980)

**Zusammenfassung** Hans Asperger war ein führender Vertreter der Kinderpsychiatrie in Wien. Sein Verhältnis zum Nationalsozialismus war zwiespältig. Dennoch ist belegt, dass er an den NS-Morden schwer behinderter Kinder partizipierte. Nach dem Krieg versuchte er, sich als Nazi-Gegner hinzustellen. Asperger wurde nie für sein Verhalten im „Dritten Reich" zur Rechenschaft gezogen.

Hans Asperger wurde in Wien geboren, wo er auch die Schule besuchte und Medizin studierte. Nach seiner Promotion 1931 arbeitete er als Assistent an der Kinderklinik der Universität Wien unter Franz Hamburger (Kap. 28), einer der führenden Nazis der medizinischen Fakultät. 1932 wurde ihm die Leitung der heilpädagogischen

Abteilung der Klinik übertragen. Asperger heiratete 1935 Hanna Kalmon; aus der Ehe gingen 5 Kinder hervor.[1]

Asperger selbst stand der Nazi-Ideologie ambivalent, insgesamt jedoch eher wohlwollend gegenüber. Eine gründliche Analyse neueren Datums kommt zu dem Schluss, dass die gelegentlich vertretene These, Asperger sei ein prinzipientreuer Gegner des Nationalsozialismus und mutiger Verteidiger seiner Patienten gegen die NS-Kindermorde gewesen, im Licht der historischen Fakten nicht haltbar ist.[2]

Nach dem Anschluss trat Asperger einer Reihe von Nazi-Organisationen bei:

- im April 1938 der Deutschen Arbeiterfront (Box 1),
- im Mai 1938 der Nationalsozialistischen Volkswohlfahrt,[3]
- im Juni 1938 war er Kandidat für den Nationalsozialistischen Deutschen Ärztebund (Kap. 60, Box 1),
- zudem freiwilliger Mitarbeiter in derHitlerjugend.

Im Gegensatz zu vielen seiner Kollegen in der Kinderklinik trat er jedoch nicht der NSDAP, der SA oder SS bei. Dank des Schutzes, den ihm sein Mentor, Hamburger, gewährte, schadete ihm jedoch derartiges, eher NS-kritisches Verhalten kaum. Nach anfänglichem Misstrauen, das auf Aspergers christlich-sozialem Hintergrund beruhte, fiel seine politische Beurteilung durch den Reichsgau Wien vom November 1940 eindeutig positiv aus: „In Fragen der Rassen- und Sterilisierungsgesetzgebung geht er

---

[1] Czech H, Feuser G, Jantzen W: Hans Asperger und der Nationalsozialismus. 2024, Psychosozial-Verlag, Gießen
[2] Hans Asperger, National Socialism, and "race hygiene" in Nazi-era Vienna | Molecular Autism | Full Text.
[3] Nationalsozialistische Volkswohlfahrt – Wikipedia.

[Asperger] mit den nationalsozialistischen Ideen konform. In charakterlicher sowie politischer Hinsicht gilt er als einwandfrei."  ²

1943 wurde Asperger im Fach Kinderheilkunde habilitiert. Seine Habilitationsschrift enthielt die Erstbeschreibung eines autistischen Syndroms, das später seinen Namen tragen sollte. Asperger war ein Befürworter der Sterilisation genetisch belasteter Kinder und publizierte wiederholt entsprechende Kommentare.⁴ Im Hinblick auf „hoffnungslose Fälle" geistiger Behinderung war er sogar bereit, die Tötung von Kindern zu akzeptieren.² 1942 war er Mitglied einer Kommission, die 200 behinderte Kinder nach ihrer Bildungsfähigkeit kategorisierte; 35 dieser Patienten wurden als „aussichtslose Fälle" eingestuft und in die Anstalt „Am Spiegelgrund" (Kap. 68, Box 1) überwiesen, wo sie ermordet wurden.¹ Wenn auch nicht bewiesen ist, dass Asperger wusste, was in dieser Anstalt vor sich ging,⁵ erscheint es doch wenig plausibel, dass er diesbezüglich völlig ahnungslos war.³

Ein Vergleich zwischen Aspergers Diagnosen und denen seiner Kollegen am Spiegelgrund zeigt, dass Aspergers Beurteilungen in vielen Fällen bezüglich der Beschreibung ihrer intellektuellen Fähigkeiten, ihres Charakters und ihrer Prognosen strenger waren. Diese Dokumente widersprechen also seinem später postulierten Wohlwollen gegenüber seinen Patienten.² Die Historikerin Edith Sheffer stellt in ihrem Buch *Aspergers Kinder* fest, dass Asperger

---

⁴ Czech H: Hans Asperger und der Nationalsozialismus. Psychosozial Verlag, Gießen, 2024.
⁵ Tatzer E, Maleczek W, Waldhauser F. An assessment of what Hans Asperger knew about child euthanasia in Vienna during the Nazi occupation. Acta Paediatr. 2023 May;112(5):1109–1119. https://doi.org/10.1111/apa.16571. Epub 2022 Oct 27. PMID: 36239413.

mit den führenden Köpfen des Kindereuthanasie-Programms zusammenarbeitete und mindestens 44 Patienten in die „Euthanasie-Anstalt" Am Spiegelgrund überwies.[6] 1943 meldete sich Asperger freiwillig zum Militärdienst. Später behauptete er, diesen Schritt getan zu haben, um der Verfolgung durch die Nazis zu entkommen.

Nach dem Krieg versuchte Asperger, sich als Gegner des NS-Regimes auszuweisen. So kam angeblich die Gestapo sogar zweimal in die Klinik, um ihn zu verhaften. Jedoch ist die einzige Quelle für diese oft zitierte Behauptung Asperger selbst. Nach 1945 kritisierte Asperger zwar „Exzesse" oder „moralische Versäumnisse" des NS-Regimes, ging aber nie öffentlich auf die Realität von Verfolgung, Gewalt und Zerstörung ein.[7] Er ging sogar so weit, wiederholt zu behaupten, dass er Patienten vor der „NS-Euthanasie" gerettet habe. Derartige Aktionen Aspergers sind jedoch nicht belegt; sie beweisen aber, dass er – entgegen vieler eigener Aussagen – von den Morden gewusst hatte.[3] Wegen dieser mangelnden Bereitschaft, sich ernsthaft mit der NS-Vergangenheit auseinanderzusetzen und zumindest eine Teilschuld einzugestehen, ist Aspergers Verhalten relativ typisch für weite Teile der österreichischen Ärzteschaft dieser Epoche.[2]

Von 1957–1962 war Asperger Vorstand der Innsbrucker Kinderklinik. 1962 wurde er Professor für Pädiatrie und Leiter der Universitäts-Kinderklinik in Wien, eine Position, die er bis zu seiner Emeritierung im Jahr 1977 inne hatte. Asperger veröffentlichte bahnbrechende For-

---

[6] Sheffer E, Gebauer S: Aspergers Kinder: Die Geburt des Autismus im Dritten Reich. Campus, Frankfurt, 2018.
[7] Asperger H. Erlebtes Leben. Fünfzig Jahre Pädiatrie [The lived life. 50 years of pediatrics]. Padiatr Padol. 1977;12(3):214–23. German. PMID: 331197.

schung in der Pädiatrie (Box 2). Dafür wurden ihm zahlreiche Ehrungen zuteil:

- 1967 wurde er zum Mitglied der Gelehrtenakademie Leopoldina gewählt.
- 1971 erhielt er die Ehrenmedaille in Gold der Bundeshauptstadt Wien.
- 1972 verlieh ihm die Universität München einen Ehrendoktortitel.

Hans Asperger starb 1980 in Wien und ist im Neustifter Friedhof bestattet. Die Frage, ob das nach ihm benannte Syndrom auch weiterhin seinen Namen tragen soll, wird heute zunehmend kontrovers diskutiert.[8,9]

> **Box 1: Die Deutsche Arbeiterfront (DAF)[10]**
> - NS-Einheitsverband der Arbeitnehmer und Arbeitgeber.
> - Gegründet am 10. Mai 1933 nach der Zerschlagung der Gewerkschaften durch die Nazis.
> - Alle Berufsverbände wurden mit dem „Gesetz zur Ordnung der nationalen Arbeit" gleichgeschaltet.
> - Die DAF unterstand dem Reichsorganisationsleiter der NSDAP Robert Ley.[11]
> - Die DAF hatte bei Kriegsende 22 Mio. Mitglieder.
> - Juden sowie Personen, die als „arbeitsscheu" oder als „minderrassig" oder auch aus politischen Gründen als „gemeinschaftsunfähig" galten, waren von der DAF ausgeschlossen.

---

[8] Asperger syndrome (Asperger's) (autism.org.uk).
[9] Weshalb der Begriff Asperger in Verruf geraten ist.
[10] Lebendiges Museum Online (LeMO) NS-Regime – NS-Organisationen – Deutsche Arbeitsfront.
[11] Smelser R: Robert Ley: Hitlers Mann an der „Arbeitsfront": eine Biographie. Schöningh, Paderborn, 1989.

**Box 2: Auswahl wichtiger Publikationen Aspergers aus der Nachkriegszeit**

- Asperger H. Pädiatrie – Kinderpsychiatrie – Heilpädagogik [Paediatrics–child-psychiatry–„heilpädagogik" (author's transl)]. Wien Klin Wochenschr. 1975 Oct 3;87(18):581–2.
- Asperger H. Frühkindlicher Autismus [Early infantile autism]. Med Klin. 1974 Dec 6;69(49):2024–7.
- Asperger H. Frühe seelische Vollendung bei todgeweihten Kindern [Early mental development in the doomed child]. Wien Klin Wochenschr. 1969 May 10;81(20):365–6.
- Asperger H. [Psychopathology of children with coeliac disease]. Ann Paediatr. 1961;197:346–51.
- Asperger H. Pylorospasmus und Konstitution [Pylorospasm & body constitution]. Monatsschr Kinderheilkd. 1959 Mar;107(3):128–9.
- Asperger H. Uber Phenylbrenztraubensäure-Schwachsinn [Phenylpyruvic acid oligophrenia]. Neue Osterr Z Kinderheilkd. 1958;3(2–3):134–9.
- Asperger H. Psychische Hygiene des Kindes- und Jugendalters [Mental hygiene in children and adolescents]. Wien Beitr Hyg. 1955;4:113–27.
- Asperger H. Psychotherapie in der Pädiatrie [Psychotherapy in pediatrics]. Osterr Z Kinderheilkd Kinderfuersorge. 1948;2(1):17–25.

# 7

# Babor, Karl (1918–1974)

**Zusammenfassung** Nach seinem Medizinstudium arbeitete Babor als Arzt in mehreren Konzentrationslagern. In dieser Funktion war er auch an diversen Menschenversuchen beteiligt. Bei Kriegsende geriet er in Gefangenschaft und wanderte dann nach Addis Abeba aus, wo er 1964 vermutlich Selbstmord verübte. Babor wurde nie wegen seiner NS-Verbrechen zur Rechenschaft gezogen.

Karl Babor, wurde in Wien geboren.[1] Er studierte Medizin und trat im November 1935 der SS und der illegalen NSDAP (Kap. 2, Box 1) bei. Nach dem Anschluss 1938 beantragte er dann die reguläre Aufnahme in die NSDAP und wurde rückwirkend zum 1. Mai aufgenommen.

Ab November 1941 war Babor Lagerarzt (Kap. 18, Box 1) im KZ Groß-Rosen (Kap. 38, Box 2) und war

---

[1] Karl Babor – Wikipedia.

dort, ebenso wie sein Kollege Friedrich Entress,[2] an der Tötung Fleckfieber-erkrankter Häftlinge mittels Phenol- und Blausäure-Injektionen beteiligt. Babor erhielt für „Verdienste bei der Bekämpfung der Fleckfieberepidemie" das Kriegsverdienstkreuz 2. Klasse.

Ab Mitte Juni 1942 diente Babor zusammen mit Waldemar Wolter (Box 2) als Arzt im KZ Dachau (Kap. 19, Box 2), wo beide in der „Biochemischen Versuchsstation" tätig waren. Ein Häftling beschrieb Babor später als „einen Jungen, der den Eindruck erweckte, als könne er keiner Fliege etwas zuleide tun".[3] Dieser Eindruck täuschte jedoch gewaltig. Babor führte an Häftlingen Versuche durch, die die Wirksamkeit von Schüßler-Salzen mit der von Sulfonamiden bei Infektionen vergleichen sollten. Bei diesen grausamen Experimenten starben mindestens 28 Häftlinge.[4] Diejenigen, die überlebten, litten unbeschreiblich; ein Versuchsopfer gab nach dem Krieg zu Protokoll: „Die Beine waren geschwollen, vereiterten und faulten. Das Fleisch fiel in Stücken ab … Ich konnte es vor Schmerzen nicht aushalten. Ich schrie und heulte wie ein Tier."[3]

Nach seinem Einsatz in Dachau war Babor im KZ Natzweiler-Struthof (Box 2) als Lagerarzt eingesetzt. Zum 10. Dezember 1943 wurde er dann nach Oranienburg in das Hauptamt D im Amt D III zuständig für Sanitätswesen und Lagerhygiene der Inspektion der Konzentrationslager versetzt.[5]

---

[2] Friedrich Entress – Wikipedia.
[3] Klee E: Auschwitz, die NS-Medizin und ihre Opfer. Fischer Verlag, Frankfurt, 1997.
[4] More details about the Schuessler Salt experiments conducted by the Nazis in 1942.
[5] Inspektion der Konzentrationslager – Wikipedia.

Ab August 1944 diente Babor als Truppenarzt beim I. Bataillon des SS Panzer-Grenadier-Regiments 6 „Theodor Eicke" der 3. SS-Panzer-Division „Totenkopf". Im November 1944 wurde er zum Hauptsturmführer befördert.

Bei Kriegsende geriet Babor in französische Gefangenschaft. Anfang der 1950er-Jahre setzte sich Babor nach Äthiopien ab und eröffnete eine Privatpraxis in Addis Abeba. In Österreich wurde wegen seiner Beteiligung an NS-Verbrechen eine Fahndung nach ihm eingeleitet, und Simon Wiesenthal[6] wandte sich wegen Babors Experimenten an Häftlingen des KZ Groß-Rosen an die Öffentlichkeit. Am 3. Januar 1964 berichtete eine niederländische Zeitung darüber, dass Wiesenthal ehemalige Häftlinge des KZ Groß-Rosen aufrief, sich hierzu als Zeugen zu melden. Babor gab daraufhin am 9. Januar 1964 gegenüber einem deutschen Journalisten in Äthiopien zu, der gesuchte SS-Hauptsturmführer zu sein, bezeichnete aber die gegen ihn gerichteten Vorwürfe als reine Verleumdungen.

Am 21. Januar des gleichen Jahres wurde Babor in einem Fluss in der Nähe von Addis Abeba mit einer Schussverletzung tot aufgefunden. Es wird allgemein angenommen, dass er Selbstmord verübt hatte. Die Leiche Babors wurde im Menelik-Krankenhaus in Addis Abeba identifiziert.

> **Box 1: Das Konzentrationslager Natzweiler-Struthof[7]**
> - KZ in der Nähe der Dörfer Natzweiler und Struthof im Elsass.
> - Es war vom 21. Mai 1941 bis September 1944 in Betrieb.
> - Das einzige KZ auf dem Gebiet des Vorkriegsfrankreichs.

---

[6] Segev T, Lemke M: Simon Wiesenthal: Die Biographie.
[7] Steegmann R, Geiger P: Das KZ Struthof-Natzweiler: Geschichte eine Konzentrationslagers im annektierten Elsass – 1941–1945. 2005, Edition DNA, Strasbourg.

- Nach und nach wurden zahlreiche Außenlager um Natzweiler eingerichtet.
- Etwa 52.000 Häftlinge waren dort bisweilen interniert.
- Das KZ diente als Arbeitslager, Durchgangslager und als ein Ort für Hinrichtungen.
- Rund 22.000 Menschen starben in dem Lagerkomplex.
- Das KZ wurde am 23. November 1944 von der französischen Armee befreit.
- Als sich die alliierten Truppen näherten, verloren noch viele der Gefangenen auf Todesmärschen ihr Leben.

### Box 2: Waldemar Woler (1908–1947)[8]

- Geboren in Würzburg, wo er auch Medizin studierte und 1938 promovierte.
- Im Januar 1941 trat er der Waffen-SS bei.
- Im April 1942 wurde er zum SS-Hauptsturmführer der Reserve ernannt.
- Bis Ende Dezember 1941 war er Lagerarzt des SS-Sonderlagers Hinzert.[9]
- Er exekutierte am 16. Oktober 1941 70 sowjetische Politkommissare der Roten Armee.
- Danach war Wolter als Lagerarzt im KZ Sachsenhausen (Kap. 37, Box 1).
- Ab 1942 war er im KZ Dachau tätig.
- Von August 1944 bis April 1945 diente er als Standortarzt im KZ Mauthausen.
- Dort verabreichte er mehreren Häftlingen tödliche Injektionen.
- Wolter soll auch Selektionen für die „Aktion 14f13" (Kap. 4) durchgeführt haben.
- Am 30. Januar 1945 wurde er zum SS-Sturmbannführer der Reserve befördert.
- Nach dem Krieg wurde er 1946 im Hauptprozess Mauthausen angeklagt.

---

[8] Waldemar Wolter – Wikipedia.
[9] Hinzert Concentration Camp – Frank Falla Archive.

- Ihm wurde vorgeworfen, noch kurz vor Kriegsende die Vergasung von 1400–2700 Häftlingen angeordnet zu haben.
- Am 13. Mai 1946 wurde Wolter zum Tod durch den Strang verurteilt.
- Daraufhin wurde er in das Kriegsverbrechergefängnis Landsberg überführt.
- Dort wurde er am 28. Mai 1947 hingerichtet.

# 8

# Begusch, Oskar (1897–1944)

**Zusammenfassung** Oskar Begusch war bereits in früher Jugend dem Nationalsozialismus zugetan. Nach seinem Medizinstudium in Graz spezialisierte er sich in Psychiatrie. Nach dem Anschluss 1938 wurde er Direktor desFeldhofs. Dort war er verantwortlich für den Tod zahlloser behinderter Patienten. Begusch verstarb noch vor Kriegsende und musste sich somit nie für seine Taten verantworten.

Oskar Begusch wurde in der Untersteiermark als Sohn eines Postbeamten geboren. Er besuchte in Leoben das Gymnasium und studierte von 1915–1921 Medizin an der Universität Graz. 1919 trat er dem Steirischen Heimatschutz (Box 1), 1924 der NSDAP und 1933 der SS bei.

Bereits als Student war Begusch in der Burschenschaft Allemannia (Kap. 52, Box 1) führend aktiv gewesen. Dabei hatte er sich insbesondere für die „Judenreinheit" der Burschenschaften ausgesprochen und gegen eine Zusammenarbeit mit „klerikalen" Studenten eingesetzt.[1]

Nach seiner Promotion wurde Begusch zunächst Assistenzarzt an der Nervenklinik des Grazer Landeskrankenhauses. 1928 ließ er sich als Nervenarzt in Graz nieder.

Nach dem Anschluss 1938 erhielt Begusch das Amt eines Sicherheitsdienstführers im Abschnitt Graz (Box 2). Im September desselben Jahres wurde ihm die Direktionsstelle der Anstalt „Feldhof" (Kap. 32, Box 1) übertragen, die zuvor Dr. Hans Machan innegehabt hatte.[2] Von September 1940 bis Juli 1941 fungierte Begusch zudem als T4-Gutachter.[3]

Nach dem Ende der T4-Aktion (Kap. 4) lief unter der Ägide Beguschs am Feldhof die dezentrale Ermordung von Patienten an. Die Opfer waren insbesondere Kinder der sog. Kinderfachabteilung des Feldhofs. Bis Kriegsende wurden so mehr als 1000 Patienten aus der Anstalt Feldhof in den Tod geschickt.[4]

Begusch verstarb 1944 an einem Blinddarmdurchbruch. Für seine Taten wurde er somit nie zur Rechenschaft gezogen.

> **Box 1: Der Steirische Heimatschutz[5]**
> - Eine paramilitärische Organisation der Zeit zwischen dem 1. und 2. Weltkrieg.
> - Eindeutige deutschnationale und antisemitische Ausrichtung.

---

[1] 0xc1aa5576 0x003bb727.pdf.
[2] Klee E: Das Personenlexikon zum Dritten Reich. Fischer Verlag, Frankfurt. 2015.
[3] Klee E: Euthanasie im NS-Staat. Fischer Verlag, Frankfurt, 1995.
[4] Kinder als „Euthanasie-Opfer" im einstigen Feldhof – steiermark.ORF.at.
[5] Steirischer Heimatschutz – Wikipedia.

- 1931 versuchte der Steirische Heimatschutz, die österreichische Regierung zu stürzen.[6]
- 1933 kam es zu einer Spaltung in einen regierungstreuen und einen revolutionären Flügel.
- Die meisten Mitglieder des Steirischen Heimatschutzes traten schließlich der NSDAP (Kap. 2, Box 1) bei.

**Box 2: Der Sicherheitsdienst (SD)[7]**
- Der vollständige Titel dieser Organisation war „Sicherheitsdienst des Reichsführers-SS".
- Sie wurde 1931 gegründet.
- Der SD war der Nachrichtendienst der SS und der NSDAP.
- Es war der erste Nachrichtendienst der Nationalsozialisten.
- Zwischen 1933 und 1939 war der SD eine unabhängige SS-Organisation.
- Danach wurde der SD dem Reichssicherheitshauptamt, der zentralen Behörde im Repressionsapparat der NS-Diktatur, unterstellt.
- Der erste Leiter des SD war Reinhard Heydrich (Kap. 29, Box 1).
- Er beabsichtigte, jeden Bürger des „Dritten Reichs" unter ständige Aufsicht zu stellen.
- Nach Heydrichs Tod wurde Ernst Kaltenbrunner[8] Leiter des SDs.
- Nach dem Krieg erklärte das Nürnberger Tribunal den SD zu einer verbrecherischen Organisation.

---

[6] Pfrimer-Putsch – Wikipedia.
[7] Sicherheitsdienst – Wikipedia.
[8] Ernst Kaltenbrunner | Nazi official, SS leader | Britannica.

# 9

# Beiglböck, Wilhelm (1905–1963)

**Zusammenfassung** Wilhelm Beiglböck war Assistent von Eppinger, der ihn mit den Meerwassertrinkversuchen im KZ Dachau betraute. Nach dem Krieg wurde Beiglböck von einem seiner ehemaligen Opfer erkannt und musste sich daraufhin im Nürnberger Ärzteprozess 1946/47 verantworten. Er wurde schuldig gesprochen und zu 10 Jahren Gefängnis verurteilt. Nachdem sich prominente deutsche Mediziner für ihn eingesetzt hatten, kam er bereits 1951 wieder frei und konnte sodann ungehindert seine Karriere als Arzt weiterführen. Er starb 1963, wobei unklar ist, ob durch Selbstmord oder Mord.

Wilhelm Beiglböck wurde am 10.10.1905 in Hochneukirchen, Niederösterreich, geboren. Er ging in Melk zur Schule und studierte anschließend Medizin in Wien und Graz. Während des Studiums war er Burschenschafter der „Moldavia" in Wien (Wahlspruch „Einig und frei, deutsch und treu")[1] sowie der „Germania" in Graz (Kap. 17, Box 1).[2]

Nach dem Staatsexamen arbeitete Beiglböck zunächst an der III. Medizinischen Universitätsklinik, Wien, und ab Mai 1934 als Assistent seines späteren Mentors, Hans Eppinger (Kap. 19), an der I. Medizinischen Universitätsklinik in Wien. Beiglböck heiratete 1937 die Ärztin Margarethe Orthner (1911–1979). 1938 wurde er zum Facharzt für Innere Medizin ernannt und ein Jahr darauf wurde er habilitiert. Auf ausdrückliche Fürsprache Eppingers wurde er 1943 zum außerordentlichen Professor ernannt.

Schon vor dem Anschluss war Beiglböck illegales (später legales) Mitglied der NSDAP (Kap. 2, Box 1) und der SA. Zu dieser Zeit leitete er eine Notaufnahme für NS-Straßenkämpfer und war Mitglied des NS-Ärztebundes (Kap. 60, Box 1). 1939 wurde er zum Sekretär der „Gesellschaft für menschliche Erbbiologie", 1940 zum Referent für Ernährungsfragen im Gesundheitsamt der Stadt Wien, 1941 zum Stabsarzt der Luftwaffe, und 1944 zum Dozentenführer an der Universität Wien (Kap. 47, Box 1) ernannt.

Auf Vorschlag Eppingers übernahm Wilhelm Beiglböck die Verantwortung für die Meerwassertrinkversuche im KZ Dachau (Kap. 19, Box 2), die von Eppinger selbst geplant worden waren. Ihr Ziel war es, trinkbar gemachtes Seewasser für Soldaten in Seenot herzustellen.[3] Himmler,

---

[1] Unser Weg – Böhmerwald – Wiener akademische Burschenschaft Moldavia (moldavia-wien.org).

[2] Wilhelm Beiglböck und die Meerwassertrinkversuche im KZ Dachau – Zeit – derStandard.de › Wissen und Gesellschaft.

[3] Www.doew.at – Österreichische Ärzte und Ärztinnen im Nationalsozialismus, hrsg. v. Herwig Czech und Paul Weindling im Auftrag des Dokumentationsarchivs des österreichischen Widerstandes, Wien 2017 (= Jahrbuch 2017) Paul Weindling „Unser eigener ‚österreichischer Weg'": Die Meerwasser-Trinkversuche in Dachau 1944.

hatte diese Versuche an KZ-Häftlingen persönlich genehmigt und gefördert. Als Versuchspersonen dienten 40–60 Roma und Sinti. Laut Forschungsprotokoll wurden die Versuchspersonen in vier Experimentalgruppen und eine Kontrollgruppe eingeteilt.[2]

- Gruppe 1 sollte weder Nahrung noch Flüssigkeit zu sich nehmen, was ohne schwerwiegende Folgen über 4–6 Tage lang möglich ist.
- Gruppe 2 musste täglich 0,5 L Meerwasser trinken.
- Gruppe 3 sollte „Berkatit-Wasser" (Berkatit ist eine Substanz, die den Geschmack des Meerwassers verändert, aber das Salz nicht entfernt) trinken sowie Notrationen essen und konnte auf diese Weise 4–5 Tage überleben.
- Gruppe 4 sollte mit Wolfatit (ein Präparat der IG Farben) behandeltes Wasser trinken, die am längsten ertragene Versuchsdauer war hier 12 Tage.
- Eine Kontrollgruppe durfte normales Trinkwasser in beliebiger Menge zu sich nehmen.[4]

Die Ergebnisse, obschon höchst unzuverlässig, schienen die Unterlegenheit der von Eppinger favorisierten Methode zu zeigen. Ob bei diesen Versuchen Menschen starben, ist bis heute unklar geblieben. Beiglböck gab später zu, dass die Versuchspersonen an Krämpfen, Delirium und extremem Durst gelitten hatten, bestand aber darauf, dass es keine Todesfälle gegeben hatte.

Nach dem Krieg erkannte ein ehemaliger Dachauer Häftling Beiglböck in einem britischen Gefangenenlager

---

[4] Ralf Forsbach/Hans-Georg Hofer, Internisten in Diktatur und junger Demokratie. Die Deutsche Gesellschaft für Innere Medizin 1933–1970, Berlin 2018, pp. 154 ff.

wieder und zeigte ihn an.⁵ Beiglböck musste sich sodann im Nürnberger Ärzteprozess 1946/47 verantworten. Anfang 1947 leitete auch die Wiener Staatsanwaltschaft ein Verfahren gegen ihn wegen Kriegsverbrechen, Misshandlung und Quälereien sowie Verletzung der Menschenwürde ein; es wurde jedoch bald wieder eingestellt.⁶

Während des Prozesses diffamierte Beiglböck Zeugen und manipulierte Belastungsmaterial. Er entfernte zudem die Namen von Versuchspersonen, um zu verhindern, dass das Gericht Zeugen ausfindig machen konnte. Außerdem fälschte er Versuchsdaten und klinische Fallbeschreibungen.⁷ Das Gericht verurteilte Beiglböck zunächst zu 15 Jahren Gefängnis. Später wurde das Urteil allerdings auf 10 Jahre Zuchthaus reduziert.

Beiglböck wurde Ende 1951 vorzeitig aus dem Landsberger Gefängnis entlassen. Diese Strafverkürzung erfolgte nicht zuletzt wegen massiver Interventionen der Deutschen Gesellschaft für Innere Medizin (DGIM) und einiger ihrer prominenten Mitglieder. Die DGIM hatte eine Kommission gebildet, die sich mit dem Fall Beiglböcks befasste. Die Kommissionsmitglieder versuchten, Beiglböck durch diverse Gutachten und Stellungnahmen zu entlasten; u. a. wurde behauptet, die Häftlinge hätten sich freiwillig für die Versuche zur Verfügung gestellt.⁸ Dokumentiert ist jedoch, dass Beiglböck mindestens eine Versuchsperson mit gezogener Pistole zur Teilnahme zwang.²

---

[5] Erwin Deutsch, the Eppinger Clinic and the legacy of the Second Vienna School of Medicine – Continuities of a career | Wiener klinische Wochenschrift (springer.com).

[6] Wilhelm Beiglböck – Wikipedia.

[7] Mitscherlich A, Mielke F: Medizin ohne Menschlichkeit: Dokumente des Nürnberger Ärzteprozesses. 1989, Fischer Verlag, Frankfurt a. M.

[8] Beiglböck, Wilhelm – Biography ° Gedenken und Erinnern, DGIM (dgim-history.de).

Nach Beiglböcks Entlassung verschaffte ihm Ludwig Heilmeyer[9] eine befristete Stelle an der Freiburger Universitätsklinik. Bald darauf erhielt Beiglböck eine Anstellung als Chefarzt am Krankenhaus Buxtehude, wo Dietrich Allers (Box 1)[10] inzwischen Verwaltungsleiter des Krankenhauses geworden war.

1959/60 wurde ein weiteres Ermittlungsverfahren gegen Beiglböck angestrengt, diesmal durch die Staatsanwaltschaft Bückeburg. Es wurde jedoch bald darauf eingestellt. Die DGIM bestand darauf, dass Beiglböck stets ein vorbildlicher Arzt gewesen sei und wählte ihn 1956 sogar in den Vorstand. Beiglböck betätigte sich auch weiterhin als Wissenschaftler; in den 1950er-Jahren publizierte er etwa 20 Arbeiten in deutschsprachigen medizinischen Zeitschriften.[11] Als Beiglböck 1962 einen Vortrag in Wien halten wollte, meldete sich heftiger Widerstand seitens der SPÖ und der Israelitischen Kultusgemeinde. Die Vortragseinladung musste schließlich zurückgezogen werden.

Wilhelm Beiglböck starb am 22. November 1963 in Buxtehude. Die Umstände seines Tods lassen an einen Selbstmord oder Mord denken. Er wurde tot in seinem Haus aufgefunden. Die „Stille Hilfe"[12] war in seinem Testament als Haupterbe vorgesehen. Ein Vertreter der Landesärztekammer erklärte bei der Trauerfeier, Beiglböck sei

---

[9] Steger F, Jeskow J: Ludwig Heilmeyer: Eine politische Biographie. Franz Steiner Verlag, Wiesbaden, 2021.
[10] Dietrich Allers – Wikipedia.
[11] Beiglböck W – Search Results – PubMed (nih.gov).
[12] Stille Hilfe – The Organisation to Help Nazi War Criminals (warhistoryonline.com).

„nach dem Krieg in ein Räderwerk des Hasses geraten, das keine Gerechtigkeit kannte".[13]

> **Box 1: Dietrich Allers (1910–1975)**
> - Geboren in Kiel.
> - Studierte Jura in Jena und Berlin.
> - Trat 1932 der NSDAP und der SA bei.
> - 1940 nahm er als Soldat am Frankreichfeldzug teil.
> - Allers wurde von Viktor Brack für die Geschäftsführung der Zentraldienststelle der „Aktion T4" (Kap. 4) angeworben.
> - Seine Aufgabe war die Organisation der Verwaltungsabläufe und die Koordination zwischen den verschiedenen Abteilungen.
> - Besonderes Augenmerk legte er auf die Vertuschung dieser Mordaktion zur Optimierung der Geheimhaltung.
> - Er besuchte mehrfach NS-Tötungsanstalten.
> - Nach der offiziellen Beendigung der „Aktion T4" war er für die Überführung des T4-Personals in die „Aktion Reinhardt" (Kap. 5) zuständig.
> - In dieser Funktion besuchte er auch mehrfach Vernichtungslager der Aktion Reinhardt.
> - Im Juli 1944 wurde er Befehlshaber der Judenvernichtung in Triest.
> - Dabei war er auch für das Konzentrationslager Risiera di San Sabba zuständig.[14]
> - Im August 1945 wurde er vom britischen Militär festgenommen, aber bald darauf wieder freigelassen.
> - Danach arbeitete er in verschiedenen Berufen.
> - Im April 1948 wurde er erneut inhaftiert.
> - Obwohl seine Beteiligung an der „Aktion T4" bekannt war, wurde er wiederum entlassen.
> - Im August 1962 kam er kurzzeitig wieder in Untersuchungshaft, um im Mai 1963 abermals entlassen zu werden.

---

[13] Anonymously, Prof. Dr. med. Wilhelm Beiglböck, verstorben. Schwerer Verlust für das Buxtehuder Krankenhaus und die deutsche innere Medizin. In: Buxtehuder Tageblatt, 25.11.1963.
[14] KZ Risiera di San Sabba – Wikipedia.

- Am 25. April 1967 begann der Prozess gegen vier leitende Funktionäre des NS-Euthanasie-Programms darunter auch Dietrich Allers.
- Das Gericht verurteilte Allers wegen Beihilfe zum Mord in mindestens 34.549 Fällen zu 8 Jahren Zuchthaus.
- Allers musste jedoch die Haft nicht antreten, da ihm die Untersuchungshaft und andere Haftzeiten angerechnet wurden.
- Im Rahmen des Tatkomplexes Risiera di San Sabba/Triest wurde seitens der italienischen und deutschen Justizbehörden ebenfalls ermittelt.
- Das gegen Anfang der 1970er-Jahre aufgenommene Verfahren wurde dann mit dem Tod Allers 1975 eingestellt.

# 10

# Bertha, Hans (1901–1964)

**Zusammenfassung** Hans Bertha arbeitete nach seinem Medizinstudium in Graz einige Jahre in Deutschland. Nach dem Anschluss kehrte er nach Österreich zurück und wurde ärztlicher Leiter der Anstalt „Am Steinhof". In dieser Rolle war er einer der Hauptorganisatoren der „Aktion T4" in Österreich. Nach dem Krieg wurde er wegen seiner Verbrechen angeklagt, aber wiederholt freigesprochen. Anschließend gelang es ihm, in Graz eine glanzvolle akademische Karriere bis hin zum Dekan zu machen. Er starb 1964 infolge eines Autounfalls.

Johann Karl Anton „Hans" Bertha wurde in Bruck an der Mur geboren.[1] Er studierte Medizin in Graz, wo er 1926 auch promovierte. Darauf arbeitete er am Institut für Pa-

---

[1] Hans Bertha – Wikipedia.

thologische Anatomie und anschließend an der Psychiatrischen/Neurologischen Klinik der Universität Graz. Danach ging er nach Deutschland und war von 1926–1929 Assistenzarzt in Tübingen und Berlin. 1930 kehrte er an die Psychiatrische/Neurologische Klinik der Universität Graz zurück.

In Graz trat er dem „Steirischen Heimatschutz" (Kap. 8, Box 1) bei. 1933 wurde er Mitglied der NSDAP (Kap. 2, Box 1) und 1937 der SS. Nach dem Anschluss wurde er auch Mitglied des NS-Dozentenbunds (Kap. 47, Box 1). 1942 wurde er zum SS-Obersturmführer ernannt.

An den Universitäten Graz und Wien machte Bertha sodann eine steile Karriere[2]:

- 1938 kommissarischer Leiter der Psychiatrischen/Neurologischen Klinik, Wien.
- 1938 Richter am Erbgesundheitsgericht (Kap. 55, Box 1).
- 1938 Ernennung zum Dozenten.
- 1940 Primararzt an der Anstalt „Am Spiegelgrund" in Wien (Kap. 68, Box 1).
- 1940 Gutachter für die „Aktion T4" (Kap. 4).
- 1941 Referent für Nervenkrankheiten im Hauptgesundheitsamt der Gemeindeverwaltung des Reichsgaus Wien (Box 1).
- 1942 ärztlicher Leiter der Jugendfürsorgeanstalt Am Spiegelgrund (unter seiner Ägide stiegen dort die Todesfälle explosionsartig an).[3]
- 1944 stellvertretender Direktor der Anstalt Steinhof in Wien.

---

[2] Klee E: Das Personenlexikon zum Dritten Reich. Fischer Verlag, Frankfurt, 2015.

[3] Bertha, Hans (biographien.ac.at).

Zusammen mit Rudolf Lonauer (Kap. 42) muss Bertha zu den Hauptorganisatoren der „Aktion T4" in Österreich gerechnet werden. Bertha nutzte die Patientenmorde nicht zuletzt auch für seine Forschung an Gehirnen dementer Epileptiker. Kamen Kranke mit der passenden Diagnose in Hartheim (Kap. 42, Box 2) an, entnahm man ihnen nach ihrer Vergasung die Gehirne und bewahrte sie für Bertha auf. Bertha reiste dann oft persönlich an, um diese in Empfang zu nehmen.[1]

Nach dem Krieg wurde Bertha zwar verhaftet und verlor zunächst die Venia legendi, wurde aber nie verurteilt.[3] Obwohl belastende Dokumente vorlagen, sprach ihn das Wiener Volksgericht 1948 frei. Im gleichen Jahr erfolgte auch ein Freispruch vor dem Landesgericht in Graz mit dem Hinweis: „Der Angeklagte wird von der Anklage, er habe in Graz ... der NSDAP und SS zuletzt im Range eines Obersturmführer angehört, sich ... für die NS-Bewegung betätigt ... freigesprochen."[4]

In der Folgezeit war es Bertha sogar erlaubt, weiterhin eine steile akademische Karriere hinzulegen: 1945 wurde er zum außerplanmäßigen Professor der Universität Graz (Kap. 40, Box 1) ernannt. Ab 1948 war er als Facharzt in Bruck an der Mur tätig. 1954 erhielt er eine Stelle als supplierender Direktor der Nervenklinik in Graz.[3] Wenig später wurde er Titularextraordinarius in Graz. 1960 ernannte die Grazer Universität ihn dort zum außerordentlichen und 1962 zum ordentlichen Professor. Von 1960–1964 leitete er die Grazer Nervenklinik. 1963 wurde Bertha sogar zum Dekan der Universität Graz gewählt.[2]

Hans Bertha starb am 3. Januar 1964 infolge eines Autounfalls in Graz.[2]

---

[4] Klee E: Was sie taten – was sie wurden. Fischer Verlag, Frankfurt, 1994.

**Box 1: Die Wiener Stadtverwaltung nach dem Anschluss[5,6]**

- Am 13. März wurde Hermann Neubacher[7] zum neuen Bürgermeister von Wien bestellt.
- Alle weiteren zentralen Positionen wurden jetzt mit verlässlichen Parteigängern besetzt.
- Juden wurden ausgeschlossen.
- Alle Disziplinarmaßnahmen, die wegen nationalsozialistischer Betätigung angestrengt worden waren, wurden eingestellt.
- Amtsräume, Schulen und Lokale der Arbeiterbüchereien wurden von Truppen, Parteistellen oder SA-Verbänden requiriert.
- Das Dienstrecht wurde verschärft und rigorose Kontrollen des politischen Verhaltens wurden eingeführt.
- Öffentliche Bedienstete und deren Familienangehörigen durften nur noch bei arischen Geschäftsleuten einkaufen.
- Die Verwendung des „deutschen Grußes" sowohl Vorgesetzten und Kollegen als auch Kunden gegenüber wurde vorgeschrieben.
- Die „Verordnung über die Anmeldung des Vermögens von Juden" schuf die Voraussetzung für die „Arisierung" jüdischer Betriebe.
- Neben Betrieben und Geschäften wurden auch über 50.000 Wohnungen „arisiert".
- Für das Gesundheitsamt entstanden einschneidende Veränderungen.
- 67 der 195 Ärzten wurde unmittelbar nach dem Anschluss wegen ihrer jüdischen Abstammung gekündigt.
- Zudem wurde eine Abteilung für Erb- und Rassenpflege geschaffen.

---

[5] Stadtverwaltung nach dem „Anschluss" – Wien Geschichte Wiki.
[6] Magistratsabteilung 15 – Gesundheitsdienst – Wien Geschichte Wiki.
[7] Hermann Neubacher – Wien Geschichte Wiki.

# 11

# Birkmayer, Walther (1910–1996)

**Zusammenfassung** Walther Birkmayer war – trotz gegenteiliger Aussagen – ein Nationalsozialist, der im „Dritten Reich" die rassenbiologischen Maßnahmen der Nazis befürwortete und propagierte. Seine diversen Anstrengungen, seine NS-Vergangenheit nach dem Krieg zu vertuschen oder zu beschönigen, waren zumindest teilweise erfolgreich. Er erwarb sich Verdienste in der Behandlung der Parkinson-Erkrankung, wofür ihm zahlreiche Ehrungen zuteilwurden.

Walther Birkmayer wurde in Wien geboren, wo er auch Medizin studierte und 1936 promovierte. Danach wurde er Assistenzarzt an der Nervenklinik der Wiener Universität.

Birkmayer hatte schon früh zum Nationalsozialismus gefunden; bereits 1931 hatte er den Rang eines Oberscharführers in der Hitlerjugend. 1932 wurde er Mitglied der NSDAP. Nachdem die NSDAP 1934 in Österreich verboten worden war, wurde er illegales Mitglied (Kap. 2, Box 1). Er trat 1936 der SS bei und wurde nach dem Anschluss legales NSDAP-Mitglied.[1]

Birkmayer fungierte als Leiter einer illegalen NSDAP-Zelle am Allgemeinen Krankenhaus in Wien und sorgte nach der Machtübernahme der Nationalsozialisten in Österreich für eine „Säuberung" unter der Ärzteschaft. Er hatte den Rang eines SS-Untersturmführers, trat häufig bei SS-Schulungsabenden auf,[2,3] und wurde 1939 zum Hauptstellenleiter im Rassenpolitischen Amt der NSDAP in Wien ernannt (Kap. 63, Box 1). Als aufkam, dass er im Sinne der Nürnberger Gesetze ein „Mischling 2. Grades" war, wurde er dieses Amtes enthoben. Zudem musste er sodann aus der SS und der NSDAP ausscheiden.

Anschließend meldete sich Birkmayer freiwillig zum Militärdienst und diente als Truppenarzt in Frankreich und Russland. Als dort Bedenken wegen seiner angeblichen jüdischen Abstammung auftauchten, leitete das Landesmilitärkommando Wien seine Demobilisierung ein. Daraufhin verfügte Adolf Hitler, der sich höchst persönlich mit diesem Fall befasste, dass Birkmayer trotz seiner Abstammung in der Wehrmacht bleiben und zum Offizier befördert werden konnte. Gleichzeitig kündigte Hitler an, dass er Birkmayer bei Kriegsende mit Personen deutschen Blutes gleichstellen würde, vorausgesetzt dass er sich im Militärdienst bewährte.[3]

Mit Wirkung vom 1. Juli 1942 wurde Birkmayer dann zum Oberarzt der Reserve und im Februar 1944 zum

---

[1] Walther Birkmayer – Wikipedia.
[2] Walther Birkmayer – Wien Geschichte Wiki.
[3] Czech H, Zeidman LA. Walther Birkmayer, Co-describer of L-Dopa, and his Nazi connections: victim or perpetrator? J Hist Neurosci. 2014;23(2):160–91. 10.1080/0964704X.2013.865427. Epub 2014 Apr 3. PMID: 24697654.

Stabsarzt der Reserve befördert. Anschließend wurde er bis zum 21. Mai 1942 dem Artillerieregiment als Abteilungsarzt zugeordnet und nahm so am Feldzug gegen die Sowjetunion teil. Am 20. Juli 1941 wurde er in der Nähe von Rogosna verwundet und mit dem Eisernen Kreuz 2. Klasse ausgezeichnet. Außerdem erhielt er im August 1942 die Medaille „Winterschlacht im Osten 1941/42".[3]

1942 wurde ihm die Leitung eines Sonderlazaretts für Hirnverletzte in Wien übertragen.[2] Als psychiatrischer Gutachter in einem Sondergerichtsfall 1944, bei dem es um den relativ trivialen Verkauf von Schwarzschlachtungen ging, empfahl Birkmayer die Einweisung des Delinquenten in eine geschlossene Anstalt, „da sonst jeder Hirnverletzte oder Epileptiker ungestraft jedes Verbrechen begehen könnte". Birkmayer wusste, dass dies einem Todesurteil gleich kam. Der Angeklagte überlebte nur, weil der Richter noch einen weiteren Gutachter einsetzte und so das Verfahren verschleppte.[3]

Die heute verfügbaren Dokumente belegen, dass Birkmayer ein überzeugter Nazi war. Er befürwortete die Ausweitung der NS-Zwangssterilisation über das damals bereits bestehende Maß hinaus auf viele andere erbliche neurologische Krankheiten (Kap. 3). Dies zeigt, dass seine Unterstützung für die nationalsozialistische Rassenhygiene bedeutender war, als die Sorge um das Schicksal einzelner Patienten. Noch Jahre nach dem Krieg befürwortete Birkmayer die Zwangssterilisation von Patienten mit Erbkrankheiten.[4]

Nach Kriegsende wurde Birkmayer aus dem Universitätsdienst entlassen und erhielt Berufsverbot. Er versuchte, dies zu umgehen, indem er an seiner Wohnadresse als Allgemeinmediziner praktizierte. Im Oktober 1947 und erneut im März 1948 zeigte ihn die Wiener Stadtverwaltung daher wegen illegaler Ausübung der Heilkunde an. Er behauptete nun, im Gegensatz zu seinen eigenen früheren Aussagen und schriftlichen Bestätigungen, dass er zwischen 1933 und 1938 keiner NS-Organisation angehört habe und erst im April 1938 dem SS-Ärztebund (Kap. 60, Box 1) beigetreten sei, um seine wissenschaftliche Arbeit fortzusetzen und seine nichtarische Herkunft zu verbergen.[3] 1948 reichte das Innenministerium ein Begnadigungsgesuch beim Bundespräsidenten für Birkmayer ein, dem auch stattgegeben wurde.

Später wurden gegen Birkmayer wegen seiner NS-Vergangenheit noch zweimal gerichtliche Verfahren angestrengt, die jedoch beide niedergeschlagen wurden. In seinem Nachruf heißt es: „In 1938 a lapse of judgement which he profoundly regretted for the rest of his life, caused Walther Birkmayer to enter the Nazi-party."[4]

1954 wurde Birkmayer zum Universitätsprofessor und Vorstand der Neurologischen Abteilung im Krankenhaus Wien-Lainz ernannt. Zudem fungierte er als Leiter des Ludwig-Boltzmann-Instituts für Neurochemie.[1] Bis in die 1960er-Jahre war er sogar bestellter Gutachter für NS-Opfer.[5] Gemeinsam mit dem Pharmakologen Oleh Hornykiewicz (1926–2020)[6] gelang Birkmayer 1961 die bahnbrechende Entdeckung von Levodopa zur Behandlung der Parkinson-Krankheit (Box 1).

Walther Birkmayer starb 1996 in Wien und erhielt ein ehrenhalber gewidmetes Grab auf dem Neustifter Friedhof; die Widmung wurde später aufgehoben.

---

[4] Walther Birkmayer – The man behind the name (springer.com).
[5] Zoechling Christa: Das Unkraut ausrotten. In: profil, Nr. 36/2015, 31.08.2015.
[6] Oleh Hornykiewicz – In Memoriam | Neuropsychopharmacology.

Birkmayer wurden zahlreiche Ehrungen zuteil, z. B.:

- 1975: Ehrenkreuz für Wissenschaft und Kunst I. Klasse;
- 1980: Ehrenmedaille der Bundeshauptstadt Wien in Gold;
- 1990: Großes Ehrenzeichen für Verdienste um die Republik Österreich;
- 1998 wurde im Bereich der Universitätsklinik für Neurologie seine Portraitbüste enthüllt.

**Box 1: Auswahl von Birkmayers Publikationen in medizinischen Zeitschriften**

- Birkmayer W, Hornykiewicz O. The effect of l-3,4-dihydroxyphenylalanine (= DOPA) on akinesia in parkinsonism. 1961. Wien Klin Wochenschr. 2001 Nov 15;113(22):851–4. English, German. PMID: 11763859.
- Birkmayer W. Experimentelle Befunde und neue Aspekte bei extrapyramidalen Erkrankungen [Experimental findings and new aspects in extrapyramidal diseases]. Wien Z Nervenheilkd Grenzgeb. 1966;23(1):128–39. German. PMID: 4226878.
- Birkmayer W. Experimentelle Ergebnisse über die Kombinationsbehandlung des Parkinson-Syndroms mit L-DOPA und einem Decarboxylasehemmer (Ro 4-4602) [Experimental results of the combined treatment of parkinsonism using L-DOPA and a decarboxylase inhibitory agent (Ro 4-4602)]. Wien Klin Wochenschr. 1969 Sep 26;81(39):677–9. German. PMID: 5344299.
- Birkmayer W. 10 Jahre L-DOPA-Therapie des Parkinsonsyndroms [10 years of L-DOPA therapy of Parkinson's syndrome]. Wien Klin Wochenschr. 1971 Apr 2;83(13):221–7. German. PMID: 4254333.
- Birkmayer W, Linauer W, Mentasti M, Riederer P. Zweijährige Erfahrungen mit einer Kombinationsbehandlung des Parkinson-Syndroms mit L-Dopa und dem Dekarboxylasehemmer Benserazid (Ro 4-4602 [2-year experiences with a combination treatment of Parkinsonism with L-dopa and a decarboxylase inhibitor (Benserazid, Ro 4-4602)]. Wien Med Wochenschr. 1974 Jun 1;124(22):340–4. German. PMID: 4275492.

- Birkmayer W, Riederer P, Youdim MB. (-)Deprenyl in the treatment of Parkinson's disease. Clin Neuropharmacol. 1982;5(2):195–230. 10.1097/00002826-198205020-00004. PMID: 6814755.
- Birkmayer W. Milestones in the development of modern Parkinson therapy. J Neural Transm Suppl. 1987;25:1–3. PMID: 3123596.
- Birkmayer W, Birkmayer GJ. Nicotinamidadenindinucleotide (NADH): the new approach in the therapy of Parkinson's disease. Ann Clin Lab Sci. 1989 Jan-Feb;19(1):38–43. PMID: 2644889.
- Birkmayer W, Birkmayer JG, Vrecko K, Paletta B. The clinical benefit of NADH as stimulator of endogenous L-dopa biosynthesis in parkinsonian patients. Adv Neurol. 1990;53:545–9. PMID: 2239495.

Daneben hat Birkmayer auch zahlreiche Bücher veröffentlicht.

# 12

# Breitenecker, Leopold (1902–1981)

**Zusammenfassung** Leopold Breitenecker studierte in Wien Medizin, wo er auch den Großteil seiner Karriere absolvierte. Als Gerichtsmediziner und führender Vertreter der NS-Rassenpolitik stand er im „Dritten Reich" im Dienst der Gestapo. Trotz seiner NS-Vergangenheit gelang es ihm, nach dem Krieg in Wien eine beachtliche Karriere zu machen.

Leopold Breitenecker wurde in Wien geboren, wo er auch Medizin studierte und 1928 promovierte.[1] Danach arbeitete er zunächst an der Poliklinik der Universität Wien. 1930 wechselte er an das Institut für gerichtliche Medizin, wo er ein Schüler von Fritz Reuter[2] wurde.

---

[1] Leopold Breitenecker – Wikipedia.
[2] Fritz Reuter (Mediziner) – Wikipedia.

Breitenecker war Mitglied der Burschenschaft *Markomannia*[3] und des Freikorps Ostmark (Box 1). Nach dem Anschluss 1938 beantragte er die Aufnahme in die NSDAP und wurde rückwirkend zum 1. Mai desselben Jahres aufgenommen. Zudem wurde er Mitglied im NS-Dozentenbund (Kap. 47, Box 1) und im NS-Ärztebund (Kap. 60, Box 1).

Breitenecker habilitierte sich 1939 und wurde 1944 zum außerordentlichen Professor am Institut für Gerichtsmedizin ernannt. Sodann wurde er Mitarbeiter des Rassenpolitischen Amts[4] (Kap. 63, Box 1), des Kriminaltechnischen Instituts des Reichskriminalpolizeiamts[5] sowie des Kriminalmedizinischen Zentralinstituts der Sicherheitspolizei.[6] Diese Einrichtungen arbeiteten zumindest teilweise im Auftrag der Gestapo.[7] Zudem war er Arzt für rassen- und erbkundliche Schulungen bei der Hitlerjugend.

Nach dem Krieg wurde Breitenecker kurzzeitig suspendiert. Es gelang ihm jedoch, seine Rolle im „Dritten Reich" herunterzuspielen. Von 1945–1956 war er Prosektor im Krankenhaus Wiener Neustadt. Im Jahr 1956 wurde er zum Leiter des Volksgesundheitsamtes im Bundesministerium für soziale Verwaltung bestellt. Seine zentralen Forschungsthemen waren Gerichts- und Versicherungsmedizin sowie ärztliche Rechtskunde.

Seine Nachkriegskarriere in Wien war beachtlich[8]:

---

[3] Akademische Burschenschaft Markomannia Wien zu Deggendorf – Wikipedia.
[4] Rassenpolitisches Amt der NSDAP – Wikipedia.
[5] Reichskriminalpolizeiamt – Wikipedia.
[6] Kriminalmedizinisches Zentralinstitut der Sicherheitspolizei – Wikipedia.
[7] Klee E: Das Personenlexikon zum Dritten Reich. Fischer Verlag, Frankfurt, 2015.
[8] Holczabek W. Leopold Breitenecker zum Gedenken [In memory of Leopold Breitenecker]. Beitr Gerichtl Med. 1982;40:iv-vi. German. PMID: 6762201.

- 1953 wurde er Privatdozent;
- 1956 wurde er zum Professor ernannt;
- 1961 Großes Silbernes Ehrenzeichen für Verdienste um die Republik Österreich;
- 1964/65 Dekan der Medizinischen Fakultät[9];
- Präsident des Landessanitätsrates;
- Begründer und Ehrenpräsident der Österreichischen Gesellschaft für Gerichtliche Medizin;
- 1967 Präsident des V. Kongresses der International Academy of Legal Medicine in Wien.
- Herausgeber der *Beiträge zur gerichtlichen Medizin*;
- Mitherausgeber der *Deutschen Zeitschrift für gerichtliche und soziale Medizin*;
- Mitglied des Obersten Sanitätsrates;
- Mitglied der internationalen Akademie für gerichtliche und soziale Medizin;
- Mitglied der österreichischen Studiengesellschaft für Atomenergie;
- 1973 Großes Goldenes Ehrenzeichen für Verdienste um die Republik Österreich;
- 1977 Ehrenring der Stadt Wien.

Breitenecker fungierte 1967 als Gutachter in dem Frankfurter „Euthanasie-Prozess". Das Urteil enthielt diese folgenschwere Aussage: „Nach dem Gutachten des Sachverständigen Prof. Dr. Breitenecker ... ist die Tötung durch Kohlenmonoxyd eine der humansten Tötungsarten. Da die Tötung in den Gaskammern der Anstalten durch chemisch reines Kohlenmonoxyd erfolgte, sind den Opfern keinerlei körperliche Schmerzen oder Qualen zugefügt worden... [Es] ergaben sich auch bis zum Eintritt der Bewusstlosigkeit keinerlei unangenehme oder gar schmerzhafte

---

[9] Leopold Breitenecker, Prof. Dr. | 650 plus (univie.ac.at).

Empfindungen. Bis die Kranken erfassen konnten, was mit ihnen geschieht, waren sie bereits bewusstlos. Die Tötung durch Kohlenmonoxyd verursachte auch keinerlei seelische Qualen bei den Opfern."[10] Auf der Basis dieser Expertise fielen in den nachfolgenden „Euthanasie-Prozessen" die Urteile der Krankenmörder deutlich milder aus.

Breitenecker starb 1981 in Wien und wurde am Döblinger Friedhof bestattet.

---

**Box 1: Die Freikorps[11]**

- Die Freikorps waren irreguläre paramilitärische Einheiten von Freiwilligen.
- Sie kämpften als Söldner oder private Militärkompanien, unabhängig von ihrer eigenen Nationalität.
- Im deutschsprachigen Raum wurden die ersten Freikorps im 18. Jahrhundert aus einheimischen Freiwilligen, feindlichen Abtrünnigen und Deserteuren gebildet.
- Nach dem Ersten Weltkrieg wurden Freikorps als paramilitärische Milizen aufgestellt.
- Sie sollten gegen die deutschen Kommunisten kämpfen, die versuchten, die Weimarer Republik zu stürzen.
- Viele Freikorps halfen den Nazis bei ihrem Aufstieg zur Macht.
- Die Nazis erhoben die Freikorps zu einem Symbol des reinen deutschen Nationalismus, des Antikommunismus und der militarisierten Männlichkeit.
- Hitler betrachtete die Freikorps schließlich dann doch als eine Bedrohung für seine Machtkonsolidierung.
- Während der „Nacht der langen Messer" 1934, einer brutalen Säuberungsaktion gegen Hitlers Feinde innerhalb der NSDAP,[12] wurden zahlreiche Freikorpsmitglieder und -führer getötet oder verhaftet.

---

[10] Klee E: Was sie taten – was sie wurden. Fischer Verlag, Frankfurt, 1994.
[11] Freikorps – Wikipedia.
[12] Charles River Editors: The Night of the Long Knives: The History and Legacy of Adolf Hitler's Notorious Purge of the SA. Create Space Independent Publishing Platform, 2015.

# 13

# Clara, Max (1899–1966)

**Zusammenfassung** Max Clara studierte Medizin in Innsbruck. Er war ein fanatischer Nationalsozialist und arbeitete ab 1935 an der Universität Leipzig. Dort engagierte er sich in der Hochschulpolitik und machte keinen Hehl aus seiner antisemitischen Einstellung. Seine histologischen Forschungen, die ihn später berühmt machen sollten, basierten auf Geweben von Häftlingen, die hingerichtet worden waren. Nach dem Krieg zog er nach Istanbul. Die nach ihm benannte „Clara-Zelle" wurde später in Hinblick auf seine NS-Vergangenheit umbenannt.

Max Clara wurde am 12. Februar in Völs, Südtirol (damals ein Teil Österreichs), als Sohn eines praktischen Arztes geboren. Nachdem er als Soldat im 1. Weltkrieg gedient hatte, studierte er in Innsbruck Medizin, wo er der schlagenden Verbindung Corps Gothia (Box 1)[1] beitrat. Von 1922–1924 war er Assistent für Histologie und Entwicklungsgeschichte in Innsbruck, wo er 1923 auch promovierte. Danach war er bis 1935 als praktischer Arzt und Sanatoriumsbesitzer in Blumau, Südtirol, tätig. 1928 habilitierte er sich an der Universität Rom für Histologie und Allgemeine Embryologie. 1928/29 lehrte er als Privatdozent an der Universität Padua.[2]

Ab 1929 war er korrespondierendes Mitglied des *Museo di storia naturale della Venezia Tridentina* in Trient und ab 1930 korrespondierendes Mitglied der *Academia scientifica Veneto-Trentino-Istriana* in Padua. Clara gehörte ab 1930 als ordentliches Mitglied der Sektion „Innere Medizin" der Deutschen Akademie der Naturforscher Leopoldina an.

1935 erhielt Clara eine Anstellung an der Universität Leipzig und nahm die deutsche Staatsbürgerschaft an. Noch im gleichen Jahr wurde er Mitglied der NSDAP und des NS-Dozentenbunds (Kap. 47, Box 1). Von 1936–1942 war er Dozentenbundführer der Universität Leipzig, 1941/42 kommissarischer Gaudozentenbundführer in Sachsen. 1938 war er politischer Führer der deutschen Abordnung auf der internationalen Anatomentagung in Mailand.

Clara engagierte sich in der Hochschulpolitik und machte keinen Hehl aus seiner antisemitischen Einstellung, z. B. in Äußerungen über jüdische Kollegen. 1937 verhinderte Clara die Berufung von Gerhard Gesemann aus Prag, indem Clara Gesemann der Zusammenarbeit mit jüdischen Professoren beschuldigte und somit „gegen den Begriff der nordischen Rasse" verstoßen zu haben. Ein

---

[1] Corps Gothia Innsbruck – Wikipedia.
[2] Max Clara – Wikipedia.

Großteil von Claras histologischen Forschungen in Leipzig, einschließlich seiner ursprünglichen Beschreibung des Bronchialepithels, basierte auf Geweben von Häftlingen, die im nahe gelegenen Dresden hingerichtet worden waren.[3]

So wie sein Förderer Max de Crinis (Kap. 16) war Clara ein fanatischer Nationalsozialist. Seine Karriere im „Dritten Reich" verlief dementsprechend steil:

- 1935–1942 ordentlicher Professor für Anatomie und Direktor der Anatomischen Anstalt der Universität Leipzig. Seine Antrittsrede, an der führende Vertreter der NSDAP teilnahmen und die er nicht im Frack, sondern im Braunhemd hielt, ähnelte einer politischen Demonstration. Er begrüßte ausdrücklich die „nationalsozialistische Revolution von 1933" und forderte die Wissenschaftler auf, „sich den Marschkolonnen unseres Führers anzuschließen".[3]
- 1942–1945 ordentlicher Professor für Anatomie an der Universität München.
- 1940 Mitglied der Sächsischen Akademie der Wissenschaften.
- 1944 Mitglied des wissenschaftlichen Beirates des Bevollmächtigten für das Gesundheitswesen, KarlBrandt (Kap. 19, Box 1).

Clara wurde im Oktober 1945 von der US-Armee verhaftet und von allen seinen Ämtern enthoben. Nach seiner Entnazifizierung im Oktober 1946 konnte Clara in Deutschland keine feste Anstellung mehr finden. Also nahm er 1950 eine Professur für Histologie an der Universität Istanbul an.[3] Von 1950–1952 war er zudem auslän-

---

[3] The Clara cell: a „Third Reich eponym"? | European Respiratory Society (ersjournals.com).

discher Kontraktprofessor an der Medizinischen Fakultät Istanbul.

Max Clara starb im Jahr 1966.[4]

Claras Forschung hatte einen neuen sekretorischen Zelltyp im menschlichen Bronchialepithel beschrieben, der als „Clara-Zelle" bekannt wurde, aber später in Hinblick auf seine NS-Vergangenheit umbenannt wurde.[3]

> **Box 1: Corps Gothia[5]**
> - 1870 von einer Gruppe junger Meraner Studenten in Innsbruck gegründet.
> - Die Mitglieder waren „Deutsch-Tiroler-Patrioten".
> - In den 1930er-Jahren suchten daher Nationalsozialisten die Nähe zum Corps.
> - Nach dem Anschluss stellte der NS-Studentenbund die Gothia vor die Wahl, entweder den Betrieb ganz einzustellen, oder im Nationalsozialistischen Deutschen Studentenbund (Kap. 56, Box 1) weiterzubestehen.
> - Die Gothia schloss sich sodann gemeinsam mit dem Corps *Athesia* zu der Kameradschaft Arthur Seeber zusammen.

---

[4] Max Clara: Sweet life in Istanbul with a bitter end 1950–1966 and the search for unethically obtained tissue specimens from his estate in Turkish collections – ScienceDirect.

[5] Corps Gothia Innsbruck – Wikipedia.

# 14

# Conrad, Ladislaus (1913–1944)

**Zusammenfassung** Ladislaus Conrad studierte Medizin und trat bereits als Student der SA bei. Danach wurde er Betriebsarzt und wechselte von der SA zur SS. Als Mitglied der SS wurde er Lagerarzt in den KZs Mauthausen und Gusen. Konfrontiert mit dem dort üblichen Totspritzen von Häftlingen verweigerte er seine Mitarbeit. Anschließend wurde er SS-Truppenarzt und fiel 1944 an der Ostfront.

Ladislaus Conrad wurde in Siegendorf im Burgenland geboren. Er machte in Wien seinen Schulabschluss, wo er dann auch Medizin studierte. 1933 trat er der SA und ein Jahr darauf der illegalen NSDAP (Kap. 2, Box 1) bei. In seiner Studentenzeit trat er tatkräftig für diese Partei ein.[1]

---

[1] Rauh P, Voggenreiter M, Ude-Koeller S, Leven KH: Medizintäter. Böhlau Verlag, Wien, 2022.

Nach dem Anschluss wechselte Conrad zur SS, weil er dort bessere Aufstiegschancen sah. Im März 1940 promovierte er an der Universität Wien. Anschließend zog er nach Neustadt und arbeitete dort als Betriebsarzt in einer Flugzeugfabrik. Der lokale NSDAP-Ortsgruppenleiter bescheinigte ihm 1941, er sei ein „einsatzbereiter Nationalsozialist".[1]

1941 wurde Conrad Lagerarzt im KZ Mauthausen. Ob er sich freiwillig gemeldet hatte oder als SS-Mitglied dorthin befohlen wurde, ist nicht bekannt. In Mauthausen setzte ihn der Standortarzt, Eduard Krebsbach (Box 1) zunächst im Außenlager Gusen (Kap. 54, Box 2) ein. In Gusen wurde Conrad erstmals mit dem Massenmorden von Häftlingen konfrontiert. In Gusen war es zu dieser Zeit üblich, Gefangene mit intrakardialen Phenol- oder Benzininjektionen zu töten. Conrad weigerte sich, dies zu tun und bat um Versetzung. Nach nur 3 Tagen wurde er somit in das Hauptlager versetzt.[1] Anlässlich seiner Vernehmungen 1945 gab ein weiterer Lagerarzt, Gerhard Schiedlausky (Kap. 38, Box 1), zu Protokoll, sich an seinen Kollegen zu erinnern: „Ein weiterer Arzt war SS-Untersturmführer Dr. Ladislaus Conrad."[2]

Im Hauptlager Mauthausen wütete gerade eine Fleckfieber-Epidemie, und kranke Häftlinge wurden massenhaft von Krebsbach mit intrakardialen Injektionen umgebracht. Wiederum weigerte sich Conrad hieran teilzunehmen, was später von mindestens zwei Gefangenen bestätigt wurde. Allerdings existiert auch die Aussage eines Kapo, der meinte, Conrad sei zwar immer gut im Umgang mit Häftlingen gewesen, habe jedoch auch viele Menschen getötet. Ein weiterer Zeuge berichtete, dass es über dieses

---

[2] Holocaust Texts: NO-508 Affidavit Dr Gerhard Schiedlausky – Buchenwald physician.

Thema heftige Auseinandersetzungen zwischen Conrad und Krebsbach gegeben habe. Ob Conrad Häftlinge getötet hat oder nicht, ist somit unklar. [1]

Sicher ist, dass Conrad erneut einen Antrag auf Versetzung gestellt hat und dann an der Ostfront in einer SS-Panzerdivision diente, wo er am 17. Februar 1944 fiel. Conrad ist somit wohl einer der ganz wenigen SS-Ärzte, von denen dokumentiert ist, dass sie Gräueltaten im KZ verweigerten.

Nach dem Krieg wurde ein Verfahren gegen Conrad eingeleitet. Er wurde der „Ermordung von politischen Häftlingen des KZ Mauthausen in den Jahren 1942 und 1943 durch Verabreichung von Benzininjektionen" beschuldigt. Das Verfahren wurde 1971 eingestellt, als feststand, dass Conrad im Krieg gefallen war.[3]

> **Box 1: Eduard Krebsbach (1894–1947)[4]**
> - Geboren in Bonn.
> - Medizinstudium in Freiburg.
> - Ab 1941 Standortarzt im KZ Mauthausen.
> - Im Rahmen der Aktion 14f13 (Kap. 4) tötete er hunderte der Lagerinsassen mit Benzininjektionen ins Herz.
> - Diese Tätigkeit brachte ihm unter den Häftlingen den Namen „Dr. Spritzbach" ein.
> - Krebsbach war zudem für die Installation einer Gaskammer in Mauthausen zuständig.
> - Ferner war er verantwortlich für die Anschaffung eines „Spezialwagens", in dem Häftlinge vergast wurden.
> - 1942 ließ Krebsbachs 120–130 Tschechen nach dem Attentat auf Reinhard Heydrich[5] vergasen.
> - Im August 1943 wurde er in das KZ Riga-Kaiserwald versetzt.

---

[3] LG Wien 31 Vr 708/56.
[4] Eduard Krebsbach – Wikipedia.
[5] Gerwarth R, Rennert U: Reinhard Heydrich: Biographie. Siedler Verlag, 2011.

- Dort war er wieder verantwortlich für unzählige Morde.
- In medizinischen Experimenten injizierte er Gefangene mit Typhus-Erregern.
- Im Mauthausen-Hauptprozess wurde er zum Tode verurteilt.
- Krebsbach wurde am 28. Mai 1947 hingerichtet.

# 15

# Czermak, Hans (1892–1975)

**Zusammenfassung** Hans Czermak studierte Medizin in Innsbruck und Graz. Er trat 1933 der NSDAP bei und wurde wegen seiner NS-Aktivitäten kurzzeitig inhaftiert. Nach dem Anschluss machte er eine steile Karriere und wurde zu einer treibenden Kraft der NS-Krankenmorde. Nach dem Krieg wurde er zu 8 Jahren Gefängnis verurteilt, kam aber vorzeitig frei. Danach arbeitete er als Angestellter diverser Pharmafirmen.

Hans Czermak wurde am 21. April 1892 in Graz geboren.[1] Er ging in Innsbruck und Graz zur Schule. 1910 begann er das Medizinstudium in Innsbruck, wo er auch der schlagenden Verbindung, dem Kösener Corps Athesia,[2] beitrat.

---

[1] Hans Czermak (Mediziner, 1892) – Wikipedia.
[2] Kösener Corps in Österreich – Wikipedia.

© Der/die Autor(en), exklusiv lizenziert an Springer-Verlag GmbH, DE, ein Teil von Springer Nature 2026
E. Ernst, *Entmenschlichte Medizin*,
https://doi.org/10.1007/978-3-662-71615-1_15

1914 meldete sich Czermak freiwillig zur Militärausbildung für Mediziner in Prag und diente sodann im 1. Weltkrieg in Galizien. 1916 erkrankte er an Typhus, wurde aber noch im selben Jahr an der Universität Graz promoviert. Danach trat er eine Stelle als Assistenzarzt am Anatomischen Institut in Graz an und wechselte im Herbst 1919 an die Chirurgie in Innsbruck. Um 1924 verbrachte er ein Jahr am Kantonsspital in Aarau, Schweiz. Danach arbeitete er in der HNO-Abteilung der Universität Innsbruck und bestand die HNO-Facharztprüfung. 1925 ließ er sich in Innsbruck als HNO-Facharzt nieder.[1]

1933 trat Czermak der NSDAP (Kap. 2, Box 1) und der SS bei. Er beteiligte sich intensiv am illegalen Kampf der österreichischen Nationalsozialisten. 1934 wurde er deshalb kurzzeitig inhaftiert. Als SA-Brigadearzt organisierte er den SA-ärztlichen Dienst und stieg 1937 zum SA-Standartenführer auf.

Nach dem Anschluss 1938 machte Czermak eine beachtliche Karriere[1]:

- 1938 wurde er Landessanitätsdirektor von Tirol;
- 1939 Gauhauptstellenleiter im Gauamt für Volksgesundheit (Box 1);
- 1939 Oberregierungs- und Medizinalrat;
- 1939 Leitung der Abteilung III der Reichsstatthalterei Tirol-Vorarlberg;
- 1941 Berufung zum Gauamtsleiter;
- Gauobmann des NS-Ärztebundes (Kap. 60, Box 1);
- Vorstand der Tiroler Ärztekammer;
- Vorstand der kassenärztlichen Vereinigung.

Czermak war zusammen mit Gauleiter Franz Hofer (Box 2) von Anfang an in die Planungen der „Aktion T4" (Kap. 4) eingeweiht. Er war verantwortlich für die Durchführung der Transporte aus dem Gau Tirol-Vorarlberg in die NS-Tötungsanstalt Hartheim (Kap. 42, Box 2).

Im September 1940 führte Czermak höchst persönlich Friedrich Mennecke [3] und dessen ärztliche Kommission in die Heil- und Pflegeanstalt Hall ein. Mennecke und sein Personal sichteten 3 Tage lang die Krankengeschichten und selektierten so die Patienten, die in Hartheim umgebracht werden sollten. Als beunruhigte Angehörige ihre Verwandten gegen Unterschreibung eines Revers nach Hause nahmen, forderte Czermak eine Sichtung der Patienten in regelmäßigeren Abständen, um dem entgegenzuwirken und so eine größere Anzahl Kranker in den Tod schicken zu können. Im Januar 1942 schrieb er an den Reichsinnenminister: „Wenn nicht schwere unheilbare Kranke in Anstalten außerhalb des Gaues verlegt werden, erreichen die Angehörigen in vielen Fällen doch einmal die Entlassung in die Häuslichkeit, was aus den in Ihrem Erlass angeführten Gründen durchaus nicht erwünscht ist, abgesehen von der damit verbundenen ganz erheblichen Arbeitsbelastung der Gesundheitsämter und Erbgesundheitsgerichte."[4]

Mit Rudolf Lonauer (Kap. 42) oder dessen Stellvertreter, Georg Renno (Kap. 7171, Box 2), erschien Czermak persönlich in den Versorgungshäusern Ried und Nassereith sowie im St. Josef Institut in Mils und im Heim für geistig behinderte Kinder und Jugendliche Mariathal bei Kramsach, um den NS-Krankenmördern die Arbeit zu ermöglichen und den Ordensschwestern klarzumachen, dass die ausgewählten Patienten verlegt werden mussten. Dennoch ging Czermak der Abtransport der Kranken zu langsam voran, worüber er sich „sehr enttäuscht" zeigte.[4]

Selbst nach der offiziellen Beendigung der „Aktion T4" selektierte Czermak nochmals eine Gruppe von 60 Patien-

---

[3] Friedrich Mennecke – Wikipedia.
[4] Ein „Idealist, aber kein Fanatiker"? – Horst Schreiber.

ten aus Hall und Rankweil, die anschließend in Hartheim ermordet wurden. In einem Schreiben vom 17. April 1945 an Rudolf Lonauer forderte er diesen auf: „Treten Sie inkognito vorübergehend als Oberarzt in unsere Heilanstalt Solbad Hall ein und organisieren Sie dort die Reduzierung des Krankenbestandes, denn die Anstalt ist zum Bersten voll."[1]

Nach dem Krieg wurde Czermak am 10. Mai 1945 vom amerikanischen Geheimdienst verhaftet und interniert. Im Juli 1948 wurde er ins landesgerichtliche Gefängnis nach Innsbruck überstellt und wegen der „entfernteren Mitschuld" am Verbrechen des Meuchelmordes angeklagt. Czermak bekannte sich nicht schuldig und wies insbesondere jede Verantwortung für die Zusammenstellung der Transportlisten nach Hartheim von sich. Eindeutig belastet war Czermak jedoch durch den o. g. Briefwechsel mit Rudolf Lonauer.

Czermak wurde schließlich für schuldig befunden, auf eine „entferntere Art" zum Massenmord an geisteskranken Heil- und Fürsorgepfleglingen beigetragen zu haben, indem er „die Sammlung der kranken und gebrechlichen Leute aus den Anstalten, Armen- und Versorgungshäusern und die Überstellung von 707 Personen nach Hartheim zum Zwecke ihrer Vergasung wiederholt ausdrücklich forderte, unterstützte und betrieb". Das Gericht vertrat den Standpunkt, dass die „NS-Euthanasie" in Tirol-Vorarlberg hätte gestoppt werden können, wenn Czermaks Haltung eine andere gewesen wäre. Czermak erhielt 8 Jahre schwere Kerkerstrafe bei gleichzeitigem Vermögensverfall.[1]

Bereits 1950 stimmte das Gericht einem Gnadengesuch zu. Begründet wurde dieses Vorgehen mit der Rücksichtnahme auf die hochbetagte und kranke Mutter Czermaks sowie mit einer Stellungnahme der Tiroler Sicherheitsdirektion. Seine Freilassung scheiterte jedoch an der

Ablehnung des Innenministeriums. Wegen guter Führung erfolgte im selben Jahr dennoch seine bedingte Entlassung. Drei Jahre später galt seine Haftstrafe dann endgültig als verbüßt.

In der Folge arbeitete Czermak bei diversen Pharmafirmen. Ende Dezember 1953 stellte er einen Antrag auf Tilgung der Rechtsfolgen seiner Verurteilung. Insbesondere wollte er den ihm aberkannten akademischen Titel wiedererlangen, um wieder als Arzt praktizieren zu können. Die Tiroler Ärztekammer und das Professorenkollegium der medizinischen Fakultät der Universität Innsbruck befürworteten dieses Gnadengesuch. Das Innsbrucker Volksgericht verhinderte jedoch, dass Czermak noch einmal als Arzt tätig werden konnte. Nach dieser Niederlage arbeitete Czermak als Angestellter bei der Firma Opanchemie Wolfsberg.[1]

Hans Czermak starb am 30. April 1975 in Innsbruck „nach einem arbeitsreichen, pflichterfüllten Leben", wie es in der Todesanzeige hieß.[4]

---

**Box 1: Das Gauamt für Volksgesundheit[5]**

- Gegründet im Jahr 1938.
- Sein Leiter war Dr. Otto Planner-Plann
- Das Amt hatte vier Hauptstellen: Hauptstelle für Volksgesundheitliche Belange in den Parteigliederungen und angeschlossenen Verbänden, Hauptstelle Gesundheits- und Bevölkerungspolitik, Hauptstelle Rassenpolitik, Hauptstelle Sozialversicherung, Hauptstelle Disziplinargericht.
- Die Aufgaben des Amts bestanden in der Steuerung aller gesundheitlichen und gesundheitspolitischen Angelegenheiten.
- Maßnahmen, die im Rahmen des truppenärztlichen Dienstes getroffen wurden, waren ausgeschlossen.

---

[5] Gauamt für Volksgesundheit – Wien Geschichte Wiki.

- Sämtliche Parteigliederungen und Verbände mussten sich an die Weisungen des Amts halten.
- Der NSDÄB (Kap. 60, Box 1) war dem Gauamt für Volksgesundheit direkt unterstellt und wurde von ihm betreut.

### Box 2: Franz Hofer (1902–1975)[6]

- Geboren in Hofgastein.
- 1931 trat er in die NSDAP ein.
- Im April 1932 wurde er Kreisleiter.
- Im Juli stellvertretender Gauleiter von Tirol.
- Im November 1932 Gauleiter von Tirol.
- Wegen NS-Betätigung im Juni 1933 zu 2 Jahren Haft verurteilt.
- Am 30. August 1933 von vier bewaffneten SA-Männern befreit.
- Auf der Flucht angeschossen.
- 1935 deutsche Staatsangehörigkeit.
- 1937 Leiter der „Politischen Leiter- und Mitgliedersammelstelle für Österreicher in Deutschland" mit Sitz in Berlin.
- Ab Mai 1938 erneut Gauleiter von Tirol-Vorarlberg.
- September 1940 Reichsstatthalter von Tirol-Vorarlberg.
- Einen Tag vor seinem Tod am 29. April 1945 ernannte Hitler ihn zum „Reichsverteidigungskommissar der Alpenfestung".
- Nach dem Krieg Verhaftung.
- Sodann Flucht und Leben unter falschem Namen in Deutschland.
- Im Juni 1949 in Abwesenheit zum Tod verurteilt.
- Starb 1975, ohne dass er jemals zur Rechenschaft gezogen worden war.

---

[6] Franz Hofer (Gauleiter) – Wikipedia.

# 16

# De Crinis, Max (1889–1945)

**Zusammenfassung** Max de Crinis studierte Medizin in Innsbruck und Graz, wo er 1912 promovierte. Bereits als Student war er ein glühender Nationalsozialist. Wegen diverser illegaler NS-Aktivitäten musste er nach Deutschland auswandern und machte dort beruflich und politisch Karriere. Obschon er trachtete, nicht offiziell benannt zu werden, galt er bald als „graue Eminenz" der NS-Patientenmorde. Bei Kriegsende versuchte er aus Berlin zu entkommen. Als dieser Versuch misslang, nahm er sich zusammen mit seiner Frau das Leben.

Maximinus Friedrich Alexander „Max" de Crinis wurde 1889 in Ehrenhausen bei Graz als Sohn eines Arztes geboren. Er studierte Medizin in Graz und Innsbruck und promovierte 1912 in Graz, wo er anschließend auch eine Ausbildung als Psychiater absolvierte.

Bereits als Student tat sich de Crinis als deutschnationaler Antisemit hervor. In Graz wurde er Mitglied des Corps Joannea, einer schlagenden Verbindung, die nur Mitglieder arischer Abstammung aufnahm.[1] Während des Ersten Weltkriegs arbeitete de Crinis dann als psychiatrischer Sachverständiger am Militärgericht in Graz. Im Jahr 1916 heiratete er die ungarische Schauspielerin Lili Anna Szikora (1890–1945), und 1929 wurde dem Ehepaar ein Sohn, Xandi de Crinis (1929–1963), geboren.

An der Universität Graz war der ehrgeizige de Crinis rasch erfolgreich:

- 1918 wurde er zum Oberarzt befördert,
- 1920 habilitierte er sich,
- 1924 wurde er zum außerordentlichen Professor für Psychiatrie und Neuropathologie ernannt,
- 1927 kam die Berufung zum Ordinarius.

Daneben engagierte sich de Crinis politisch in der „Großdeutschen Volkspartei", die 1933 mit der österreichischen NSDAP fusionierte und bald darauf verboten wurde (Box 1). Diese Aktivitäten führten am 22. Mai 1934 zu de Crinis Verhaftung und dazu, dass er nach Deutschland fliehen musste. Ob er an dem erfolglosen Coup von 1934 (Kap. 51, Box 1) direkt beteiligt war, ist bis heute nicht geklärt.

Auch in Deutschland war de Crinis Aufstieg rasant, nicht zuletzt wegen der Unterstützung prominenter Nazis:

- Im Oktober 1934 wurde er zum Ordinarius für Psychiatrie und Neurologie in Köln ernannt, was ihm zugleich auch die deutsche Reichsangehörigkeit einbrachte.

---

[1] Corps Joannea – Wikipedia.

- In der 1935 gegründeten Gesellschaft Deutscher Neurologen und Psychiater fungierte er als Beirat.
- Er war für das Erbgesundheitsgericht (Kap. 55, Box 1) Köln gutachterlich tätig.
- 1936 trat er in die SS ein, wo er zum Obersturmführer, Hauptsturmführer und schließlich zum Standartenführer befördert wurde.
- 1937 kam der Ruf als beratender Psychiater beim Wehrkreisarzt III.
- 1938 wurde er zum Professor für Psychiatrie und Neurologie sowie zum Direktor der Nervenklinik der Charité berufen.
- 1939 wurde er Mitglied des Kuratoriums des Kaiser-Wilhelm-Instituts für Hirnforschung.
- Im selben Jahr erhielt er das Eiserne Kreuz II. und I. Klasse.
- Zudem wurde er zum beratenden Armeepsychiater ernannt.
- Es folgten die Medaille für deutsche Volkspflege sowie das Goldene Parteiabzeichen der NSDAP und die Ehrenmitgliedschaft in der Wiener Medizinischen Gesellschaft.
- 1941 wurde er zum Oberfeldarzt ernannt.
- 1943 wurde er zum Mitglied der Gelehrtenakademie Leopoldina gewählt.
- 1944 kam die Bestellung zum obersten beratenden Heerespsychiater und zum Leiter des Instituts für Allgemeine Psychiatrie und Wehrpsychologie der Militärärztlichen Akademie.

Bald freundete sich de Crinis mit führenden Nazis wie z. B. Reinhard Heydrich[2] und Walter Schellenberg[3] an.

---

[2] Gerwarth R, Rennert U: Reinhard Heydrich: Biographie.
[3] Walter Schellenberg (SS-Mitglied) – Wikipedia.

Letzter involvierte ihn in den Venlo-Zwischenfall[4] und machte ihn mit Himmler bekannt.

Im Juni 1939 wurde der Reichsgesundheitsführer Leonardo Conti (Kap. 39, Box 1) von Hitler mit dem „Euthanasie-Programm" (Kap. 4) beauftragt. Der machthungrige Begleitarzt Hitlers, Karl Brandt (Kap. 19, Box 1), erreichte jedoch, dass dieser Auftrag an ihn ging.[5] Hitlers diesbezügliches Ermächtigungsschreiben soll, so meint der Historiker Lifton, von de Crinis formuliert worden sein.[6]

Anfang August 1939 fand hierzu in Berlin eine Vorbesprechung mit führenden Psychiatern statt, an der de Crinis teilnahm. Fortan fungierte de Crinis als Verbindungsmann zum SS-Geheimdienst.[7] Eine weitere Besprechung fand im September 1939 in der Kanzlei des Führers statt, an der de Crinis abermals teilnahm.[8]

De Crinis übernahm fast nie organisatorische Funktionen und erschien auch nicht auf der offiziellen Liste der Gutachter der „Aktion T4".[9] Dennoch ist sicher, dass er in alle wichtigen Entscheidungen mit einbezogen wurde. Er galt allgemein als „graue Eminenz" der Patientenmorde.[8]

Um die Untaten im Rahmen der „Aktion T4" zu legalisieren, wurde 1940 ein „Euthanasie-Gesetz" ausgearbeitet; der Kreis, der an der Formulierung Beteiligten inkludierte neben weiteren Ordinarien auch de Crinis. Hitler meinte dann aber doch, der Entwurf solle erst nach dem „Endsieg" erörtert werden.[8]

---

[4] Venlo-Zwischenfall – Wikipedia.
[5] Klee E: Euthanasie im NS Staat. Fischer Verlag, Frankfurt, 1995.
[6] Lifton Robert Jay: The Nazi Doctors. Basic Books, 1986.
[7] Schmidt U: Hitlers Arzt Karl Brandt. Aufbau Verlag, Berlin, 2009.
[8] Aly, G: Die Belasteten: ›Euthanasie‹ 1939–1945. Eine Gesellschaftsgeschichte. Fischer, Frankfurt, 2013.
[9] Aktion T4 – Wikipedia.

Bei Kriegsende versuchte de Crinis zusammen mit seiner Frau aus Berlin zu entkommen. Als der Versuch scheiterte, beging das Ehepaar am 2. Mai 1945 gemeinsam Selbstmord.

> **Box 1: Die Großdeutsche Volkspartei (GDVP)[10]**
> - Im September 1920 gegründet.
> - In ihr waren 17 deutschnationale Gruppierungen vereint.
> - Die GDVP war deutschnational, antimarxistisch und antisemitisch eingestellt.
> - Sie strebte eine Volksgemeinschaft zwischen Österreich und Deutschland an und forderte den Anschluss Österreichs an Deutschland.
> - Ihre Wählerschaft stammte v. a. aus dem antiklerikalen Bürgertum.
> - In der Parteiführung dominierten Lehrer, Beamte und Wirtschaftstreibende.
> - Von 1921–1932 war die GDVP als Koalitionspartner an den meisten Regierungen beteiligt.
> - Die GDVP stellte drei Vizekanzler.
> - Noch vor dem NSDAP-Verbot vereinigte sich die GDVP mit der österreichischen NSDAP.

---

[10] Dohr E: „Um Nachsicht wird gebeten!": Die Zustimmung der Großdeutschen Volkspartei zum Bundes-Verfassungsgesetz 1920. Ares-Verlag, 2023.

# 17

# Eberl, Irmfried (1910–1948)

**Zusammenfassung** Irmfried Eberl wurde schon als Medizinstudent Mitglied der NSDAP. Als einer der ersten österreichischen Ärzte, die an der „Aktion T4" beteiligt waren, hat er den Tod von Tausenden behinderter Patienten zu verantworten. Als Lagerarzt des KZ Treblinka war er zudem auch maßgeblich an der „Aktion Reinhard" beteiligt. Nach dem Krieg gelang es ihm, zunächst unterzutauchen. Als er schließlich erkannt wurde, nahm er sich das Leben.

Irmfried Eberl wurde in Bregenz in eine Familie mit NS-Hintergrund geboren; die nationalsozialistische Einstellung seines Vaters führte zu dessen Entlassung aus dem Staatsdienst.[1] 1928 begann Irmfried sein Medizinstudium

---

[1] Grabher M: Irmfried Eberl: „Euthanasie"-Arzt und Kommandant von Treblinka. Peter Lang, 2006.

© Der/die Autor(en), exklusiv lizenziert an Springer-Verlag GmbH, DE, ein Teil von Springer Nature 2026
E. Ernst, *Entmenschlichte Medizin*,
https://doi.org/10.1007/978-3-662-71615-1_17

in Innsbruck, wo er auch der schlagenden Verbindung „Germania" beitrat.[2] Er war kein sonderlich erfolgreicher Student und musste sein Staatsexamen einmal wiederholen.[3] 1931 wurde er Mitglied der NSDAP; zudem gehörte er dem NS-Studentenbund (Kap. 56, Box 1), dem Motorsturm[4] und der SA an. 1935 promovierte er und arbeitete sodann in der Rudolf-Stiftung, Wien, und der Lungenheilstätte Grimmenstein.

1936 zog Eberl nach Deutschland und wurde nach mehreren kurzfristigen Anstellungen wissenschaftliches Mitglied des Hauptgesundheitsamts in Berlin.[5] 1937 heiratete er Ruth Rehm (1907–1944) aus Ulm, die im Frauenamt der Deutschen Arbeitsfront (DAF) und als Gaufrauenwalterin der DAF-Auslandsorganisation der NSDAP tätig war.

Im Januar 1940 nahm Eberl mit führenden T4-Ärzten wie Karl Brandt (Kap. 19, Box 1) an der ersten Probevergasung von Kranken in der Heilanstalt Brandenburg teil und wurde daraufhin offizieller Mitarbeiter der „Aktion T4" (Kap. 4). In dieser Funktion hat er dann den Tod von über 18.000 Patienten – mehr als irgendein anderer der T4-Ärzte[6] – zu verantworten.[7]

Im Februar 1940 trat er seinen Dienst als Leiter der NS-Tötungsanstalt Brandenburg an (Box 1), wo er die

---

[2] burschenschaft-germania.de.
[3] Strous RD. Dr. Irmfried Eberl (1910-1948): mass murdering MD. Isr Med Assoc J. 2009 Apr;11(4):216-8. PMID: 19603594.
[4] Nationalsozialistisches Kraftfahrkorps – Wikipedia.
[5] Forschungsprojekt und Ausstellung: Die Rolle der Gesundheitsämter im NS-Staat.
[6] Klee E: Was sie taten, was sie wurden. Fischer Verlag, Frankfurt, 1994.
[7] Weisz GM, Hemstreet DES. The Medical Professional Elimination Program and the Ideology and Motivation of Nazi Physicians. Rambam Maimonides Med J. 2024 Oct 28;15(4):e0019. https://doi.org/10.5041/RMMJ.10533. PMCID: PMC11524420.

Behinderten vor ihrer Ermordung inspizierte und sodann die Vergasung eigenhändig vornahm.[8] Nach Auflösung der Anstalt Brandenburg im Oktober 1940 wurde er Leiter der neu errichteten NS-Tötungsanstalt Bernburg (Box 2). Hier verfasste er ein Kompendium mit 61 Mustergutachten von möglichst glaubhaften Todesursachen, das als Leitlinie für andere T4-Ärzte dienen sollte.

Im Rahmen der Organisation Todt (Box 3) wurde Eberl im Januar 1942 als Lazarettarzt in Minsk an der Ostfront eingesetzt. Danach arbeitete er für die Aktion Reinhardt (Kap. 5) und wurde 1. Kommandant des KZ Treblinka (Box 4). Im Juni 1942 schrieb er an seine Frau:

„Die letzten Tage waren eine tolle Hetzjagd, umso mehr als sich die Aufbauarbeiten dem Ende nähern und wir den Termin, 1.7., nicht halten können, aber nur so wenig als möglich überschreiten wollen. ... Im Laufe dieser Woche werde ich dann endgültig nach T. übersiedeln. Meine dortige Anschrift ist: SS-Untersturmführer Dr. Eberl, Treblinka b/Malkinia, SS-Sonderkommando."[1]

Im Juli 1942 wurde das Warschauer Ghetto geräumt und die jüdischen Opfer nach Treblinka verfrachtet. Ende August 1942 kam es dort zu einem völligen Zusammenbruch der Tötungsmaschinerie. Innerhalb der rund 6 Wochen, in denen Eberl das Kommando hatte, sollten dort etwa 280.000 Menschen getötet werden.[2] Da das Lagerpersonal mit dem Verscharren nicht mehr nachkam, lagen nun Tausende von Leichen umher. Odilo Globocnik (Kap. 5) und Christian Wirth[9] machten Eberl für diese chaotischen Zustände verantwortlich und suspendierten ihn.

---

[8] Lifton R J: The Nazi doctors. Basic Books, 1986.
[9] Wyttmark J: Der Vernichter, Band 2: Costermano, das Leben des Christian Wirth. Sparkys Edition, 2024.

Sodann war Eberl wieder in Bernburg tätig. Der Zeuge Fritz Bleich, der für die „Aktion T4" arbeitete, hat vor dem Internationalen Militärgerichtshof in Nürnberg ausgesagt, dass Eberl zusammen mit Georg Renno (Kap. 71, Box 2) und Horst Schumann[10] ab Oktober 1943 für etwa 6 Monate im KZ Auschwitz arbeitete, um dort medizinische Experimente an Lagerinsassen durchzuführen.[11] Im Januar 1944 wurde Eberl zur Wehrmacht einberufen und arbeitete dann als Arzt beim Panzergrenadier-Lehrregiment 902 in Luxemburg.

Bei Kriegsende gelangte Eberl in amerikanische Gefangenschaft.[1] Am 6. Juli 1945 wurde er entlassen und ließ sich in Blaubeuren nieder. Seine erste Frau war verstorben und im Mai 1947 heiratete er Gerda Friederike Eberl, geb. Poppendieck. Im Sommer 1947 wurde die Generalstaatsanwaltschaft Stuttgart von den amerikanischen Militärbehörden auf Eberl aufmerksam. Die Klärung seiner Identität gestaltete sich jedoch schwierig, und Eberl, der standhaft leugnete, der Gesuchte zu sein, blieb zunächst auf freiem Fuß. Schließlich wurde Eberl von zwei ehemaligen Krankenschwestern identifiziert und verhaftet. Obschon der Gefängnisarzt ihn wegen seiner Tuberkulose haftunfähig erklärte, wurde er nicht entlassen.[2]

Noch ehe seine Identität eindeutig geklärt worden war, erhängte sich Irmfried Eberl am 16. Februar 1948 in seiner Gefängniszelle in Ulm.

---

[10] Horst Schumann – Wikipedia.
[11] Holocaust Historical Society.

## Box 1: Die Anstalt Brandenburg[12]

- Die „Landes-Pflegeanstalt Brandenburg" diente als Tötungsanstalt der „Aktion T4".
- Bereits im Januar 1940 war dort die Methode der Vergasung mit Kohlenstoffmonoxid erprobt worden.
- Ab Februar 1940 begann dann die großangelegte Tötungsaktion.
- Bis zum Oktober 1940 wurden mehr als 9000 psychisch Kranke und geistig Behinderte vergast.
- Die Gaskammern waren als Duschen getarnt.
- Unter den Opfern befanden sich auch Kinder und jüdische Patienten.
- Auf dem Totenschein wurde stets eine natürliche Todesursache angegeben.
- Ein eigenes Sonderstandesamt war für die Ausstellung der fingierten Todesbescheinigungen zuständig.
- Die Opfer kamen aus Heil- und Pflegeanstalten.
- Die Verbrennungsöfen zur Beseitigung der Leichen befanden sich zunächst auf dem Gelände der Anstalt.
- Ab Juli 1940 wurden auch fahrbare Verbrennungsöfen installiert.
- Im Oktober 1940 wurde die Brandenburger Anstalt in die neu eingerichtete Tötungsanstalt Bernburg (s. Box 2) verlegt.
- In der Anstalt wurden alleine im Jahre 1940 insgesamt 9772 Menschen ermordet.

## Box 2: Die Anstalt Bernburg[13]

- Die Anstalt löste die zum 28. Oktober 1940 geschlossene Tötungsanstalt Brandenburg ab (s. Box 1).
- In Bernburg wurden 9385 Kranke und Behinderte ermordet.
- Sie kamen aus 38 Fürsorge- und Pflegeeinrichtungen.
- Die Opfer waren aus Brandenburg, Sachsen und Schleswig-Holstein, Anhalt, Braunschweig, Mecklenburg, Berlin und Hamburg.

---

[12] Altes Zuchthaus (Brandenburg an der Havel) – Wikipedia.
[13] Tötungsanstalt Bernburg – Wikipedia.

- Hinzu kamen rund 5000 Häftlinge aus sechs Konzentrationslagern.
- Die Opfer wurden mit Kohlenstoffmonoxid in einer Gaskammer getötet.
- Nach Kriegsende wurde an dieser Stelle das Fachklinikum Bernburg errichtet.
- Heute befindet sich hier die Gedenkstätte für die Opfer der „NS-Euthanasie" Bernburg.

**Box 3: Fritz Todt (1891–1942)[14]**

- Geboren in Pforzheim, Deutschland.
- Studium der Ingenieurwissenschaften in München und Karlsruhe.
- Diente im 1. Weltkrieg und erhielt das Eiserne Kreuz.
- 1922 Eintritt in die NSDAP und 1931 in die SS.
- 1933 Ernennung zum „Generalinspekteur für das deutsche Straßenwesen".
- Organisation einer neuen Baufirma für die Autobahnen, für die Todt den „Deutschen Nationalpreis für Kunst und Wissenschaft" erhielt.
- 1936 wurde Todt zum „Leiter der Hauptverwaltung für das Ingenieurwesen in der Reichsleitung der NSDAP" ernannt.
- 1938 wurde er Generalbevollmächtigter des Bauwesens.
- Im Mai 1938 gründete er die Organisation Todt (OT).
- In der OP wurden staatliche und private Unternehmen sowie der Reichsarbeitsdienst für den Kriegseinsatz zusammengeführt.
- Die OT setzte rund 800.000 Zwangsarbeiter aus den besetzten Gebieten ein.
- 1940 wurde Todt zum Minister für Rüstung und Munition ernannt.
- Todt argumentierte gegenüber Hitler, dass es ohne eine bessere Ausrüstung und Versorgung der Streitkräfte besser wäre, den Krieg gegen die Sowjetunion zu beenden.

---

[14] Seidler FW: Fritz Todt. Baumeister des Dritten Reiches. S. Bublies, 2000.

- Hitler lehnte dies jedoch ganz entschieden ab.
- Am 8. Februar 1942 stürzte Todts Flugzeug ab, wobei Todt ums Leben kam.
- Ob es sich dabei, wie oft angenommen, um ein von Hitler inszeniertes Attentat handelte, ist ungeklärt.

## Box 4: Das Konzentrationslager Treblinka[15]

- Ein Vernichtungslager nordöstlich von Warschau.
- Größtes Vernichtungslager der Aktion Reinhardt (Kap. 5).
- Nach Eberls Entlassung (s. oben) übernahm Franz Stangl die Lagerleitung.
- Über 700.000 Menschen wurden hier zwischen 22. Juli 1942 und dem 21. August 1943 ermordet.
- Die meisten Opfer waren Juden, aber auch etwa 2000 Sinti und Roma ließen ihr Leben in Treblinka.
- Die Opfer kamen zumeist aus den Ghettos des Generalgouvernements.
- Am 2. August 1943 kam es zu einem heroischen Aufstand der Häftlinge.
- Ziel der Aufständigen war es, die Zerstörung des Lagers und eine Massenflucht zu erreichen.
- Kurzfristig entkamen etwa 250 Häftlinge.
- Überlebende verschleppte die SS ins Vernichtungslager Sobibór.
- Das Vernichtungslager Treblinka II, wurde nach dem Aufstand abgerissen.
- Nach dem Aufstand von Sobibór im folgenden Oktober wurde auch dieses Vernichtungslager geschlossen.
- Nur etwa 60 Personen gelang die Flucht aus Treblinka.

---

[15] Vernichtungslager Treblinka – Wikipedia.

# 18

# Ehrenberger, Raimund (1893–1974)

**Zusammenfassung** Raimund Ehrenberger studierte Medizin in Graz. 1932 trat er der NSDAP bei und wurde 1942 zur Waffen-SS einberufen. Er arbeitete sodann für einige Monate als Lagerarzt im den KZ Sachsenhausen und Auschwitz. Nach dem Krieg wurde er zu 15 Monaten Gefängnis verurteilt. Nach seiner Freilassung arbeitete er als Zahnarzt in Wien.

Raimund Ehrenberger wurde in Wien als Sohn eines Bahnbeamten geboren.[1] 1913 begann er sein Medizinstudium in Graz, das er mit Unterbrechungen im Juni 1919 mit seiner Promotion abschloss. Am Ersten Weltkrieg nahm er zunächst als Sanitäter, dann als Sanitätsoffizier

---

[1] Pukrop M. SS-Mediziner zwischen Lagerdienst und Fronteinsatz. Die personelle Besetzung der Medizinischen Abteilung im Konzentrationslager Sachsenhausen 1936–1945, Dissertation Hannover, 2015, 845.059.777.pdf.

© Der/die Autor(en), exklusiv lizenziert an Springer-Verlag GmbH, DE, ein Teil von Springer Nature 2026
E. Ernst, *Entmenschlichte Medizin*,
https://doi.org/10.1007/978-3-662-71615-1_18

teil. Ab 1921 fungierte er als Distriktarzt in der Steiermark, ab 1924 in Wien.

Obwohl nur ein normales Medizinstudium belegt ist, arbeitete Ehrenberger zu dieser Zeit vornehmlich als Zahnarzt. Ab 1925 war er als Facharzt für Zahnheilkunde und laut Reichsärztekammer-Karteikarte ab dem 20. Oktober 1941 auch als Facharzt für Mund-, Zahn- und Kieferkrankheiten zugelassen.

Am 1. Juni 1932 trat Ehrenberger der NSDAP und am 1. März 1933 der SS bei. Im Januar 1941 wurde er zur Waffen-SS einberufen, in der er 1943 den Dienstgrad eines SS-Sturmbannführers der Reserve erreichte. Am 10. Januar 1941 wurde Ehrenberger zur Inspektion der Konzentrationslager (Box 1) und ab dem 15. Januar 1941 zum Deutschen Roten Kreuz (Kap. 73, Box 1) kommandiert. Zusammen mit den SS-Ärzten Viktor Thurnher (Kap. 65), Josef Friedl und Alois Wodraska (Kap. 73) wurde er im Mai 1941 zum KZ Sachsenhausen (Kap. 37, Box 1) kommandiert, wo er bis Juni 1941 tätig war.

Anschließend arbeitete er bis zum 15. Januar 1942 als Lagerarzt im KZ Auschwitz (Box 2).[2] Am 8. Dezember 1941 wurde er für die Zeit zwischen dem 15. Januar 1941 und dem 30. Januar 1942 in das SS-Sanitätsamt versetzt. Danach war er bis zum 13. Mai 1942 erneut bei der Inspektion der Konzentrationslager, vermutlich wieder für das Deutsche Rote Kreuz, tätig. Im Mai 1942 wurde er in das SS-Ausbildungsbataillon Prag versetzt.

Von Oktober 1942 bis Februar 1943 fungierte Ehrenberger als Chefarzt im SS-Lazarett Oulu und danach als Truppenarzt in der 6. SS-Gebirgsdivision „Nord". Wegen einer Erkrankung wurde er von August bis Oktober 1943 zum SS-Sanitätsersatzbataillon in Stettin versetzt. An-

---

[2] Perpetrator details – Ehrenberger, Dr. Raimund – Auschwitz.

schließend arbeitete er bis zum Kriegsende als Truppenarzt der Artillerieabteilung 105 beim Generalkommando V. SS-Gebirgskorps.

Am 1. Dezember 1947 wurde Ehrenberger vom Volksgericht Wien zu 15 Monaten schwerem Kerker verurteilt. Der Doktortitel wurde ihm aberkannt, aber bereits wenige Monate später wieder verliehen. Nach seiner Freilassung arbeitete er als Zahnarzt in Wien und Graz.

Raimund Ehrenberger ist am 14. Oktober 1974 in Graz verstorben.

**Box 1: Die Inspektion der Konzentrationslager (IKL)[3]**
- Himmler ernannte Theodor Eicke[4] 1934 zum „Inspekteur der Konzentrationslager" und zum Führer der SS-Wachverbände der KZs.
- Die IKL wurde als Eickes Dienststelle eingerichtet und der Gestapo untergeordnet.
- Im Dezember 1934 bezog die IKL ihre Diensträume in der Berliner Prinz-Albrecht-Straße 8, wo sich auch die der Gestapo befanden.
- Die IKL hatte faktisch die alleinige Verfügungsgewalt über alle KZ-Häftlinge.
- Bis Ende 1936 wuchs die Zahl der Mitarbeiter der IKL auf 32; 1944 waren es etwa 100.
- Ab 1934 entstanden verschiedene Abteilungen der IKL.
- Im August 1938 bezog die IKL in Oranienburg ein eigenes Gebäude am Rand des KZ Sachsenhausen.
- Bei Kriegsbeginn wurde Eicke als Kommandeur der SS-Totenkopf-Standarten (Kap. 53, Box 1) an die Front abkommandiert.
- Am 26. Februar 1943 kam er zu Tode und Richard Glücks[5] wurde sein Nachfolger in der IKL.

---

[3] Inspektion der Konzentrationslager – Wikipedia.
[4] Weise N: Eicke. Eine SS-Karriere zwischen Nervenklinik, KZ-System und Waffen-SS. Ferdinand Schöningh, 2013.
[5] Richard Glücks – Wikipedia.

- Kriegsbedingt kam es zu einem Funktionswandel der Konzentrationslager: Die Häftlinge sollten jetzt verstärkt zur Zwangsarbeit eingesetzt werden.
- Daraus resultierte schließlich die Unterstellung der IKL als Amtsgruppe D unter das SS-Wirtschafts- und Verwaltungshauptamt.
- Die IKL war für alle KZ-internen Angelegenheiten zuständig, inkl. dem Völkermord im Rahmen der „Endlösung der Judenfrage" (Kap. 5).

**Box 2: Das Konzentrationslager Auschwitz[6]**

- Der größte Komplex aus NS-Gefangenenlagern.
- Er war von 1940–1945 in Betrieb.
- Er bestand aus drei sukzessive ausgebauten großen Konzentrationslagern und etwa 50 Außenlagern.
- Er fungierte sowohl als Konzentrations- wie auch Vernichtungslager (Birkenau).
- Zudem fanden hier diverse Menschenversuche an Häftlingen statt (Kap. 5).
- Die Häftlinge kamen aus Belgien, Deutschland, Frankreich, Griechenland, Italien, Jugoslawien, Luxemburg, Niederlande, Österreich, Polen, Rumänien, Sowjetunion, Tschechoslowakei und Ungarn.
- Etwa 90 % von ihnen waren Juden.
- Die Zahl der Todesopfer beläuft sich auf 1,1–1,5 Mio. Menschen.
- Die Lager wurden am 27. Januar 1945 von der Roten Armee befreit.

---

[6] Willems S: Auschwitz: Die Geschichte des Vernichtungslagers. Edition ost, Das Neue Berlin, 2017.

# 19

# Eppinger, Hans (1879–1946)

**Zusammenfassung** Hans Eppinger hatte bereits vor dem „Dritten Reich" Lehrstühle an verschiedenen Universitäten innegehabt, bevor er 1933 an die Wiener Universität berufen wurde. Er trat 1937 der NSDAP bei. 1944 konzipierte er die berüchtigten Trinkwasserversuche und beauftragte seinen Assistenten Beiglböck mit deren Durchführung im KZ Dachau. Als Eppinger hierzu im Nürnberger Ärzteprozess vernommen werden sollte, verübte er 1946 Selbstmord.

Hans Eppinger[1] wurde in Prag als Sohn des Arztes Hans Eppinger Senior[2] geboren. Er studierte Medizin in Straßburg und Graz, wo er 1903 promovierte. Danach arbeitete er zunächst als unbezahlter Hilfsarzt an der 1. Wiener

---

[1] https://de.wikipedia.org/wiki/Hans_Eppinger_junior.
[2] Hans Eppinger senior – Wikipedia.

Medizinischen Klinik, wurde 1911 zum bezahlten Assistenten, 1914 zum außerordentlichen Professor und 1918 zum Professor ernannt. 1908 hatte er Georgine Zetter geheiratet; aus der Ehe gingen zwei Töchter hervor. Am Ersten Weltkrieg nahm er als Arzt des Oberkommandos der Armee teil und wurde mit dem Franz-Joseph-Orden ausgezeichnet.[3]

Im Jahr 1926 erhielt er einen Ruf an die Universität Freiburg im Breisgau. Von hier wechselte er 1930 nach Köln. Dort drängten die Nazis auf Eppingers Entlassung, da Gerüchte über seine angeblich jüdische Abstammung kursierten (die jedoch jeder Grundlage entbehrten). 1933 wechselte Eppinger schließlich zurück an die 1. Medizinische Universitätsklinik in Wien.[3]

In Wien bereuten alsbald viele seiner Kollegen, seiner Berufung zugestimmt zu haben. „Halb Faustus, halb Mephisto" galt er als „ein Mann, dessen wissenschaftliche Fähigkeiten man zwar bewundern, auf den man sich aber keineswegs verlassen konnte„. Seine „Experimentierwut" und sein an „moralischen Wahnsinn" grenzender Geisteszustand wurden ein ständiges Gesprächsthema. Die Liste seines menschlich unangemessenen, sittenwidrigen oder gar kriminellen Verhaltens ist lang [3]:

- Er behandelte Patienten, Assistenten und Mitarbeiter wie leblose Waren. Einem Mitarbeiter z. B., den er überredet hatte, mit ihm von Köln nach Wien zu ziehen, kündigte er mit den Worten: „Ich brauche Sie nicht mehr."
- In der Bibliothek der Wiener Gesellschaft der Ärzte schnitt er für ihn interessante Seiten aus Büchern heraus

---

[3] Eppinger, Hans – Biography ° Gedenken und Erinnern, DGIM (dgim-history.de).

und erhielt (als erstes und einziges Mitglied des Professorenkollegiums) schließlich sogar Bibliotheksverbot.
- Er entfernte „ihm nicht genehme Rezensionen seiner Arbeit", indem er sie aus allgemein zugänglichen Zeitschriftensammlungen herausriss.
- Wenn er für seine Forschungen Proben benötigte, besuchte er die Pathologie und schnitt in einem unbeobachteten Moment einem in Formalin konservierten Torso „kurzerhand den Hodensack samt Inhalt ab"; in der entsprechenden Publikation wurde sodann einem „javanischen Professor X.Y. für die Bereitstellung des Untersuchungsmaterials gedankt".
- Er führte die damals noch komplikationsreiche Leberbiopsie oft aus rein wissenschaftlichen Gründen und ohne Einwilligung der Patienten durch.
- Er öffnete mehreren Patienten die Arteria radialis, obwohl es dafür keinen medizinischen Grund gab.
- Wer Gelbsucht als Infektionskrankheit bezeichnete (was zwar richtig war, aber nicht Eppingers Meinung entsprach), war bei Eppinger unten durch.
- Er urinierte ungeniert in die Waschbecken der Klinik.
- Er „spuckte zielsicher Patienten [aus dem Krankenhausaufzug] an, lief am helllichten Tag nur mit einem kurzen Nachthemd bekleidet durch die Klinik", legitimierte sich gegenüber einem Polizeibeamten mit „der Visitenkarte eines daraufhin herbeigerufenen Patienten".
- Er brach Laborschränke anderer auf und „beschmutzte" die Räumlichkeiten eines ihm verhassten Kollegen.
- Er stahl die Lieblingskatze der Oberschwester zu Versuchszwecken, während er seinem eigenen, von Flöhen befallenen Hund in der Klinik ungewöhnliche Privilegien einräumte.
- Er reagierte kalt auf Todesfälle, die ihm anzulasten waren.

- Er sezierte seine Tochter, die an Diphtherie gestorben war, in seinem eigenen Haus.
- Er stellte fast ausnahmslos SS- und SA-Offiziere als Assistenten ein.

Eppinger unterstützte voll und ganz die nationalsozialistische Machtergreifung in Österreich. 1937 wurde er illegales und, nach dem Anschluss 1938, legales Mitglied der NSDAP (Kap. 2, Box 1). 1938 wurde er Schriftführer der *Wiener Klinischen Wochenschrift*.[4] 1940 wurde er zum Mitglied der Leopoldina[5] gewählt. Von 1941 bis zu seinem Tod war er Vorsitzender der Deutschen Gesellschaft für Innere Medizin (DGIM).[3] Karl Brandt (Box 1) ernannte ihn 1943 zum Mitglied seines wissenschaftlichen Beirats.

Im Mai 1944 fand im Technischen Büro der Luftwaffe in Berlin eine Sitzung statt, um das Problem des Trinkens von Meerwasser zu erörtern und über Versuche an KZ-Häftlingen im KZ Dachau (Box 2) zu entscheiden. Eppinger wurde mit dem Projekt beauftragt. Himmler genehmigte sodann die Versuche an KZ-Häftlingen, und 40 Roma und Sinti wurden von Buchenwald nach Dachau als Versuchspersonen gebracht. Alle Probanden erhielten zunächst 10 Tage lang „volle Fliegerrationen" (3000 Kalorien). Danach musste eine Gruppe hungern und dursten, während die anderen Gruppen die Seeverpflegung der Luftwaffe zu sich nehmen durften. Eine Gruppe sollte jeden Tag einen 0,5 L Meerwasser mit einem chemischen Zusatz trinken, eine andere Gruppe 1 L. Eine weitere Gruppe musste Meerwasser trinken, das nach einem zwei-

---

[4] Klee E: Das Personenlexikon zum Dritten Reich. Fischer Verlag, Frankfurt. 2015.

[5] Leopoldina | Home.

ten Verfahren behandelt worden war. Die Kontrollgruppe durfte normales Trinkwasser in beliebiger Menge zu sich nehmen. Eppinger war der offizielle Leiter der Experimente, deren praktische Durchführung er Wilhelm Beiglböck (Kap. 9) übertragen hatte. Ob bei den Versuchen Häftlinge ums Leben kamen, ist unklar; fest steht jedoch, dass sie unsäglich leiden mussten.

Nach dem Krieg wurde Eppinger entlassen und es wurde ihm der Zutritt zur Universität verboten. Es drohte ihm ein Verfahren wegen Verbrechen gegen die Menschlichkeit im Rahmen des Nürnberger Ärzteprozesses (Kap. 50, Box 1). Vor Eintritt in die Verhandlung beging er Selbstmord.

> **Box 1: Karl Brandt (1904–1948)[6]**
> - Studierte Medizin und promovierte 1928 in Freiburg.
> - 1932 NSDAP-Beitritt.
> - 1934 zu Hitlers Begleitarzt ernannt.
> - Sodann rasante Karriere: SS-Gruppenführer der Allgemeinen SS, SS-Brigadeführer, Generalmajor der Waffen-SS sowie Generalkommissar für das Sanitäts- und Gesundheitswesen.
> - Am 1. September 1939 beauftragte Hitler Brandt und Phillip Bouhler[7] mit der Organisation der „Aktion T4" (Kap. 4).
> - Als kriegsbedingt der Bedarf an Betten zunahm, wurde die „Aktion T4" in die „Aktion Brandt" (Kap. 4) ausgeweitet.
> - Brandt fiel kurz vor Kriegsende bei Hitler in Ungnade.
> - Als Hitler erfuhr, Brandt habe seine Familie vor den nahenden russischen Streitkräften in Sicherheit gebracht, verurteilte er Brandt zum Tode.

---

[6] Die grauenhaften Verbrechen des Doktor Karl Brandt – Zeit – derStandard.de › Wissen und Gesellschaft.
[7] Philipp Bouhler – Wikipedia.

- Brandt wurde verhaftet, aber Himmler verhinderte die Vollstreckung des Urteils.
- Bei Kriegsende versuchte Brandt sich abzusetzen, wurde jedoch gefasst und von den Alliierten gefangen genommen.
- Er wurde auf den ersten Platz der Liste der Angeklagten im Nürnberger Ärzteprozess gesetzt.
- Er wurde zum Tod verurteilt und am 2. Juni 1948 gehängt.

### Box 2: Das Konzentrationslager Dachau[8]

- Es wurde am 22. März 1933 eröffnet und war der Prototyp aller KZs im „Dritten Reich".
- Es war das erste Konzentrationslager der Nazis.
- Zunächst diente das Lager der Inhaftierung von politischen Gegnern.
- 1934 ließ Himmler die Vergrößerung des KZ Dachau planen, und 1937 begannen die Bauarbeiten.
- Multiple Außenlager für Zwangsarbeiter wurden erbaut.
- Dachau diente auch als Ausbildungsort für KZ-Wachmannschaften und SS-Führer weiterer KZs.
- Nach der Reichspogromnacht wurden hier auch Juden und andere Verfolgte inhaftiert.
- Nach Kriegsbeginn kamen auch Menschen aus besetzten Gebieten Europas hinzu.
- Obwohl das KZ Dachau kein Vernichtungslager war, starben von den insgesamt etwa 162.000 Häftlingen des KZ ca. 41.500.
- Am 29. April 1945 wurde das KZ durch die US-Armee befreit.
- Seit 1965 befindet sich auf dem Gelände die „KZ-Gedenkstätte Dachau".

---

[8] Richardi HG: Schule der Gewalt: Das Konzentrationslager Dachau. Piper, 1995.

# 20

# Fehringer Franz (1903-?)

**Zusammenfassung** Franz Fehringer studierte Medizin und trat 1931 der NSDAP bei. 1940 wurde er zum Leiter des Amts für Rassenpolitik berufen. Zudem fungierte er als T4-Gutachter und war an einem Projekt beteiligt, das die Unfruchtbarmachung ganzer Bevölkerungen zum Ziel hatte. Fehringers Verbleib nach Kriegsende ist unbekannt.

Franz Fehringer wurde am 14.06.1903 in Fridau, westlich von Wien, geboren.[1] Er studierte Medizin in Wien. 1931 trat er der NSDAP bei, und ein Jahr später wurde er Mitglied der SA.

Im September 1940 wurde Fehringer zum Leiter des Amts für Rassenpolitik (Kap. 63, Box 1) in Wien ernannt. Das Amt war Teil der Verwaltung der NSDAP im Gau

---

[1] Klee E: Das Personenlexikon zum Dritten Reich. Fischer, Frankfurt, 2015.

Wien und zuständig für Propaganda, Bevölkerungspolitik und die Ausgrenzung ganzer Bevölkerungsgruppen wie Juden, Roma und Sinti, Behinderte und vom NS-Regime als sog. Asoziale eingestufte Personen.[2]

Von September 1940 bis Januar 1941 war Fehringer auch als T4-Gutachter tätig (Kap. 4).[3] Fehringer begann zudem eine Kooperation mit dem Arzt und Pharmakologen Richard Roessler,[4] dem Dermatologen Pokorny (Kap. 50) und der auf pflanzliche Arzneimittel spezialisierten Firma Madaus.[5] Hierbei ging es darum, ein pflanzliches Mittel zur Unfruchtbarmachung von Menschen zu entwickeln. Dieses Mittel sollte sodann an den Insassen des Zigeunerlagers Lackenbach (Box 1) erprobt werden. Falls diese Versuche erfolgreich sein sollten, war es die Perspektive dieses Projekts, ganze Bevölkerungen der im „Dritten Reich" eroberten Gebiete unfruchtbar zu machen, ohne ihre Arbeitskraft zu verlieren.

Am 24. August schrieb der stellvertretende Gauleiter in Niederdonau in diesem Zusammenhang an Himmler: „ ... Da zu den dringlichsten Aufgaben unserer nationalsozialistischen Rassen- und Bevölkerungspolitik die Verhinderung der Fortpflanzung Erbuntüchtiger und rassisch Minderwertiger gehört, hat sich der derzeitige Leiter des Gauamtes für Rassenpolitik, Gauhauptstellenleiter Dr. Fehringer, mit Fragen der Unfruchtbarmachung befasst ..."[6]

Das Mittel sollte aus den synthetisierten Inhaltsstoffen des Schweigrohrs (*Dieffenbachia seguine*) hergestellt wer-

---

[2] Rassenpolitisches Amt der NSDAP – Wien Geschichte Wiki.
[3] Klee E: Euthanasie im Dritten Reich. Fischer, Frankfurt, 1995.
[4] Richard Rössler (Mediziner) – Wikipedia.
[5] Madaus – Wikipedia.
[6] Mitscherlich A, Mielke F: Medizin ohne Menschlichkeit. Fischer Verlag, Frankfurt, 1993.

den. Diese Pflanze soll sowohl bei männlichen als auch bei weiblichen Tieren und bei Menschen anhaltende oder zeitlich begrenzte Unfruchtbarkeit zur Folge haben.[7] Gerhard Madaus (Box 2) hatte seit 1936 an Tierversuchen zur Unfruchtbarmachung mit Schweigrohrextrakt geforscht.[8] Ob allerdings die von Fehringer geplanten Menschenversuche jemals stattgefunden haben, ist bis heute ungewiss.

Der Verbleib von Franz Fehringer nach dem Krieg ist unbekannt.

**Box 1: Das Zigeunerlager Lackenbach[9]**
- Das Lager wurde im November 1940 eingerichtet.
- Es unterstand der Kriminalpolizeileitstelle.
- Die Häftlinge wurden zur Zwangsarbeit eingesetzt.
- Von dem Zwischenlager Lackenbach wurden Roma in Konzentrationslager, andere Sammellager oder Vernichtungslager deportiert.
- Ein Teil des Lagers diente auch als Sammellager für jüdische österreichische Häftlinge.
- Die Zahl der Inhaftierten schwankte zwischen 200 und 900. Ein Drittel davon waren Kinder.
- Ab dem Frühjahr 1941 stieg die Zahl bis auf etwa 2000; der Höchststand wurde am 1. November 1941 mit 2335 Personen erreicht.
- Als im Winter 1941/42 eine Fleckfieber-Epidemie ausbrach, überließ man die Häftlinge ihrem Schicksal. Es gab keine medizinische Versorgung, das Lager wurde von außen gesperrt und auch jene Häftlinge, die außerhalb des Lagers Zwangsarbeit leisten mussten, wurden zurückgebracht und der Ansteckung ausgesetzt.
- Insgesamt starben 237 Personen in diesem Lager.
- Bei Befreiung des Lagers durch die Rote Armee im April 1945 lebten dort noch 300–400 Häftlinge.

---

[7] Dieffenbachie – Wikipedia.
[8] Gerhard Madaus – Wikipedia.
[9] Kofler A: Die NS-Verfolgung von „Zigeunern" in Österreich. Die Anhaltelager Lackenbach und Weyer am Inn. Grin, 2017.

**Box 2: Gerhard Madaus (1890–1942)**

- Gerhards Mutter Magdalene Johanne Marie Madaus[10] war Heilpraktikerin und stellte Naturheilmittel her.
- Gerhard Madaus studierte Medizin in Bonn.
- Gemeinsam mit seinen Brüdern Friedemund und Hans eröffnete er 1920 einen Betrieb zur Herstellung von homöopathischen und pflanzlichen Heilmitteln, die Arzneimittelfabrik Dr. Madaus & Co.
- Die Firma war erfolgreich; Vertretungen entstanden bald in 16 Ländern.
- 1929 wurde der Hauptsitz der Firma nach Radebeul verlegt.
- Seit 1920 gab Madaus auch die *Monatsschrift für Psychotherapie, Medizin und Naturheilkraft* heraus, die später in *Biologische Heilkunst* umbenannt wurde.
- Ab 1926 erschien das *Jahrbuch Dr. Madaus & Co.*
- 1936 begann Madaus mit Tierversuchen zur Unfruchtbarmachung mit Schweigrohrextrakt.
- 1938 publizierte Madaus sein dreibändiges *Lehrbuch der biologischen Heilmittel.*
- Madaus starb im Februar 1942.

---

[10] Magdalene Madaus – Wikipedia.

# 21

# Fischer, Karl Josef (1903–1992)

**Zusammenfassung** Karl Josef Fischer studierte Medizin in Graz und arbeitete dann in Hohenlychen, Auschwitz, Sachsenhausen, Neuengamme, Mauthausen und Majdanek. Nach dem Krieg wurde er inhaftiert. Nach seiner Entlassung lebte Fischer in Graz und arbeitete als Reisevertreter für Heilmittel.

Karl Josef Fischer wurde in Graz als Sohn eines praktischen Arztes geboren.[1] Ab 1922 studierte er Medizin in Graz, wo er 1928 promovierte. Anschließend studierte er zusätzlich Jura in Graz, und 1932 wurde er zum Dr. jur. promoviert.

Im Februar 1938, also unmittelbar vor dem Anschluss, trat er der zu diesem Zeitpunkt noch illegalen NSDAP bei

---

[1] Karl-Josef Fischer – Wikipedia.

© Der/die Autor(en), exklusiv lizenziert an Springer-Verlag GmbH, DE, ein Teil von Springer Nature 2026
E. Ernst, *Entmenschlichte Medizin*,
https://doi.org/10.1007/978-3-662-71615-1_21

(Kap. 2, Box 1). Später wurde er auch Mitglied der Waffen-SS. Nach seinem Studienabschluss fand er eine Anstellung in der SS-Lazarettabteilung Hohenlychen (Box 1). Vom 17. Oktober bis 27. November 1940 war er dann Lagerarzt im KZ Auschwitz (Kap. 18, Box 2).[2] Ab dem 1. Dezember 1940 bis zum 15. Februar 1941 war er als Truppenarzt bei der SS-Nachrichten-Ersatzabteilung in Unna und von Februar bis November 1941 als Arzt im SS-Lazarett in Prag tätig. Anschließend arbeitete er im SS-Lazarett in Wien. Im Juni 1941 wurde er zum SS-Hauptsturmführer der Reserve ernannt.[3]

Vom 25. November 1941 bis zum 25. Februar 1942 war er als SS-Lagerarzt auf der Chirurgischen Abteilung im KZ Sachsenhausen (Kap. 37, Box 1) tätig,[4] wo er unter den Häftlingen wegen seiner chirurgischen Versuche und technischen Unfähigkeit als der „Schnippler" gefürchtet war. Fischer wurde zu dieser Zeit auch in den Lagern Neuengamme (Box 2), Mauthausen (Box 3) und Majdanek (Box 4) eingesetzt.[2]

Vom 25. Februar bis zum 18. März 1942 diente Fischer als Truppenarzt in der 2. Sanitätskompanie bei der 6. SS-Gebirgsdivision „Nord". Danach wurde er bis zum 23. Dezember 1944 als Zugführer zum 1. Zug des Feldlazaretts der 4. SS-Polizeipanzergrenadierdivision eingesetzt. Fischers chirurgische Fähigkeiten wurden selbst von seinen SS-Vorgesetzten als katastrophal bezeichnet.[3]

Nach dem Krieg geriet Fischer in amerikanische Kriegsgefangenschaft, in der er bis zum Sommer 1947

---

[2] Klee E: Das Personenlexikon zum Dritten Reich. Fischer Verlag, Frankfurt, 2015.

[3] 845.059.777.pdf.

[4] Klee E: Auschwitz, die NS-Medizin und ihre Opfer. Fischer Verlag, Frankfurt, 1997.

verblieb. Zwischen 1948 und 1951 war er in Gmunden, Linz und Graz inhaftiert.

Nach seiner Entlassung lebte Fischer in Graz und arbeitete als Reisevertreter für Heilmittel. Österreichische und deutsche Ermittlungsverfahren wegen des Dienstes in Sachsenhausen wurden in den 1970er-Jahren mangels hinreichenden Tatverdachts eingestellt.[2] Am 13. Dezember 1972 verweigerte er in einer Vernehmung die Beantwortung einzelner Fragen. Am Ende der Zeugenvernehmung steht: „Der Zeuge verweigerte ohne Angabe von Gründen die Unterschrift."[1]

Karl Josef Fischer starb am 1. November 1992 in Graz.[3]

> **Box 1: Das SS-Lazarett in Hohenlychen**[5]
> - 1902 als Lungenheilstätte gegründet.
> - 1935 übernahm Karl Gebhardt die[5] Leitung und verlegte den Schwerpunkt der Klinik auf Sport- und Unfallmedizin.
> - Hohenlychen galt bald als ein beliebter Ort zur Erholung; häufige Gäste waren u. a. etwa Heinrich Himmler und Rudolf Hess.
> - Die Heilanstalten erreichten Weltruf im Bereich der Meniskusschäden und zur Rehabilitation von Unfallverletzten.
> - Unter Gebhard arbeiteten u. a. Ludwig Stumpfegger,[6] Herta Oberheuser[7] und Kurt Heißmeyer,[8] die mit Gebhard Menschenversuche in den KZs Ravensbrück und Neuengamme (s. Box 2) durchführten.
> - Nach Kriegsbeginn erfolgte die Umwandlung der Klinik in ein Kriegslazarett.

---

[5] Hahn J: Leibesübungen und Leistungsmedizin: Der Sportarzt Karl Gebhardt und die Heilanstalten Hohenlychen in der NS-Zeit (Hefte zur Geschichte der Charité – Universitätsmedizin Berlin [4]) eBook. Amazon.de: Kindle Store.

[6] Ludwig Stumpfegger – Wikipedia.

[7] Herta Oberheuser – Wikipedia.

[8] Kurt Heißmeyer – Wikipedia.

- Es wurden hier auch Menschenversuche mit Wundinfektionen und Sulfonamiden durchgeführt.
- Nahe dem Kriegsende befand sich die Feldkommandostelle von Himmler in Hohenlychen.
- Im April 1945 wurden die weitestgehend intakten Heilanstalten kampflos den sowjetischen Verbänden übergeben.
- Die Rote Armee plünderte und zerstörte sämtliche Einrichtungen.
- Heute ist die Anlage unter dem Namen „Parkresidenz Lychen" bekannt.

### Box 2: Das Konzentrationslager Neuengamme[9]

- KZ bei Hamburg.
- Entstand 1938 als Außenlager des KZ Sachsenhausen (Kap. 37, Box 1).
- Ab 1940 ein selbständiges KZ mit rund 90 Außenlagern.
- Häftlinge mussten Zwangsarbeit für diverse Unternehmen verrichten.
- Insgesamt starben etwa 50.000 der 100.000 Häftlinge.
- Die Mehrzahl kam aus den im „Dritten Reich" besetzten Gebieten.
- Der SS-Arzt Kurt Heißmeyer[9] führte in Neuengamme Tuberkulose-Versuche an Häftlingen durch.
- Kurz vor Kriegsende wurde das KZ aufgelöst.
- Am 3. Mai 1945 starben fast 7000 Häftlinge während der Evakuierung bei einer Bombardierung der mit Haflingern gefüllten Schiffe.
- Am 4. Mai 1945 fanden britische Truppen das KZ geräumt vor.
- Auf dem Gelände wurde dann das Internierungslager Neuengamme eingerichtet.

---

[9] Kaienburg H, KZ-Gedenkstätte Neuengamme (Hrsg): Das Konzentrationslager Neuengamme 1938–1945. Dietz Taschenbücher, Bd.76, 1997.

### Box 3: Das Konzentrationslager Mauthausen[10]

- Im August 1938, also etwa 5 Monate nach dem Anschluss, ging das KZ in Betrieb.
- Die Häftlinge mussten zunächst ihr eigenes Lager errichten.
- Das Zweiglager Gusen (Kap. 54, Box 1) wurde im Mai 1940 eröffnet.
- Später kamen multiple weitere Außenlager hinzu.
- Nach Kriegsbeginn wurden Menschen aus ganz Europa in das KZ Mauthausen verschleppt.
- Sie mussten schwerste Zwangsarbeit verrichten.
- Wegen der unmenschlichen Lebensbedingungen war die Chance gering, in diesem KZ längere Zeit zu überleben.
- 1941 wurde eine Gaskammer zur Ermordung größerer Personengruppen gebaut.
- In der zweiten Kriegshälfte wurden auch Frauen interniert.
- Mauthausen selbst wurde nun zunehmend zu einem Sterbelager für Kranke und Schwache.
- Gegen Kriegsende wurde das KZ Mauthausen zum Zielort für Evakuierungen aus frontnahen Lagern.
- Am 5. Mai 1945 erreichte die US-Armee Mauthausen.
- Viele Häftlinge waren so geschwächt, dass sie noch Wochen nach ihrer Befreiung starben.
- Von den insgesamt etwa 190.000 Gefangenen des KZ Mauthausen und seiner Außenlager starben mindestens 90.000.

### Box 4: Das Konzentrations- und Vernichtungslager Majdanek[11]

- In der Nähe von Lublin, Polen, gelegen.

---

[10] Bundesministerium für Inneres: Das Konzentrationslager Mauthausen 1938–1945. Katalog zur Ausstellung in der Gedenkstätte Mauthausen. New Academic Press, 2019.

[11] Wiehn ER et al.: Zehn Konzentrations- und Vernichtungslager: In den Erinnerungen Überlebender. Hartung-Gorre Verlag, Konstanz, 2022.

- Zunächst ein Kriegsgefangenenlager der Waffen-SS.
- Im Februar 1943 wurde es als KZ für Frauen und Männer umfunktioniert.
- Die Gesamtfläche des Stammlagers betrug 270 Hektar.
- Zwischen September 1942 bis Oktober 1943 wurden sehr wahrscheinlich auch Gaskammern zur Massentötung verwendet.
- Schätzungen zur Anzahl der getöteten Häftlinge variieren stark.
- Am 23. Juli 1944 wurde das Lager durch die SS aufgelöst und Beweise weitestgehend vernichtet.
- Das geräumte Lager wurde dann als erstes KZ in Polen von der Roten Armee befreit.
- Danach erfuhr die Weltöffentlichkeit erstmals durch Bildberichte von den Verbrechen der Nazis.

# 22

# Frick, Gernot (1918–?)

**Zusammenfassung** Gernot Frick studierte Medizin in Wien. 1934 trat er der NSDAP bei. Danach arbeitete er als Arzt u. a. beim SS-Sanitätsersatzbataillon Sachsenhausen, und beim Reichssicherheitshauptamt. Nach dem Krieg wanderte er nach Addis Abeba aus. Über seinen weiteren Verbleib ist nichts bekannt.

Gernot Frick wurde am 26. April 1918 in Waidhofen bei Ybbs geboren.[1] Es wird vermutet, dass sein Vater Arzt war. 1936 begann Gernot das Medizinstudium in Wien, das er mit seiner Promotion im Mai 1941 abschloss.[2]

Seit dem Studium verband ihn eine enge Freundschaft mit Karl Babor (Kap. 7), mit dem er später auch verschwägert war. 1934/35 wurde er illegales und 1938 lega-

---

[1] B_Rep_057-01_01036.
[2] 845.059.777.pdf.

les Mitglied der NSDAP (Kap. 2, Box 1). Im April 1940 wurde er zur Waffen-SS einberufen, wo er schließlich den Dienstgrad eines SS-Hauptsturmführers der Reserve erreichte.

Fricks beruflicher Werdegang war gekennzeichnet durch häufige Wechsel der Dienststellen[2]:

- Am 3. Juni 1941 trat er den Dienst im KZ Sachsenhausen (Kap. 37, Box 1) an, vermutlich als Arzt beim SS-Sanitätsersatzbataillon (Box 1). Welcher Art seine dortige Tätigkeit war, und ob er an den dortigen Menschenversuchen beteiligt war, ist nicht bekannt.
- Ende Juni 1941 wurde er zum Leiter der Sanitätsschule der Waffen-SS in Oranienburg/Sachsenhausen ernannt.
- Zwischen 30. Oktober und 2. Dezember 1941 war er als Begleitarzt eines Ersatztransportes der 2. SS-Panzerdivision „Das Reich" zum Osteinsatz abkommandiert.
- Danach nahm er seine Tätigkeit als Arzt beim SS-Sanitätsersatzbataillon wieder auf.
- Zu einem unbekannten Zeitpunkt folgte die Versetzung als Truppenarzt zur 6. SS-Gebirgsdivision „Nord", bei der er bis zum 23. Juli 1942 blieb.
- Zwischen dem 23. Juli und dem 15. November 1942 folgte ein erneuter Einsatz beim SS-Sanitätsersatzbataillon.
- Vom 15. November bis zum 10. Dezember 1942 arbeitete er in der Hochgebirgsschule der Waffen-SS in Neustift.
- Danach war er bis zum 7. März 1943 an der SS-Lazarettabteilung Karlsbad beschäftigt.
- Diese Tätigkeit wurde unterbrochen durch einen Lehrgang an der SS-Junkerschule in Bad Tölz.
- Vom 7. März bis zum 6. September 1943 wurde er zur SS-Lazarettabteilung Karlsbad versetzt.
- Danach wurde er zur Amtsgruppe D des SS-Führungshauptamts (Kap. 41, Box 2) versetzt.

- Sodann wurde er als Arzt zum Reichssicherheitshauptamt (Box 2) abkommandiert, bei dem er bis April 1944 blieb.

Weitere Positionen und Einsatzorte bis zum Kriegsende sind nicht bekannt. Ebenfalls fehlen Informationen zu einer eventuellen Kriegsgefangenschaft, der Entnazifizierung und dem Verbleib bis Mitte Juni 1948.

Am 16. Juni 1948 meldete sich Frick polizeilich in Wien, wo er bis zum September 1949 wohnhaft blieb und vermutlich als praktischer Arzt tätig war. Danach zog er nach Addis Abeba, Äthiopien. In einer Meldung des *Morning Bulletins* vom 9. Juli 1954 heißt es, der Wiener Arzt Gernot Frick sei im August 1953 zusammen mit einem Kollegen des äthiopischen Kaisers Haile Selassies in den Jemen geflogen, um den Kronprinzen eines jemenitischen Sultanats zu behandeln.[2]

Von 1963–1965 wurde gegen Frick wegen seiner Tätigkeit im „Dritten Reich" ermittelt; es wurden jedoch keine ausreichend belastenden Erkenntnisse erbracht, und der Fall wurde sodann ad acta gelegt.[1]

Der weitere Verbleib sowie Todesort und Todesdatum von Gernot Frick sind nicht bekannt.

---

**Box 1: Das SS-Sanitätsersatzbataillon in Sachsenhausen[3]**
- Der Krankenbau diente der medizinischen Minimalversorgung der Häftlinge, um die Ausbreitung von ansteckenden Krankheiten und Epidemien zu verhindern.

---

[3] Ley A. Medizin im Konzentrationslager: Gezielte Vernachlässigung, medizinische Minimalversorgung, ärztliche Verbrechen Dauerausstellung in der Gedenkstätte Sachsenhausen [Medicine in concentration camps: deliberate neglect, minimal care, medical crimes. A permanent exhibition at the memorial site of Sachsenhausen]. Medizinhist J. 2006;41(1):99–108. German. PMID: 16700302.

- Zu den medizinischen Einrichtungen gehörten Laboratorien, Operationssäle und Krankenstationen.
- Im Krankenbau wurde sog. Rassenforschung betrieben und zahlreiche medizinische Experimente an den Häftlingen durchgeführt.
- SS-Ärzte führten u. a. Zwangssterilisationen und Kastrationen durch.
- Mehrere Tausend Häftlinge wurden im Rahmen systematisch geplanter Krankenbeseitigungsprogramme ermordet.
- Überbelegung, unmenschliche Behandlung und schlechte Versorgung mit Medikamenten führten zu katastrophalen Zuständen in der Krankenstation.
- Im September 1944 begann Arnold Dohmen[4] im KZ Sachsenhausen mit Hepatitis-Experimenten, in denen er seinen Opfern Virenkulturen injizierte und sodann Leberpunktionen vornahm.
- Jüdische Kinder wurden am 21. April 1945 im Rahmen der Evakuierung des KZs auf einen Todesmarsch geschickt.
- Anfang Mai 1945 wurden sie durch Angehörige der britischen Armee bei Lübeck befreit.

**Box 2: Das Reichssicherheitshauptamt (RSHA)**

- Das RSHA war eines von zwölf SS-Hauptämtern und wurde im September 1939 von Himmler gegründet.
- Es resultierte aus der Zusammenlegung von Sicherheitspolizei (Sipo) und Sicherheitsdienst (SD).
- Das RSHA sollte die Instanzen des NS-Terrors konsequenter miteinander vernetzen.
- Die Aufgabenbereiche des RSHA umfassten alle sicherheitspolitischen und nachrichtendienstlichen Belange.
- Etwa 3000 Mitarbeiter waren im RSHA beschäftigt.
- Der Leiter des RSHA war Reinhard Heydrich.[5]

---

[4] Arnold Dohmen – Wikipedia.
[5] Reinhard Heydrich – Wikipedia.

- Nach Heydrichs Tod übernahm der gebürtige Österreicher Ernst Kaltenbrunner[6] die Leitung des RSHA.
- Hauptsitz des RSHA war das Prinz-Albrecht-Palais in Berlin.
- Viele Mitarbeiter des RSHA waren direkt am Holocaust beteiligt.
- Über 500.000 Menschen fielen den Aktionen des RSHA zum Opfer.

---

[6] Ernst Kaltenbrunner – Wikipedia.

# 23

# Gelny, Emil (1890–1961)

**Zusammenfassung** Emil Gelny arbeitete nach seinem Studium zunächst als praktischer Arzt. 1932 trat er der NSDAP bei. 1934 war er am Putschversuch beteiligt und wurde verhaftet. Nach dem Anschluss arbeitete er als Psychiater und tötete sodann zahlreiche Patienten in Gugging und Mauer-Öhling, teilweise auch mit seinem eigens dafür entwickelten elektrischen Gerät. Nach dem Krieg flüchtete er nach Syrien und dann in den Irak, wo er als Arzt praktizieren konnte. Er starb 1961 in Bagdad.

Emil Gelny wurde am 28.3.1890 in Wien geboren. Er studierte Medizin, wurde praktischer Arzt in Klosterneuburg, und trat 1932 der NSDAP sowie der SA bei. Nach dem Verbot der NSDAP im Jahre 1933 arbeitete er illegal im Nachrichtendienst dieser Partei und beteiligte sich an dem Putschversuch im Juli 1934. Im August dieses Jahres wurde er deshalb verhaftet und einige Monate interniert.

Nach seiner Entlassung nahm er seine illegale Tätigkeit für die NSDAP prompt wieder auf.

Im August 1943 wurde er, nachdem er lediglich einen Kurs an der Psychiatrischen Klinik in Wien absolviert hatte, zum Facharzt für Nerven- und Geisteskrankheiten erklärt. Am 1. Oktober 1943 erschien Gelny in der Gugginger Anstalt (Box 1) und erklärte, er sei im Auftrag der Reichsstatthalterei „zur Entlastung der Anstalt hinsichtlich der Unheilbaren gekommen". Bereits am nächsten Tag begann Gelny mit dem Morden; er verabreichte Patienten tödliche Injektionen oder beauftragte untergeordnetes Personal mit dieser Aufgabe. Die genaue Zahl seiner Opfer kann heute nicht mehr rekonstruiert werden.[1]

Der Gugginger Anstaltsdirektor Josef Schicker (Kap. 60) war zwar kein enthusiastischer Befürworter der Krankenmorde, er legte Gelny aber auch keine Hindernisse in den Weg. Lediglich die Pflegerin Emilie Mayer setzte ihre Existenz aufs Spiel; um nicht in die Tötungen verwickelt zu werden, kündigte sie ihren Dienst.

Gelny empfing im Februar 1944 zwei Vertreter der „Aktion T4" (Kap. 4) in Gugging, denen er versicherte, als Aktivist und auf eigene Faust und ohne dienstlichen Auftrag zu handeln. Unmittelbar danach wandte er sich direkt an Paul Nitsche,[2] den medizinischen Leiter der „Aktion T4", und bat ihn um ein persönliches Gespräch über die Frage der „Euthanasie". Daraufhin lud dieser Gelny zu einer Besprechung ein. Anschließend konnte es Gelny sich sogar erlauben, sich dem Gauleiter zu widersetzen, der angeordnet hatte, die Tötung von Kranken einzustellen.

---

[1] jb2016_czech.pdf (doew.at).
[2] Böhm B. Paul Nitsche – Reformpsychiater und Hauptakteur der NS-„Euthanasie" [Paul Nitsche: psychiatric reformer and main protagonist of Nazi euthanasia]. Nervenarzt. 2012 Mar;83(3):293–302. German. 10.1007/s00115-011-3389-1. PMID: 22399059.

Gelny veranlasste zudem Karl Brandt (Kap. 19, Box 1) zu einer Intervention, worauf beschlossen wurde, das Morden fortzusetzen, wenn auch unter „größerer Zurückhaltung".[1]

Gelny wechselte zwischen den Anstalten in Gugging und Mauer-Öhling (Kap. 70, Box 1). Er sprach ungeniert davon, dass es unter den Pfleglingen viele „unnütze Esser" gebe, während tausende Soldaten ihr Leben lassen müssten, und meinte diese Patienten „gehörten daher weg". Im Sommer 1944 fand in Gugging eine Versammlung von Psychiatern aus dem „Altreich" statt. Gelny nutzte dieses Forum für eine Demonstration seines elektrischen Tötungsapparates[3,4] (Box 2).

Gelny schickte über 1000 Patienten zur Vergasung nach Hartheim (Kap. 42, Box 2). Insgesamt muss von weit über 2000 Opfern allein aus der Anstalt Mauer-Öhling ausgegangen werden.[5] Kurz vor Kriegsende, im April 1945, ging Gelny noch ein letztes Mal nach Mauer-Öhling, um dort noch rasch 149 Kranke eigenhändig zu töten.[6]

Nach Kriegsende flüchtete Gelny zunächst nach Kufstein, wo er bei der französischen Militärregierung eine Anstellung als Arzt fand. Als dort Verdacht geschöpft wurde, flüchtete Gelny, zunächst nach Syrien und später in den Irak, wo er als Arzt praktizieren durfte.

Emil Gelny starb vermutlich am 28. März 1961 in Bagdad.

---

[3] Emil Gelny – Wikipedia.
[4] Niederösterreichische Landesnervenklinik Gugging – Wikipedia.
[5] Landesklinikum Mauer – Wikipedia.
[6] jb_2017_czech.pdf (doew.at).

**Box 1: Die Anstalt Gugging[4]**
- 1885 als Irrenanstaltsfiliale Gugging-Kierling gegründet.
- Ab 1943 wurden in Gugging über 330 Menschen, darunter wahrscheinlich auch Jugendliche und Kinder, getötet.
- Weitere 600 Patienten der Anstalt wurden in Hartheim vergast.
- Es wird geschätzt, dass insgesamt etwa 2100 Patienten durch Vergasen, Elektroschock, Vergiften, Verhungern und Vernachlässigung in Gugging ermordet wurden.
- Im Juli 1947 verurteilte das Volksgericht Wien im sog. Gelny-Prozess vier Krankenschwestern und fünf Pfleger zu teils hohen Haftstrafen.
- 1954 erfolgte eine Modernisierung der Anstalt.
- Danach wurde die Anstalt mehrmals umbenannt.
- 2007 wurde sie vollständig aufgelöst.
- Auf dem Gelände sind heute das Art/Brut Center Gugging und das Institute of Science and Technology Austria (ISTA) ansässig.
- Im Park des Campus wurde ein Memorial errichtet, das an die Krankenmorde erinnert.


**Box 2: Gelnys elektrische Tötungsmethode[1]**
- Gelny modifizierte ein Elektrotherapiegerät, um tödliche Stromstöße verabreichen zu können.
- Im April 1944 mordete er in Gugging erstmals 6 Patienten mit diesem Gerät.
- Danach tötete er wiederholt Patienten mit dieser Methode, u. a. zu Demonstrationszwecken.
- Otto Hamminger erinnerte sich nach Kriegsende vor dem Volksgericht: „Dieser Patient starb in Anwesenheit aller Gäste, mir lief damals noch ein Gruseln über den Körper. Ich wunderte mich bei der Vorführung, während welcher Gelny die Uhr in der Hand hielt, über deren außergewöhnliche Länge. Vor der Demonstration sprach Gelny über deren Zweck nichts, nach Eintritt des Todes des Patienten sprach er über die Vorzüge seiner Methode, die er in Anwendung des Schockapparates erblickte."

- Der Assistent der Klinik Wolfgang Holzer hatte zwei Modelle des Geräts entwickelt. Die Geräte wurden von der Wiener Firma F. Reiner & Co.[7] erzeugt und vertrieben.
- Gelegenheit zu einer Verwendung an einer großen Zahl von Kranken fand Gelny erst im April 1945 in der Anstalt Mauer-Öhling.

---

[7] Pelikangasse 6, 1090 Wien | F. Reiner & Co. GmbH, Medizintechnik | mapknows.at.

# 24

# Gross, Karl Josef (1907–1967)

**Zusammenfassung** Karl Josef Gross wurde nach seinem Studium zunächst Kurarzt. Er trat 1939 der Waffen-SS bei und begann dann mit diversen Impfversuchen an KZ-Häftlingen. Nach dem Krieg arbeitete er wieder in eigener Praxis. Aus Gesundheitsgründen begab er sich schon früh in den Ruhestand. Er starb 1967, ohne dass er jemals für seine Menschenversuche zur Rechenschaft gezogen wurde.

Karl Josef Gross (bisweilen auch Groß) wurde in Bad Vellach, Kärnten, als erster von zwei Söhnen wohlhabender Eltern geboren. Er besuchte das Gymnasium in Klagenfurt, wo er 1927 sein Abitur ablegte. Sodann studierte er Medizin, und nach seiner Promotion im Jahr 1933 wurde er Kurarzt in Bad Vellach. In dieser Position soll er auch viele mittellose Patienten kostenlos behandelt haben. Daneben betätigte er sich auch als Amateurarchäologe.[1]

Etwa 1935 heiratete Gross seine erste Frau, Hilde Rotz, Tochter eines Druckereibesitzers in Graz. Nach der Hochzeit führte sie in Bad Vellach für ihren Mann die zur Arztpraxis gehörende Apotheke.[2]

Im Februar 1939 trat Gross der Waffen-SS bei und avancierte alsbald zum Sturmbannführer. Als Truppenarzt machte er den West-, Südost- und den Russlandfeldzug mit.[2] Ab Mai 1942 arbeitete er am Hygiene-Institut der Waffen-SS in Berlin.[3] Im Juni wechselte er an das Robert-Koch-Krankenhaus in Wien. Hier lernte er seine spätere zweite Frau Gisela Emmi Pauline Mathilde Volckmann kennen, die als Assistentin am Institut arbeitete.[2] In der Folgezeit testete Gross im Auftrag der Behringwerke Impfstoffe u. a. gegen Paratyphus an etwa 1000 Häftlingen im KZ Mauthausen (Kap. 21, Box 3).[4]

1943 wurde Gross auf Veranlassung Himmlers an das Zentralinstitut für Krebsforschung in Nesselstedt (Box 1) abkommandiert, wo er die Leitung der bakteriologischen Abteilung übernahm.[5] Er testete weiterhin an KZ-Häftlingen die Wirkung von Impfstoffen, wohl aber auch die von Pest-Erregern. Die diesbezüglichen Akten mit den Namen von 1105 Opfern sowie Datum und Art der Tests vom Zeitraum von Februar bis April 1943 sind erhalten. Verwendet wurden diverse Impfstoffe der IG-Farben.[1] Zudem soll Gross auch an Versuchen zur biologischen

---

[1] Karl Josef Gross – Wikipedia.
[2] CAR_191_111_0073-0082.pdf (zobodat.at).
[3] Hygiene-Institut der Waffen-SS – Wikipedia.
[4] Klee E: Auschwitz, die NS-Medizin und ihre Opfer. Fischer Verlag, Frankfurt, 1997.
[5] Zentralinstitut für Krebsforschung (Reichsinstitut) – Wikipedia.

Kriegsführung beteiligt gewesen sein, die einigen Quellen zufolge 1943 an russischen Kriegsgefangenen in Nesselstedt durchgeführt wurden.[3]

Bei Kriegsende gelangte Gross in Kriegsgefangenschaft. Die umfangreichen Daten seiner Menschenversuche sollen von den Amerikanern konfisziert worden sein.[6] Im Februar 1946 wurde er aus der Kriegsgefangenschaft entlassen und arbeitete dann wieder als Arzt. Ende 1946 erlitt er seinen ersten Herzinfarkt.

Im Januar 1947 wurde Gross wegen seiner Zugehörigkeit zur SS inhaftiert. Er kam aber bald wieder frei, ohne dass gegen ihn Anzeige erstattet wurde. Da nach seiner Freisetzung seine Praxis nicht mehr florierte – die Bevölkerung in Vellach mistraute ihm offenbar wegen seiner NS-Vergangenheit - und er bald einen zweiten Herzinfarkt erlitt, lebte er fortan in der Familienvilla in Bad Vellach von dem ererbten Vermögen.[2] Eine andere Quelle besagt dagegen, dass er nach 1945 eine Praxis in Linz betrieb.[7]

Karl Josef Gross starb 1967 an einem weiteren Herzinfarkt, ohne dass er jemals für seine Menschenversuche an KZ-Häftlingen zur Verantwortung gezogen wurde.

> **Box 1: Das Zentralinstitut für Krebsforschung[5]**
> - Im Juni 1942 gegründet.
> - Es war ein Reichsinstitut an der Reichsuniversität Posen.
> - Es stand unter der Leitung des Arztes Kurt Blome.[8]
> - Das Institut sollte sich v. a. mit der Krebsforschung beschäftigen.
> - Daneben waren jedoch andere Projekte, z. B. zu biologischen Waffen, vorgesehen.

---

[6] Koch P-F: Menschenversuche. Piper Verlag, München, 1996.
[7] Klee E: Das Personenlexikon zum Dritten Reich. Fischer Verlag, Frankfurt, 2015.
[8] Kurt Blome – Wikipedia.

- Das Institut wurde mit insgesamt 1,5 Mio. Reichsmark gefördert.
- Ursprünglich waren sechs Abteilungen geplant: physiologisch-biologische Abteilung mit angegliederter Tumorfarm, bakteriologische und Vakzine-Abteilung, gynäkologisch-chirurgische Abteilung, Röntgen-radiologische Abteilung, Abteilung für Krebsstatistik, pharmakologische Abteilung.
- Die Entwicklung des Krieges verhinderte, dass alle Pläne vollständig realisiert werden konnten.
- Blome wurde im Nürnberger Ärzteprozess (Kap. 50, Box 1) angeklagt und am 20. August 1947 freigesprochen.
- Er gab zu Protokoll, dass im Institut niemals Experimente mit Biowaffen durchgeführt worden seien.

# 25

# Gross, Heinrich (1915–2005)

**Zusammenfassung** Heinrich Gross trat bald nach dem Anschluss der NSDAP bei und arbeitete ab 1940 an der Wiener Klinik „Am Spiegelgrund". Dort hatte er den Tod zahlloser Kinder zu verantworten. Nach dem Krieg wurde er zu 2 Jahren Haft verurteilt. Anschließend machte er als hoch-dotierter Gerichtsgutachter Karriere. Er wurde danach noch mehrmals angeklagt, aber nie wieder verurteilt.

Heinrich Gross wurde am 14. November 1915 in Wien geboren, wo er 1939 sein Medizinstudium mit der Promotion abschloss. Als begeisterter Nationalsozialist war er bereits 1932 der Hitlerjugend und 1933 dem SA-Sturm beigetreten. 1935 stieg er zum Bezirksschulungsführer, 1936 zum Sturmbannschulungsführer, 1937 zum Oberscharführer auf. Danach besuchte er die Brigadeführerschule, wo er 1938 zum Truppführer avancierte.[1]

Nach dem Anschluss 1938 wurde Gross Mitglied der NSDAP. 1939 heiratete er seine Frau Hilde, mit der er drei Kinder hatte. 1940 begann er als Volontärarzt im Wiener Kaiserin-Elisabeth-Spital und danach als Aushilfsanstaltsarzt in der Pflegeanstalt Ybbs (Box 1), wo er erstmals den Abtransport Geisteskranker in Tötungsanstalten miterlebte. Im November 1940 arbeitete Gross unter Erwin Jekelius (Kap. 36), Margarethe Hübsch (Kap. 35) und Ernst Illing (Kap. 35, Box 1)[2] zunächst als Aushilfsanstaltsarzt, später als Assistenzarzt an der Klinik „Am Spiegelgrund" (Kap. 68, Box 1). Im April 1941 übernahm er dort die Leitung der neu gegründeten Säuglingsabteilung, wo im Rahmen der „Aktion T4" (Kap. 4) Patienten ermordet wurden. Als T4-Gutachter oblag ihm nicht nur die Selektion und das Töten der Patienten, sondern auch die Korrespondenz mit den Eltern über den Tod ihres Kindes unter Angabe fingierter Todesursachen.

Gross besuchte 1941 und 1942 Weiterbildungskurse in der Tötungsanstalt Brandenburg (Kap. 17, Box 1). Unter der Leitung von Gross und Hübsch starben 336 Kinder, wobei Gross in 238 Fällen auch den Totenschein unterschrieb. Nach Illings Eintreffen in Wien begann Gross auch an medizinischen Experimenten mitzuwirken. So nahm er beispielsweise an vielen seiner Patienten unnötige Pneumoenzephalografien vor. Oft überlebten die Kinder diese extrem schmerzhafte Untersuchung nicht. Als Anerkennung für seine besonderen Leistungen im Morden Kranker erhielt Gross 1941 eine einmalige finanzielle Sonderzuwendung. Gross führte seine Tätigkeit als

---

[1] Heinrich Gross – Wikipedia.
[2] Ernst Illing – Wikipedia.

T4-Gutachter auch in Ybbs und im Kinderheim Frischau bei Znaim aus.[1]

Im März 1943 wurde Gross zur Wehrmacht eingezogen, wurde verwundet und arbeitete anschließend als Ausbildungsarzt im Lazarett am Wiener Rosenhügel. Im Dezember des gleichen Jahres wurde er nach Albanien versetzt, wo er erkrankte und über mehrere Zwischenstationen wieder nach Wien gelangte.

Bei Kriegsende flüchtete Gross aus Wien und geriet im Mai 1945 in sowjetische Kriegsgefangenschaft. Nach seiner Entlassung im Dezember 1947 kehrte er nach Wien zurück. Dort wurde er am 1. April 1948 verhaftet und in erster Instanz wegen Beihilfe zum Totschlag zu 2 Jahren Haft verurteilt. Da die Strafe der Dauer der Untersuchungshaft entsprach, wurde er bei Prozessende freigelassen. 1951 hob der oberste Gerichtshof das Urteil wegen „innerer Widersprüche in der Urteilsbegründung" auf und ordnete eine neue Verhandlung in Erstinstanz an. Die Staatsanwaltschaft stellte jedoch das Verfahren am 25. Mai 1951 wieder ein.

Gross gelang es sodann, erneut in den Dienst der Stadt Wien zu treten. Er beendete seine Ausbildung zum Facharzt für Psychiatrie und Neurologie und kehrte 1955 an die ehemalige Mordstätte Am Steinhof, nun Baumgartner Höhe genannt, zurück. Dort konnte er seine Forschungen an den Hirnen seiner Opfer fortsetzen und publizierte, z. T. mit Barbara Uiberrak (Kap. 69), nicht weniger als 34 Arbeiten über angeborene und frühzeitig erworbene hochgradige Schwachsinnszustände. 1957 wurde Gross Leiter der 2. Psychiatrischen Abteilung sowie des Neurohistologischen Laboratoriums der Baumgartner Höhe. Für seine

Forschungen an den Kinderhirnen wurde er 1959 mit dem Theodor-Körner-Preis ausgezeichnet.[3]

Ab 1960 fungierte Gross auch als Gerichtsgutachter für Neurologie und Psychiatrie und wurde zum meistbeschäftigten und höchstdotierten Gerichtsgutachter Österreichs; bis 1978 erstellte er rund 12.000 Gutachten. Daneben versuchte Gross mehrmals vergebens, sich zu habilitieren. Ihm wurde das österreichische Ehrenkreuz für Wissenschaft und Kunst I. Klasse verliehen, welches ihm jedoch 2003 wieder aberkannt wurde.

In seiner Funktion als Gerichtspsychiater traf Gross 1975 auf seinen ehemaligen Patienten Friedrich Zawrel.[4] Wolfgang Höllrigl veröffentlichte im Dezember 1978 einen Artikel über den „Arzt aus der NS-Mörderklinik".[5] Die Mitglieder der „Arbeitsgemeinschaft Kritische Medizin" (AKM) konfrontierten daraufhin Gross 1979 anlässlich einer Tagung. Werner Vogt[6] von der AKM verlangte, Gross solle doch über Tötungsdelikte Schizophrener referieren. Sodann wurde Vogt wegen übler Nachrede von Gross verklagt. In erster Instanz wurde Vogt für schuldig befunden; in der Berufung allerdings wurde er freigesprochen.

Nach der Öffnung der Stasi-Archive der DDR, 1989, wurde evident, dass Gross im „Dritten Reich" freiwillig an der „Aktion T4" (Kap. 4) teilgenommen hatte. Gross wurde daraufhin abermals angezeigt. Die Staatsanwaltschaft entschied jedoch, dass eine „allenfalls erweisbare Mitwirkung von Gross an Euthanasiehandlungen im Jahr

---

[3] Theodor-Körner-Preis – Wikipedia.
[4] Lehmann O, Schmidt T: In den Fängen des Dr. Gross: Das verpfuschte Leben des Friedrich Zawrel: Lehmann, Oliver, Schmidt, Traudl. Czernin Verlag, 2001.
[5] Wolfgang Höllrigl: *Ein Häftling erkannte in Österreichs meistbeschäftigtem Gerichtspsychiater Dr. Gross einen NS-Arzt wieder. Ein Arzt aus der NS-Mörderklinik.* Hrsg.: Kurier. 17. Dezember 1978, S. 13.
[6] Werner Vogt (Mediziner) – Wikipedia.

1944" nur als Totschlag zu bewerten und damit verjährt sei. Ende 1997 wurde dennoch ein Strafverfahren gegen Gross wegen Mordes eingeleitet. Nach weiteren Verzögerungen saß Gross im März 2000 schließlich auf der Anklagebank. Die Verhandlung wurde jedoch wegen eines psychiatrischen Gutachtens, das den Angeklagten als prozessunfähig auswies, vertagt und nie wieder aufgenommen.

Am 8. August 2005 erstatteten der deutsche Dokumentarfilmautor Thomas Staehler und der Historiker Florian M. Beierl erneut Strafanzeige gegen Gross wegen „Tötungsdelikten im Jahr 1941" und übergaben Dokumente der russischen Militärstaatsanwaltschaft aus den Jahren 1945–1948. Trotz einer eindeutigen Beweislage kam es zu keinem Verfahren mehr.

Heinrich Gross verstarb am 15. Dezember 2005.[1]

> **Box 1: Die Anstalt Ypps**[7]
> - Während der NS-Herrschaft wurden aus Ybbs 2282 Personen nach Hartheim (Kap. 42, Box 2) verbracht und dort getötet.
> - Von Februar 1942 bis Oktober 1944 war hier ein Reserve- und später bis zum Kriegsende ein Kriegslazarett untergebracht.
> - Im Juni 1942 standen 1400 Betten für Wehrmachtssoldaten zu Verfügung.
> - Vom 11. bis zum 16. April 1945 wurde die Anstalt zum Feldlazarett der SS-Totenkopfdivision umfunktioniert.
> - Am 6. Mai 1945 zogen alle Wehrmachtseinheiten aus.
> - Zwischen Mai 1945 und März 1947 wurde die Anstalt von der Roten Armee als Quartier benutzt.
> - Ab 1948 konnte sie wieder zivil genutzt werden.
> - 1996 erfolgte eine Umbenennung: *Therapiezentrum Ybbs an der Donau – Psychiatrisches Krankenhaus*.

---

[7] Therapiezentrum Ybbs – Psychiatrisches Krankenhaus – Wikipedia.

# 26

# Grosser, Otto (1873–1951)

**Zusammenfassung** Otto Grosser wurde nach seinem Medizinstudium zum Anatom. Er war ein überzeugter Nationalsozialist und machte eine bedeutende Karriere als Vorsitzender des Instituts für Anatomie der Deutschen Universität im besetzten Prag. Dort arbeitete er u. a. in dem Bereich der Rassenhygiene und war ein einflussreicher Propagandist der NS-Ideologie. Bei Kriegsende floh er aus Prag und zog sich an Attersee zurück.

Otto Grosser wurde am 21. November 1873 als Sohn eines Architekten in Wien geboren. Er studierte Medizin in Wien und, beeinflusst von seinen Lehrern Zuckerkandl und Hochstetter, entschied sich für das Fach Anatomie.

Grosser habilitierte sich 1902 in Embryologie[1] und wurde Dozent für Anatomie an der Universität Wien.

---

[1] Otto Grosser – Wikipedia.

1907 wurde er dort zum Professor für Anatomie ernannt. Zwei Jahre später wurde er zum Vorsitzenden und Leiter des Instituts für Anatomie der Deutschen Universität in Prag berufen. Es gelang ihm bald, seinen Lehrstuhl zu einem der modernsten und berühmtesten anatomischen Abteilungen Deutschlands auszubauen. Seine anatomisch-embryologische Forschung blieb eng mit der Chirurgie verbunden.[2]

Als überzeugter Nationalsozialist arbeitete Grosser auch in dem Bereich der Rassenhygiene, leitete die Abteilung Wissenschaft im NS-Dozentenbund (Kap. 47, Box 1) und fungierte in der ab 1939 vom SS-Ahnenerbe (Box 1) herausgegebenen Zeitschrift *Der Biologe*[3] als Sachbearbeiter für Anthropologie und Ontogenie. In all diesen Funktionen war er stets ein Befürworter und Propagandist der NS-Ideologie. Er bekleidete mehrere Ämter und erhielt zahlreiche Ehrungen:

- 1928/29 und 1934/35 Rektor der Karl-Ferdinands-Universität in Prag,
- 1936 Ehrendoktor der Universität Breslau,
- 1939 Carus-Preis,
- 1943 Goethe-Medaille für Kunst und Wissenschaft,
- Mitglied der Leopoldina, der Berliner und Wiener Akademien der Wissenschaften,
- 1918 Präsident der deutschen Gesellschaft der Wissenschaft und Künste in Prag,
- Kuratoriumsmitglied des Joseph-Freiherr-von-Eichendorff-Preises,
- zweiter Vorsitzender des Internationalen Embryologischen Instituts in Utrecht.[1]

---

[2] Oto Grosser's monographs – ScienceDirect.
[3] Microsoft Word – Diss. J. Gissing. 4. Kapitel._1_.doc.

Nach Kriegsende floh Grosser aus Prag und zog zum Attersee im Salzkammergut. Trotz seines Status als „Belasteter" durfte er seine Mitgliedschaft bei der Akademie der Wissenschaften behalten; dies wohl nicht zuletzt aufgrund seines fortgeschrittenen Alters.[4] Im November 1955 wurde in Wien eine Straße nach ihm benannt.[5]

Otto Grosser starb am 23.3.1951 in Thumersbach bei Zell am See.

> **Box 1: Das Ahnenerbe[6]**
> - Offizieller Name: Forschungsgemeinschaft Deutsches Ahnenerbe e. V.
> - Eine Forschungseinrichtung der SS.
> - Am 1. Juli 1935 von Himmler und Herman Wirth[7] gegründet.
> - Offiziell standen archäologische, anthropologische und geschichtliche Forschungen im Mittelpunkt.
> - De facto war das Ahnenerbe allerdings ein Instrument der NS-Kulturpolitik.
> - Ein Hauptanliegen war es, die Überlegenheit arischer Menschen über andere Rassen nachzuweisen.
> - Zudem war das Ahnenerbe beteiligt am systematischen Kunstraub in den besetzten Gebieten.
> - Es veranlasste auch Menschenversuche in KZs.
> - Es betrieb pseudowissenschaftliche Forschung zu okkulten Themen.
> - Es entwickelte sich zu einem berüchtigten Angelpunkt für Himmlers Fiktionen, Pseudoarchäologie und Verschwörungstheorien.

---

[4] Otto Grosser – Wien Geschichte Wiki.
[5] Straßennamen Wiens seit 1860.
[6] Ahnenerbe: The Nazis' Efforts To Prove Their Aryan Race Theories.
[7] Herman Wirth – Wikipedia.

# 27

# Hafferl, Anton (1886–1959)

**Zusammenfassung** Anton Hafferl spezialisierte sich nach seinem Studium in dem Fach Anatomie. 1933 wurde er als Ordinarius für Anatomie an die Universität Graz berufen. Nach dem Anschluss trat er der NSDAP bei. In Graz wurde seine anatomische Sammlung mit etwa 100 Leichen von Gestapo-Opfern versorgt. Einige davon ließ Hafferl bei Kriegsende heimlich verscharren. Obschon er als „belastet" eingestuft wurde, konnte er schon bald wieder seine alte Position in Graz einnehmen.

Anton Hafferl wurde in Wien geboren. Dort studierte er auch Medizin und promovierte 1912. Er habilitierte sich 1921 ebenfalls in Wien im Fach Anatomie. 1933 wurde er als Ordinarius für Anatomie an die Universität Graz berufen. Dort wurde er in drei Amtsperioden zum Dekan gewählt: 1937/38 und 1938–1945 sowie 1952.[1] Im „Dritten Reich" war Hafferl maßgeblich für die politische Ausrichtung der Grazer Universität (Kap. 40, Box 1).

Nach dem Anschluss wurde Hafferl Mitglied der NSDAP und Vertrauensmann des NS-Dozentenbundes (Kap. 47Box 1). 1939 publizierte er sein Buch *Die Anatomie der Pleurakuppel: Ein Anatomischer Beitrag zur Thoraxchirurgie.*[2] Er war mit dem Gauleiter Siegfried Uiberreither (Box 1) und mit dem SS-Sturmbannführer Bernward Josef Gottlieb[3] eng befreundet.

Hafferl und seine anatomische Sammlung wurden nach dem Anschluss mit etwa 100 Leichen von Gestapo-Opfern versorgt. Es handelte sich dabei häufig um hingerichtete NS-Gegner oder Widerstandskämpfer.[4] Anfang 1946 hat Hafferl dann heimlich 44 Leichen dieser Opfer der NS-Justiz verscharren lassen.[5]

Nach dem Krieg wurde er von seinen Ämtern enthoben. 1946 wurde er aufgrund seiner politischen Belastung kurzzeitig inhaftiert. Bereits 1948 wurde er jedoch in seinem Amt als Ordinarius für Anatomie erneut bestätigt. Er blieb bis zu seiner Emeritierung 1957 in dieser Position.

Hafferl ist Autor bedeutender Beiträge auf dem Gebiet der Anatomie, nicht zuletzt des Standardwerks *Lehrbuch der Topographischen Anatomie,* das erstmals 1953 erschien und bis heute im Druck ist.[6]

---

[1] Anton Hafferl – Wikipedia.
[2] Hafferl A: Die Anatomie der Pleurakuppel: Ein Anatomischer Beitrag zur Thoraxchirurgie. Springer, Berlin Heidelberg, 1939.
[3] Bernward Josef Gottlieb – Wikipedia.
[4] Historiker: „NS-Opfer wurden bis in die 1960er anatomisch verwertet" – Zeit – derStandard.at ›Wissenschaft.
[5] ANNO, Die Weltpresse, 1946-09-16, Seite 5.
[6] Hafferl A, Thiel W: Lehrbuch der topographischen Anatomie. Springer, Berlin Heidelberg 2014.

Anton Hafferl starb 1959 in Graz[7] und ist auf dem St.-Leonhard-Friedhof in Graz begraben.

> **Box 1: Siegfried Uiberreither (1908–1984)**
> - Geboren in Salzburg.
> - Studierte Jura.
> - 1931 trat er in die SA ein.
> - Nach dem Anschluss 1938 trat er der NSDAP bei.
> - Danach wurde er kommissarischer Polizeidirektor in Graz.
> - 1940 NS-Gauleiter, Reichsstatthalter und Reichsverteidigungskommissar in der Steiermark.
> - 1942 Reichsverteidigungskommissar für den Gau Steiermark.
> - Verantwortlich für Massenerschießungen von Freiheitskämpfern.
> - 1944 Führer des Volkssturms in der Steiermark.
> - 1945 Inhaftierung und anschließend Flucht nach Argentinien.
> - Danach Rückkehr nach Deutschland und neue Identität unter dem Namen Friedrich Schönharting.
> - Über 20 Jahre lang arbeitete er so in einer Kühlmaschinenfabrik in Sindelfingen.
> - Danach war er bei der Deutschen Bundesbahn beschäftigt.
> - Im hohen Alter an Alzheimer erkrankt.
> - Wurde nie wegen seiner Taten im „Dritten Reich" zur Rechenschaft gezogen.
> - 1984 in Sindelfingen verstorben.

---

[7] Schwartz-Karsten H. [Anton Hafferl]. Wien Klin Wochenschr. 1959 Jul 31;71:541-2. German. PMID: 14444031.

# 28

# Hamburger, Franz (1874–1954)

**Zusammenfassung** Franz Hamburger spezialisierte sich nach seinem Medizinstudium auf Pädiatrie. 1930 wurde er Vorstand der Wiener Kinderklinik, die dann rasch zu einer Hochburg des Nationalsozialismus degradierte. Hamburger kooperierte mit dem Wiener Zentrum der Kindermorde „Am Steinhof" und hatte so zahlreiche Krankenmorde mitzuverantworten. Bei Kriegsende wurde er von seinen Ämtern enthoben und ging bald danach in Pension.

Franz Hamburger wurde in Pitten bei Neunkirchen als Sohn eines Papierfabrikanten geboren. Er studierte Medizin in Heidelberg, München und Graz.[1] In Heidelberg wurde er 1892 Mitglied der schlagenden Verbin-

---

[1] Franz Hamburger (Mediziner) – Wikipedia.

dung Corps Rhenania.² 1898 promovierte er in Graz. Anschließend war er als Schiffsarzt und sodann als Assistenzarzt in Wien und Graz tätig, wo er eine Fachausbildung als Kinderarzt absolvierte. 1906 habilitierte er sich in diesem Fach, 1908 wurde er Vorstand der Kinderabteilung der Wiener Poliklinik, und 1912 folgte die Ernennung zum außerordentlichen Professor für Kinderheilkunde in Wien.

Im 1. Weltkrieg diente Hamburger als Stabsarzt in Serbien und Italien. 1916 wurde er zum ordentlichen Professor für Kinderheilkunde und Direktor der Kinderklinik an der Universität Graz ernannt. 1930 erhielt er den Ruf an die Universität Wien und wurde Vorstand der Wiener Universitätskinderklinik. Unter seiner Regie wurde die Kinderabteilung sodann zu einer Hochburg des Antisemitismus. Assistenten jüdischer Abstammung wurden entlassen und durch linientreue Nazis ersetzt.³

Seit 1931 gehörte Hamburger dem Steirischen Heimatschutz (Kap. 8, Box 1) an; 1934 trat er der NSDAP und später dem NS-Ärztebund (Kap. 60, Box 1) bei. Nach dem Anschluss wurde er einer der einflussreichsten Fürsprecher der NS-Ideologie an der Wiener Medizinischen Fakultät.³

Hamburger hatte erheblichen Einfluss sowohl in Wien als auch – dank seiner Position als Präsident der Deutschen Gesellschaft für Pädiatrie – auf nationaler Ebene. Er wurde zum Präsidenten des Wissenschaftlichen Senats der Akademie für ärztliche Fortbildung in Wien gewählt und gehörte zu den Mitherausgebern der *Münchner Medizinische Wochenschrift*⁴ und der *Wiener Klinische Wochen-*

---

² Corps Rhenania Heidelberg – Wikipedia.
³ Czech H: Paediatrics and Curative Paedagogy in National Socialist Vienna. Wiener Klinische Wochenschrift, 2018, Suppl 5, S. 329–333.
⁴ https://www.springermedizin.de/mmw-fortschritte-der-medizin/9284684.

*schrift*.⁵ Er befürwortete die Sterilisierung von behinderten Kindern (Kap. 3), und in seinem 1940 publizierten Lehrbuch sprach er sich eindeutig für das Töten von schwerbehinderten Neugeborenen aus.⁶

Hamburger veranlasste die Zusammenarbeit seiner Klinik mit der Heil- und Pflegeanstalt „Am Steinhof" (Kap. 68, Box 1) – Erwin Jekelius (Kap. 36), der Direktor dieser Anstalt, war Assistent an seiner Klinik gewesen.³ Viele Kinder wurden so von Hamburgers Universitätskinderklinik in den Tod geschickt. Daneben wurden an Hamburgers Klinik auch eine Reihe von Menschenversuchen, z. T. mit tödlichem Ausgang, durchgeführt (Kap. 67).³

1944 wurde Hamburger die Goethe-Medaille für Kunst und Wissenschaft (Box 1) verliehen. Im gleichen Jahr wurde er emeritiert, und übernahm sodann die Leitung der Kinderabteilung im Krankenhaus in Vöcklabruck.

Über 250 wissenschaftliche Publikationen und Lehrbücher stammen von Hamburger, z. B.:

- *Allgemeine Pathogenese und Pathologie des Kindesalters,*
- *Allgemeine Pathologie und Diagnostik der Kindertuberkulose,*
- *Die Tuberkulose des Kindesalters,*
- *Lehrbuch der Kinderheilkunde,*
- *Handbuch der Diphtherie,*
- *Neurosen des Kindesalters,*
- *Umgang mit Kindern.*⁷

---

⁵ Home | Wiener klinische Wochenschrift.
⁶ Hamburger F, Priesel R: Kinderheilkunde, Lehrbuch für Ärzte und Studenten. Franz Deuticke, Wien, 1940.
⁷ Franz Hamburger – Wien Geschichte Wiki.

Nach dem Krieg wurde Hamburger von allen seinen Funktionen entlassen. 1947 trat er in den Ruhestand.

Franz Hamburger starb 1954 in Vöcklabruck.

> **Box 1: Goethe-Medaille für Kunst und Wissenschaft**[8]
> - Eine Auszeichnung, die von Reichspräsident Paul von Hindenburg zum Gedenken an den hundertsten Todestag Johann Wolfgang von Goethes 1932 gestiftet wurde.
> - Ab November 1934 übernahm Hitler selbst die Verleihung.
> - Hitler vergab die Medaille meist anlässlich wichtiger Jubiläen.
> - Viele der Preisträger waren glühende Anhänger des Nationalsozialismus.
> - Jüdische Kandidaten wurden nicht mehr berücksichtigt.
> - Die Medaille wurde zum letzten Mal im Dezember 1944 verliehen.

---

[8] Goethe-Medaille für Kunst und Wissenschaft – Search.

# 29

# Hamperl, Herwig (1899–1979)

**Zusammenfassung** Herwig Hamperl wurde nach seinem medizinischen Staatsexamen 1923 Assistent am Institut für Pathologie der Universität Wien. 1937 wurde er NSDAP Mitglied. 1940 folgte er einem Ruf an die Universität Prag. Dort wurde er zu einem einflussreichen Propagandisten der NS-Ideologie. Nach Kriegsende wurde Hamperl kurzfristig interniert, machte sodann aber eine steile akademische Karriere. In seinen Memoiren von 1972 beschönigte er seine NS-Vergangenheit.

Herwig Hamperl wurde als Sohn eines Gemeindearztes in Wien geboren. Er besuchte das Döblinger Gymnasium in Wien und leistete nach seinem Abitur bis Herbst 1918 Militärdienst. Danach begann er sein Studium der

Medizin in Wien.[1] Nach dem Staatsexamen 1923 wurde er Assistent am Institut für Pathologie der Universität Wien. Im Jahr 1928 ging er an das Institut für Pathologie der Universität Freiburg im Breisgau. Von 1929 bis Herbst 1930 war er Stipendiat der Deutschen Forschungsgesellschaft (Kap. 34, Box 1)[2] und der Notgemeinschaft der Deutschen Wissenschaft[3] in der Sowjetunion, wo er auch Russisch lernte. Danach kehrte er als Assistent an das Institut für Pathologie in Wien zurück, wo er sich 1931 im Fach Pathologie habilitierte.[4,5]

Hamperl folgte 1935 einem Ruf als außerordentlicher Professor an die Charité in Berlin. 1937 trat er der NSDAP und anschließend der SA bei. 1940 wurde er als Ordinarius an die Karl-Ferdinands-Universität nach Prag berufen, wo er bis zum Kriegsende das Institut für Pathologie leitete.

Hamperl galt bald als einer der führenden Pathologen des „Dritten Reichs". Dies brachte ihm u. a. die „Ehre" ein, die Leiche von Reinhard Heydrich (Box 1) zu obduzieren.[6] In Prag nahm Hamperl bald einflussreiche Positionen ein: Von 1940–1945 war er Fakultätsvertreter des Nationalsozialistischen Deutschen Dozentenbunds (Kap. 47, Box 1). Vom 31. Juli 1940 bis 10. Dezember 1942

---

[1] Gross D, Kaiser S, Gräf C, Uhlendahl H, Schmidt M. Between fiction and reality: Herwig Hamperl (1899–1976) and the Third Reich as reflected in his autobiography. Pathol Res Pract. 2019 Apr;215(4):832–841. https://doi.org/10.1016/j.prp.2018.12.019. Epub 2018 Dec 24. PMID: 30626488.
[2] DFG – Deutsche Forschungsgemeinschaft – Die Zeit des Nationalsozialismus.
[3] Notgemeinschaft der Deutschen Wissenschaft – Wikipedia.
[4] Herwig Hamperl – Wikipedia.
[5] Klee E: Das Personenlexikon zum Dritten Reich. Fischer Verlag, Frankfurt, 2015.
[6] Gerwarth R, Rennert U: Reinhard Heydrich: Biographie. Siedler Verlag, 2011.

war er Vizerektor der Universität. Zudem fungierte er als offizieller Pressesprecher der Medizinischen Fakultät.[1] In all diesen Positionen war er ein eifriger Propagandist der NS-Ideologie.

Nach Kriegsende wurde Hamperl kurzfristig interniert, konnte aber, nicht zuletzt mittels seiner russischen Sprachkenntnisse, eine sowjetische Kriegsgefangenschaft abwenden. Danach arbeitete Hamperl als Prosektor. 1949 erhielt er eine Professur an der Universität Uppsala, nahm aber noch im gleichen Jahr eine Berufung nach Marburg an, wo er 1951/52 zum Dekan der Medizinischen Fakultät der Universität ernannt wurde. Von 1954–1968 war er als Ordinarius für Pathologie an der Universität Bonn tätig. 1955 wurde er Mitglied der Deutschen Akademie der Wissenschaften zu Berlin.

Hamperls Memoiren vom Jahr 1972 zeichnen sich bezüglich seiner Nazi-Vergangenheit durch Auslassungen, Ausschmückungen und Beschönigungen aus.[7] So macht Hamperl beispielsweise unrichtige Angaben zur Frage seiner NSDAP-Mitgliedschaft, stellt sich als politisch wenig engagiert dar, und macht kaum kritische Anmerkungen zur NS-Ideologie oder zu den NS-Verbrechen.[1]

Herwig Hamperl starb 1976 in Bonn.

> **Box 1: Reinhard Heydrich** [6]
> - Geboren 1904 in Halle an der Saale.
> - 1922 meldete er sich zur deutschen Kriegsmarine.
> - Nachdem er 1931 das Offizierskorps entehrt hatte, musste er aus der Marine austreten.
> - Anschließend engagierte er sich in der NSDAP.

---

[7] Hamperl H: Werdegang und Lebensweg eines Pathologen. Schattauer, Stuttgart, 1972.

- Im August 1931 holte Himmler Heydrich in die SS und beauftragte ihn mit dem Aufbau des Sicherheitsdienstes (Kap. 8, Box 2).
- Im April 1933 ernannte ihn Himmler zu seinem Stellvertreter.
- 1936 wurde er zum Chef des Hauptamtes Sicherheitspolizei ernannt.
- Am 20. Januar 1942 berief Heydrich die Wannsee-Konferenz.[8]
- Dort stellte er den Beamten der Reichsministerien seine Pläne zur „Endlösung der Judenfrage" vor.
- Am 27. Mai 1942 wurde Heydrich in einem Attentat in Prag schwer, aber nicht tödlich verletzt.
- Am 4. Juni 1942 starb Heydrich an seinen Verletzungen.
- 9. Juni 1942: Hitler ordnete Vergeltungsmaßnahmen gegen die tschechische Bevölkerung an. Die Repressalien konzentrierten sich auf die Stadt Lidice und das Dorf Ležáky.

---

[8] Longerich P: Wannseekonferenz: Der Weg zur „Endlösung". Pantheon, 2016.

# 30

# Heim, Aribert (1914–1992)

**Zusammenfassung** Aribert Heim wurde bereits als Medizinstudent NSDAP-Mitglied. Wenige Jahre nach seinem Studium wurde er Lagerarzt in mehreren KZs. Dort hatte er den Tod von zahllosen Häftlingen zu verantworten. Nach dem Krieg gelang ihm die Flucht nach Kairo, wo er als Arzt praktizieren durfte und 1992 starb.

Aribert Heim wurde in Radkersburg in der Steiermark geboren.[1] Ab 1933 studierte er Medizin zunächst in Wien und dann in Rostock. 1935 wurde er illegales und später legales Mitglied der NSDAP und der SA (Kap. 2, Box 1). 1940 promovierte er in Wien. Als SS-Mitglied besuchte Heim auch die Medizinische Akademie der SS (Kap. 44, Box 1).

---

[1] Kulish N, Mekhennet S: The Eternal Nazi: From Mauthausen to Cairo, the Relentless Pursuit of SS Doctor Aribert Heim. Knopf Doubleday Publishing Group, 2014.

Im April 1940 meldete sich Heim freiwillig zur Waffen-SS, wo er 1944 den Rang eines SS-Hauptsturmführers erreichte. Ab August 1940 war er bei dem Sanitätsersatzbataillon der SS-Verfügungstruppe in Prag beschäftigt. Sodann wurde er Lagerarzt im KZ Sachsenhausen (Kap. 37, Box 1), wechselte im Juni 1941 in das KZ Buchenwald (Box 1), und im Juli 1941 in das KZ Mauthausen (Kap. 21, Box 3).

In Mauthausen führte er zu Übungszwecken über 200 nicht medizinisch indizierte Operationen an Häftlingen aus; 53 seiner Opfer starben postoperativ. Gemeinsam mit dem Lagerapotheker Erich Wasicky (Box 2) tötete er hundertfach Juden durch intrakardiale Injektionen. „Dr. Heim hatte die Angewohnheit, in die Münder der Häftlinge zu schauen, um festzustellen, ob ihre Zähne in tadellosem Zustand waren", gab später ein Häftling aus Mauthausen zu Protokoll. „Wenn dies der Fall war, tötete er den Häftling mit einer Injektion, schlug ihm den Kopf ab, ließ ihn stundenlang im Krematorium schmoren, bis alles Fleisch vom nackten Schädel abgezogen war, und bereitete den Schädel für sich und seine Freunde als Dekoration für ihre Schreibtische vor."[2]

Nach Heims eigenen Angaben wurde er am 24. November 1941 in ein SS-Lazarett in Wien versetzt. Dem widersprechen jedoch Aussagen von Häftlingen, die ihn noch im Sommer 1942 in Mauthausen verorten. Ab Oktober 1942 diente Heim dann als Arzt bei der 6. SS-Gebirgsdivision „Nord".[3]

Bei Kriegsende gelangte Heim in Kriegsgefangenschaft und wurde am 22. Dezember 1947 im Zuge einer Weih-

---

[2] Dr. Aribert Heim, the Most-Wanted Nazi War Criminal, Is Uncovered – The New York Times (nytimes.com).
[3] Aribert Heim (jewishvirtuallibrary.org).

nachtsamnestie entlassen. In seinem Entnazifizierungsverfahren im März 1948 gab er an, er sei gegen seinen Willen zur Waffen-SS eingezogen worden. „Von den verbrecherischen Absichten und Zielen der SS" sei ihm bei seinem Eintritt nichts bekannt gewesen, und er habe „zu keinem Zeitpunkt an Aktionen, die gegen die Menschenrechte oder gegen das Völkerrecht waren, teilgenommen".[1]

Danach arbeitete Heim im Bürgerhospital im hessischen Friedberg. Im Juli 1949 heiratete er Friedl Bechtold und ließ sich als Arzt in Mannheim nieder. Aus der Ehe gingen zwei Kinder hervor. 1953 absolvierte Heim seine Facharztprüfung; im folgenden Jahr zog er nach Baden-Baden, wo er im November 1955 eine Praxis als Gynäkologe eröffnete. Im Dezember 1956 nahm er schließlich die deutsche Staatsangehörigkeit an.[1]

Die österreichischen Behörden erließen am 28. März 1950 einen Haftbefehl gegen Heim, der jedoch unzutreffende Angaben enthielt und daher wirkungslos blieb. Ein zweiter, im Juli 1957 vom Landesgericht Wien erlassener Haftbefehl war auf Österreich beschränkt und enthielt weiterhin unzutreffende Angaben. Im Oktober 1961 wandte sich die Zentrale Stelle der Landesjustizverwaltungen in Ludwigsburg an die österreichischen Behörden, um Heim anhand von Lichtbildern identifizieren zu lassen. Zwei Zeugen erkannten Heim sodann wieder.[1]

Als schließlich das Amtsgericht Baden-Baden einen Haftbefehl erließ, tauchte Heim am 14. September 1962 unter. Im Juni 1979 verurteilte eine Berliner Spruchkammer Heim in Abwesenheit zu einer Geldstrafe von 510.000 DM. Am 17. Januar 1986 wurde in der Fernsehsendung „Aktenzeichen XY ... ungelöst" nach Aribert Heim gesucht. Das Justizministerium von Baden-Württemberg hatte zudem eine Belohnung von 30.000 DM ausgesetzt. 2005 stellte das Simon-Wiesenthal-Zentrum die „Operation Last Chance" vor, mit der die letzten noch lebenden NS-Kriegsverbrecher gefasst werden sollten, und ging dabei auch auf den Verbleib Heims ein. Eine anschließende großangelegte internationale Suchaktion blieb ohne Erfolg.

2009 wurde bekannt, dass Heim am 10. August 1992 in Kairo, wo er unter dem Namen Tarek Hussein Farid gelebt hatte, an Darmkrebs gestorben war. Heim hatte jahrelang mit Freunden und Verwandten korrespondiert und sogar Geld von seiner Schwester geschickt bekommen. Sein Sohn sagte aus, dass Heim sich Mitte der 1970er-Jahre in der ägyptischen Hauptstadt niedergelassen hatte und später zum Islam konvertiert war. Zunächst hatte er unter dem Namen Ferdinand Heim gelebt, bevor er sich 1980 Tarek Hussein Farid nannte.[4]

In Heims Unterkunft in Kairo wurde nach seinem Tod eine Aktentasche sichergestellt, die ein Archiv vergilbter Seiten enthielt mit Briefen und medizinischen Testergebnissen, seine Finanzunterlagen und einen kommentierten deutschen Artikel über Heims Fahndung und seinen Prozess. Einige Dokumente lauten auf den Namen Heim, andere auf Farid, alle mit demselben Geburtsdatum, 28. Juni 1914, und demselben Geburtsort, Radkersburg, Österreich.[2]

Heims Sohn sagte ferner aus, sein Vater sei über Frankreich und Spanien geflohen, bevor er nach Marokko kam und sich schließlich in Ägypten niederließ. In einem Brief beschuldigte Heim Simon Wiesenthal, der einst in Mauthausen interniert gewesen war, „derjenige zu sein, der diese Gräueltaten erfunden hat". [2]

---

[4] La justice allemande officialise la mort du criminel nazi Aribert Heim (lemonde.fr).

### Box 1: Das Konzentrationslager Buchenwald[5]

- Das KZ wurde im Juli 1937 auf dem Ettersberg bei Weimar eingerichtet.
- Es war das größte KZ im Altreich.
- Anfangs waren die Häftlingen meist deutsche Kommunisten.
- Später kamen sie aus ganz Europa und der Sowjetunion, darunter Juden, Polen und andere Slawen, Geisteskranke und körperlich Behinderte, politische Gefangene, Roma, Freimaurer und Kriegsgefangene.
- Daneben wurden gewöhnliche Kriminelle und Personen, die vom NS-Regime als sexuell abweichend angesehen wurden, interniert.
- Sie alle mussten als Zwangsarbeiter in den örtlichen Rüstungsbetrieben arbeiten.
- Insgesamt durchliefen 280.000 Häftlinge das Lager und seine 139 Außenlager.
- 56.545 Häftlinge starben in Buchenwald.
- Nach dem Krieg wurde das Lager von den Sowjets als Internierungslager benutzt.
- Heute dienen die Überreste von Buchenwald als Gedenkstätte, Dauerausstellung und Museum.

### Box 2: Erich Wasicky (1911–1947)[6]

- Geboren in Wien.
- Studierte Pharmazie in Wien.
- Trat 1930 der NSDAP und 1933 der SS bei.
- Zwischen Juni 1940 und Januar 1944 Apotheker im KZ Mauthausen.
- War an der Selektion der ankommenden Häftlinge, die sofort vergast wurden, beteiligt.
- Diente auch als Fahrer des Vergasungswagens, der zwischen Mauthausen und dem KZ Gusen eingesetzt wurde.

---

[5] Knigge V, Löffelsender M, Lüttgenau R-G, Stein H: Buchenwald: Ausgrenzung und Gewalt 1937 bis 1945. Wallstein, 2016.

[6] Erich Wasicky, der mörderische Apotheker des KZ Mauthausen – Zeit – derStandard.de › Wissen und Gesellschaft.

- War zudem an Vergasungsaktionen im Rahmen der Aktion 14f13 (Kap. 4) in Hartheim beteiligt.
- Tötete gemeinsam mit Heim jüdische Häftlinge durch intrakardiale Injektionen.
- Wurde 1946 zum Tode verurteilt.
- Das Urteil wurde am 28. Mai 1947 vollstreckt.

# 31

# Herbst, Rudolf (1901–1970)

**Zusammenfassung** Rudolf Herbst studierte Medizin und wurde Urologe. Als fliegerärztlicher Experte der Universität Graz war er Teilnehmer einer Diskussion über Experimente mit Todesfolge an Häftlingen aus dem KZ Dachau. Nach dem Krieg wurde er außerordentlicher Professor für Urologie in Graz.

Rudolf Herbst wurde am 6.5.1901 in St. Peter bei Graz geboren. Nach dem Medizinstudium wurde er Urologe und fliegerärztlicher Sachbearbeiter an der Universität Graz (Kap. 40, Box 1) und stieg bis in den Rang eines Oberstabsarztes auf.

Im Oktober 1942 nahm Herbst in der Funktion als fliegerärztlicher Sachbearbeiter an der Tagung „Ärztliche Fragen bei Seenot und Winternot" teil. Dort wurden vor einem ausgewählten Gremium von Experten die Ergebnisse der höchst grausamen Menschenversuche aus dem

KZ Dachau (Kap. 19, Box 2) vorgestellt und diskutiert.[1] Dabei wurde unverblümt auch der oft letale Ausgang der Versuche dargestellt: „Der Rigor hört schlagartig auf, wenn der Tod eintritt."[2] Von den rund 90 anwesenden Fachleuten nahm keiner in irgendeiner Form daran Anstoß – so auch nicht Herbst.

Diese von Sigmund Rascher (Box 1) durchgeführten Versuche gehören zu den etwa 70 medizinischen Forschungsprojekten (Kap. 5), die meist an KZ-Häftlingen im „Dritten Reich" durchgeführt wurden. Etwa 3000 Versuchspersonen starben und zahlreiche weitere Probanden erlitten bleibende gesundheitliche Beeinträchtigungen.

Der Luftwaffe erschien es insbesondere wichtig, zu wissen, ob und wie Menschen in großen Höhen arbeiten können, und welche Rettungsmöglichkeiten es bei Druckabfall oder Fallschirmabsprung gab. Rascher führte zu diesem Zweck Höhenversuche an Häftlingen im KZ Dachau durch. Dabei wurden die Bedingungen bis in 21 km Höhe simuliert.

Nach dem Krieg wurde Herbst 1948 Dozent an der Universität Wien. Danach wurde er zum außerordentlicher Professor für Urologie in Graz ernannt, wo er u. a. über den Bluthochdruck bei Nierenerkrankungen forschte.[3]

Rudolf Herbst starb 1970 in Graz, ohne dass er sich für sein Verhalten im „Dritten Reich" jemals verantworten musste.

---

[1] Klee E: Das Personenlexikon zum Dritten Reich. Fischer Verlag, Frankfurt, 2015.
[2] Klee E: Auschwitz, die NS-Medizin und ihre Opfer. Fischer Verlag, Frankfurt, 1997.
[3] Zur Frage der Entstehung des Hochdruckes bei einseitigen Nierenerkrankungen | SpringerLink.

**Box 1: Sigmund Rascher (1909–1945)[4]**
- Studierte Medizin in München.
- Begann seine Karriere als pseudowissenschaftlicher Datenfälscher bereits mit seiner Doktorarbeit zu einer anthroposophischen Diagnostik.
- Suchte die Bekanntschaft Himmlers.
- Rascher bearbeitete Himmlers pseudowissenschaftliche Konzepte.
- Im KZ Dachau führte Rascher mit Himmlers Unterstützung diverse Menschenversuche durch.
- Mehr als 150 Todesopfer waren die Folge.
- Rascher fiel u. a. wegen Betrugs in Ungnade und wurde inhaftiert.
- Wenige Tage vor der Befreiung des KZ Dachau wurde er auf Himmlers Befehl in Dachau erschossen.

---

[4] Bär S: Der Untergang des Hauses Rascher: Eine ausufernde Darstellung des seltsamen Lebens des Dachauer KZ-Arztes samt seiner Verwandten, Bekannten und Trabanten. epubli, 2016.

# 32

# Hermann, Josefine (1911–?)

**Zusammenfassung** Josefine Hermann studierte Medizin in Graz und spezialisierte sich auf Neurologie/Psychiatrie. Nach mehreren Assistenzarztstellen übernahm sie die Position der Oberärztin in der psychiatrischen Abteilung des Feldhofs. Dort war sie beteiligt an der Selektion der Patienten, die ermordet werden sollten. Nach dem Krieg wurde die Schuld an diesen Morden einem Kollegen zugeschoben, der bereits Suizid begangen hatte, und Hermann wurde nie bestraft.

Josefine Hermann wurde in Bruck an der Mur geboren. Sie studierte Medizin an der Universität Graz, wo sie 1939 promovierte.[1] Ab November 1939 arbeitete sie an

---

[1] Seite – 81 – in Politisch ist er einwandfrei – Kurzbiographien der an der Medizinischen Fakultät der Universität Graz in der Zeit von 1938 bis 1945 tätigen WissenschafterInnen, Band 39 | Web-Books im Austria-Forum.

der Psychiatrisch-Neurologischen Klinik in Graz. Im April 1941 wurde sie mit der Leitung der dortigen Frauenambulanz betraut. Im Januar 1943 wurde sie zur wissenschaftlichen Assistentin an der Psychiatrisch-Neurologischen Universitätsklinik in Graz ernannt. Später wurde sie Assistentin von Dr. Peter Korp (Kap. 40) in der Kinder- und Jugendabteilung des Feldhofs (Box 1).[2]

Hermann wurde sodann zur Oberärztin der Frauenabteilung des Feldhofs befördert. Sie war u. a. für die körperlichen Untersuchungen von Minderjährigen zuständig. Dabei galt es festzustellen, ob diese Patienten beziehungs- und arbeitsfähig waren. Wenn Hermann und Korp der Meinung waren, dass Patienten diese Kriterien nicht erfüllten, wurden die meisten von ihnen getötet. Bis Ende April 1945 starben so 2270 Kinder.

Nach dem Krieg begannen Untersuchungen über die im Rahmen der „Aktion T4" (Kap. 4) begangenen Verbrechen. Die Schuld wurde Dr. Ernst Sorger (Kap. 63) zugeschoben. Da dieser jedoch bereits Selbstmord begangen hatte, wurden die Untersuchungen abgebrochen. Gegen andere Ärzte, die ebenfalls an den NS-Morden teilgenommen hatten, wurde nicht ermittelt.

Erst als Dr. Danzinger 1996 zum ärztlichen Direktor des Feldhofs ernannt wurde, änderte sich diese Situation. Er engagierte sich für die Erforschung der NS-Vergangenheit seiner Klinik, die nunmehr „Landesnervenklinik Sigmund Freud, Graz" heißt. Es wurde eine Arbeitsgruppe „Die Rolle der Medizin im Nationalsozialismus in der Steiermark" gegründet. Mitglieder dieses Arbeitskreises leiteten eine Initiative zur Errichtung einer „Euthanasie-Gedenkstätte". Zum Abschluss ihrer Recherchen schrieben Danzinger et al. im Jahr 2006:

---

[2] „NS-Euthanasie" im Gau Steiermark. (uni-graz.at).

„Nicht alle Ärzte des Dritten Reiches waren der NS-Ideologie verpflichtet. Sicherlich haben nicht alle von ihnen freiwillig am NS-System teilgenommen. Viele Ärzte, die an den Gräueltaten beteiligt waren, waren ganz normale Kriminelle, die unabhängig von ihrem Beruf zum Töten bereit gewesen wären... Der Beitrag der Medizin zu den nationalsozialistischen Verbrechen kann nicht als kriminelles Verhalten einzelner Ärzte abgetan und bagatellisiert werden. Vielmehr muss die Ideologie der Rassenhygiene als soziologische und historische Entwicklungsstufe in der Geschichte der Medizin verstanden werden. Die Wissenschaft wird in hohem Maße von soziokulturellen und politischen Faktoren beeinflusst. Das Beispiel des nationalsozialistischen Euthanasie-Programms macht dies deutlich."[3]

> **Box 1: Der Feldhof**[2][4]
> - Der Feldhof befand sich am Stadtrand von Graz.
> - Der Komplex bestand aus mehreren Branchen, darunter Kainbach (Kap. 33, Box 1), Lankowitz und Messendorf.
> - Der Feldhof war 1874 als psychiatrisches Krankenhaus gegründet worden.
> - Die Kinderfachabteilung bestand zwischen Ende 1941 und 1945.
> - Sie war die zweite derartige Einrichtung in der Ostmark, dem früheren Österreich.
> - Vor dem Zweiten Weltkrieg beherbergte der Feldhof-Komplex über 2000 Patienten.
> - Diese Zahl wurde bis 1941 infolge der Morde der „Aktion T4" nahezu halbiert.

---

[3] W. Freidl, B. Poier, T. Oelschläger, and R. Danzinger. The Fate of Psychiatric Patients During the Nazi Period in Styria/ Austria. Part II: The Yugoslav Region of Lower Styria. International Journal of Mental Health, vol. 35, no. 3, Fall 2006, pp. 41–49.
[4] SE 505 (uni-graz.at).

- Bis Ende April 1945 starben im Feldhof zwischen 225 und 270 Kinder.
- Nach dem Krieg untersuchte die Staatsanwaltschaft die Tötung von behinderten Kindern auf dem Feldhof.
- Es wurde jedoch keiner der beteiligten Ärzte bestraft (s. oben).

# 33

# Hofmann, Gertrude (1917–?)

**Zusammenfassung** Gertrude Hofmann studierte Medizin in Graz und beantragte 1938 die Mitgliedschaft in der NSDAP. Als Assistenzärztin arbeitete sie in mehreren Krankenhäusern im Raum Graz. In Kainbach soll Hofmann mindestens einen Patienten durch eine tödliche Injektion getötet haben. Nach dem Krieg wurde ihr Fall untersucht, und sie bestritt jedes Fehlverhalten. Hofmann wurde daraufhin ohne Anklage freigelassen.

Gertrude Hofmann wurde in Krems geboren.[1] Sie studierte Medizin in Graz und promovierte dort 1940. Zwei Jahre lang war sie als Assistenzärztin im Krankenhaus von Krems tätig. Anschließend wurde sie in das Krankenhaus

---

[1] Seite – 89 – in Politisch ist er einwandfrei – Kurzbiographien der an der Medizinischen Fakultät der Universität Graz in der Zeit von 1938 bis 1945 tätigen WissenschafterInnen, Band 39 | Web-Books im Austria-Forum.

von Kainbach bei Graz[2] und bald darauf in das nahe gelegene Krankenhaus in Judenburg beordert, wo sie die Leitung der medizinischen Abteilung übernahm. Hofmann beantragte die Mitgliedschaft in der NSDAP, was nach dem Anschluss wieder legal geworden war; 1944 wurde sie als Vollmitglied aufgenommen.

In Kainbach (Box 1) soll Hofmann Patienten durch Verabreichung einer tödlichen Injektion umgebracht haben, als das Krankenhaus am Ende des Krieges evakuiert werden musste. Hofmann wurde zudem beschuldigt, von der Ermordung von 12 Patienten durch ihre Kollegin Tropper (Kap. 66) gewusst zu haben.

Im Oktober 1945 wurde Hofmann verhaftet. Sie gab zunächst an, dass sie bei der Evakuierung des Krankenhauses drei Patienten, darunter auch ein Patient namens Dostal, herzstärkende Spritzen verabreicht habe. Den anderen Kranken, die an diesem Tag in Kainbach verstorben waren, hat sie laut ihrer initialen Aussage keine Injektionen verabreicht. Sie gab auch zu Protokoll, dass sie während des chaotischen Durcheinanders der Evakuierung des Krankenhauses den Befehl erhalten hatte, sofort in das Grazer Krankenhaus zurückzukehren, und betonte, dass zum Zeitpunkt ihrer Abreise aus Kainbach alle Patienten am Leben waren. Sie erklärte ferner, dass sie nicht wisse, wer die letalen Injektionen verabreicht habe, die die Patienten in der Krankenstation getötet hätten.[1]

Später änderte Hofmann ihre Aussage und gab zu, dass es im Verlauf der Evakuierung zu Todesfällen gekommen war. Sie habe Gerüchte gehört, dass ihre Kollegin, Dr. Tropper, mehreren Patienten tödliche Injektionen verabreicht habe. Sie habe jedoch nie mit Tropper darüber gesprochen. Dem widersprach die Aussage der

---

[2] SE 505 (uni-graz.at).

Krankenschwester Schafernak, die behauptete, dass Hofmann den Patienten Dostal durch die Verabreichung einer letalen Injektion umgebracht habe. Die Tatsache, dass Dostal nach der Verabreichung der herzstärkenden Injektion gestorben war, führte Hofmann auf den schlechten Allgemeinzustand dieser Patientin zurück. Sie wisse sehr wohl, dass einige Ärzte die „Euthanasie" befürworteten, lehne sie persönlich jedoch strikt ab, da sie dies nicht mit ihrem Gewissen vereinbaren könne und es nicht ihren Werten als Ärztin entspreche: „Ich kann nur erklären, dass ich mit dem Tod der Patienten in Kainbach nichts zu tun habe. Ich habe Tropper weder darum gebeten, noch wurde ich von ihr darüber informiert."[1]

Am 25. Mai 1946 wurde das Verfahren gegen Gertrude Hofmann eingestellt und Hofmann wurde sodann freigelassen. Die Verantwortung für den Tod der Patienten in Kainbach wurde zunächst allein Dr. Gertrude Tropper zugeschoben, der letztlich jedoch, ebenso wenig wie Hofmann, kein schuldhaftes Handeln nachgewiesen werden konnte.[3]

Über das weitere Schicksal von Gertrude Hofmann ist nichts bekannt.

> **Box 1: Die Anstalt Kainbach** [2][4]
> - Kainbach befindet sich in der Nähe von Graz.
> - Die Anstalt war Teil des Feldhof-Komplexes (Kap. 32, Box 1).
> - Sie wurde 1883 als Anstalt für unheilbare Männer gegründet.
> - Sie wurde vom Orden der „Barmherzigen Brüder" geleitet.

---

[3] „NS-Euthanasie" im Gau Steiermark. (uni-graz.at).
[4] Kainbach bei Graz – Wikipedia.

- Die Anstalt Kainbach wurde Ende 1940 als Außenstelle des Feldhof-Komplex aufgelöst.
- In der Folge wurde Kainbach zumindest teilweise als Sanitätsstation erhalten.
- Als Graz bei Kriegsende von Bombenangriffen bedroht war, wurde im Krankenhaus Kainbach ein Ausweichquartier eingerichtet.
- Dort waren dann eine medizinische und eine chirurgische Abteilung untergebracht.
- Heute ist das Krankenhaus eine Einrichtung zur Behandlung von Drogenabhängigen.

# 34

# Horneck, Karl (1894–?)

**Zusammenfassung** Karl Horneck geriet bereits als junger Arzt an der Universität Graz wegen seiner NS-Aktivitäten in Schwierigkeiten. Er zog demzufolge nach Deutschland, wo er als Oberarzt am Rassenbiologischen Institut in Königsberg Karriere machte. Später führte er an diversen Instituten pseudowissenschaftliche Versuche durch, in der Hoffnung, eine Methode zur serologischen Rassendifferenzierung zu entwickeln. Kurz vor Kriegsende wurde er so noch zum außerordentlichen Professor ernannt. Über seinen Verbleib nach Kriegsende ist nichts bekannt.

Karl Horneck wurde in Graz geboren.[1] Im 1. Weltkrieg diente er als Soldat, danach studierte er Medizin und promovierte 1920. Sodann arbeitete er in diversen Positionen als Assistenzarzt und ließ sich 1924 als Allgemeinarzt

---

[1] Karl Horneck – Wikipedia.

© Der/die Autor(en), exklusiv lizenziert an Springer-Verlag GmbH, DE, ein Teil von Springer Nature 2026
E. Ernst, *Entmenschlichte Medizin*,
https://doi.org/10.1007/978-3-662-71615-1_34

in Feldbach nieder. 1927 übernahm er dort auch die Leitung des Lazaretts und schloss sich dem Steirischen Heimatschutz (Kap. 8, Box 1) an. 1931 fand er eine Anstellung an der Medizinischen Klinik der Universität Graz, allerdings ohne Bezahlung. Er wurde illegales NSDAP-Mitglied (Kap. 2, Box 1) und amtierte als SA-Sturmbannarzt.

Der einflussreiche Max de Crinis (Kap. 16) verwendete sich für Horneck und holte ihn nach Deutschland, als dieser wegen seiner NS-Gesinnung und Aktivitäten Probleme an der Grazer Medizinischen Klinik bekommen hatte. Lothar Loeffler[2] stellte Horneck daraufhin 1936 an seinem „Rassenhygienischen Institut" an der Universität Königsberg ein. Horneck wurde somit ärztlicher Leiter der städtischen Beratungsstelle für Erb- und Rassenpflege an der Poliklinik Königsberg und zugleich auch Oberarzt am Rassenbiologischen Institut.

Horneck erhielt ein Forschungsstipendium der Deutschen Forschungsgesellschaft (Box 1), wurde 1939 in Königsberg trotz weitgehend fehlender wissenschaftlicher Leistungen habilitiert und avancierte zum Dozenten für „Menschliche Erblehre und Rassenhygiene". Am 9. Juni 1938 beantragte er die Aufnahme in die nunmehr wieder legale NSDAP und wurde rückwirkend zum 1. Mai aufgenommen. Bei Kriegsbeginn wurde Horneck zur Wehrmacht eingezogen, diente als Stabsarzt eines Wehrmachtslazaretts und wurde mit dem Eisernen Kreuz I. und II. Klasse ausgezeichnet.

Horneck bot Werner Fischer[3] seine Mitarbeit an, zu dessen Theorie bezüglich eines serologischen Rassennachweises zu forschen. Fischer führte in Absprache mit

---

[2] Lothar Loeffler (Mediziner) – Wikipedia.
[3] Werner Fischer (Mediziner) – Wikipedia.

Himmler im KZ Sachsenhausen serologische Versuche an etwa 40 Zigeunern und anschließend auch an Juden durch. Das Ziel dieser Experimente war es, mittels serologischer Tests die Rasse eines Menschen objektiv bestimmen zu können. Über den Umfang und die Art dieser pseudowissenschaftlichen Menschenversuche ist bis heute nur wenig bekannt.

Auf Anregung Fischers stellte Horneck nun Blutseren von schwarzen Kriegsgefangenen her und injizierte diese in Kaninchen in der Hoffnung, dass diese Antikörper entwickelten. Daraus gewann Horneck sodann Antiseren, die er in einem sog. Präzipitintest mit den menschlichen Seren reagieren ließ.

Nach diesen Versuchsreihen begann Horneck mit Menschenversuchen, die er jedoch abbrechen musste, als er 1941 an die Ostfront beordert wurde. 1942 berichtete der Reichsarzt-SS Grawitz[4] in einem Schreiben an Himmler: „Stabsarzt Dr. Horneck konnte im vorigen Jahr ähnliche Feststellungen [gemeint sind serologische Differenzen verschiedener menschlicher Rassen] an kriegsgefangenen Negern in Frankreich machen..."[5] Aus dem gleichen Jahr stammt die einzige Publikation Hornecks.[6]

Erst als Horneck 1943 an das „Kolonialmedizinische Sonderlazarett" in St. Médard bei Bordeaux versetzt wurde, konnte er seine Experimente wieder aufnehmen. Er führte Immunisierungsversuche an Kriegsgefangenen

---

[4] Hahn J: *Grawitz, Genzken, Gebhardt: Drei Karrieren im Sanitätsdienst der SS*. Klemm & Oelschläger, 2008.
[5] Klee E: *Auschwitz, die NS-Medizin und ihre Opfer*. Fischer Verlag, Frankfurt, 1997.
[6] Horneck K: *Über den Nachweis serologischer Verschiedenheiten der menschlichen Rassen*. In: *Zeitschrift für menschliche Vererbungs- und Konstitutionslehre*. 26, 309–319, 1942.

durch und setzte seine Opfer dadurch schweren gesundheitlichen Risiken, wie z. B. anaphylaktischen Schock, aus.

1943 wurde Horneck nach Italien versetzt, wo er alsbald eine Möglichkeit fand, seine pseudowissenschaftlichen Arbeiten fortzuführen. Im November 1944 teilte er mit, die Arbeit „über die Möglichkeit der serologischen Rassendifferenzierung" fertiggestellt zu haben. Er meinte aber, vor der Veröffentlichung seiner Ergebnisse, diese noch mit Fischer durchsprechen zu wollen. Danach wurde von diesem Projekt der Deutschen Forschungsgesellschaft niemals mehr etwas vermeldet.[1] Kurz vor dem Ende des „Dritten Reichs", im Februar 1945, wurde Horneck zum außerordentlichen Professor an der Universität Königsberg ernannt.

Karl Horneck war verheiratet und hatte drei Kinder. Über seinen Verbleib nach Kriegsende ist nichts bekannt.

---

**Box 1: Beispiele der medizinischen Forschungsförderung durch die Deutsche Forschungsgesellschaft (DFG) im „Dritten Reich"[7,8]**

- Die DFG unterstützte zahlreiche Forschungsprojekte des NS-Regimes und finanzierte menschenverachtende Forschungen z. B. an Kriegsgefangenen und Lagerhäftlingen.
- So finanzierte sie „Anthropologische Untersuchungen an russischen Kriegsgefangenen" des an der Universität Berlin, Institut für Rassenbiologie, tätigen österreichischen Anthropologen Wolfgang Abel.[9]

---

[7] DFG – Deutsche Forschungsgemeinschaft – Wissenschaft vor und im Krieg – Rassenforschung und Ideologiehörigkeit.
[8] Forschungsförderung der DFG im Nationalsozialismus, eine thematische Darstellung in GEPRIS Historisch, dem Nachweissystem historischer DFG-Projekte.
[9] Abel, Wolfgang in GEPRIS Historisch | DFG.

## 34 Horneck, Karl (1894–??)

- Die DFG förderte Experimente der Tropenmediziner Gerhard Rose[10] und Claus Schilling[11] vom Robert-Koch-Institut für Infektionskrankheiten in Berlin. Sie führten Versuche mit Malaria-Erregern an Patienten der Nervenheilanstalt Arnsdorf und der Landesanstalt Görden durch.
- Schilling führte 1944 in Dachau mit Unterstützung der DFG an 1000 KZ-Häftlingen Versuche durch, indem er Probanden Malaria-infizierten Stechmücken aussetzte bzw. ein Extrakt aus deren Speicheldrüsen einspritzen ließ, in der Hoffnung, so einen Impfstoff gegen die Malaria entwickeln zu können.
- Ebenfalls im KZ Dachau führte Sigmund Rascher (Kap. 31, Box 1)[12] DFG-geförderte Unterkühlungsexperimente an Häftlingen durch.
- Die Senfgasversuche an Häftlingen des KZ Natzweiler wurden von August Hirt[13] der Universität Straßburg durchgeführt und von der DFG unterstützt.
- Das DFG-Projekt „Veränderungen des lebenden Organismus bei Einwirkung von Kampfstoffen als Grundlage für die Verhinderung von Schäden durch prophylaktische Anwendung bestimmter Wirkstoffe" wurde von Karl Wimmer[14] betreut.
- .Das DFG-Projekt „Spezifische Eiweißkörper" wurde von Otmar von Verschuer[15] und seinem langjährigen Assistenten Josef Mengele[16] bearbeitet.

---

[10] Rose, Gerhard in GEPRIS Historisch | DFG.
[11] Schilling, Claus in GEPRIS Historisch | DFG.
[12] Rascher, Sigmund in GEPRIS Historisch | DFG.
[13] Hirt, August in GEPRIS Historisch | DFG.
[14] Wimmer, Karl in GEPRIS Historisch | DFG.
[15] Verschuer, Otmar von in GEPRIS Historisch | DFG.
[16] Josef Mengele – Wikipedia.

# 35

# Hübsch, Margarethe (1903–1983)

**Zusammenfassung** Margarethe Hübsch studierte Medizin in Wien und spezialisierte sich auf Neurologie/Psychiatrie. Nach mehreren kurzzeitigen Anstellungen arbeitete sie in Wien „Am Spiegelgrund", wo sie zunächst stellvertretende und dann kommissarische ärztliche Leiterin wurde. In der Kinderfachabteilung dieser Anstalt wurden im Rahmen der „Aktion T4" etwa 800 Kinder ermordet. Nach dem Krieg musste sich Hübsch vor Gericht verantworten, wurde aber freigesprochen und durfte weiter als Ärztin praktizieren.

Margarethe Hübsch wurde in Wien geboren. Sie studierte in ihrer Heimatstadt Medizin und wurde Fachärztin für Neurologie/Psychiatrie. Sie trat 1940 in die NSDAP ein und war auch Mitglied der NS-Frauenschaft. Bis Januar 1941 leitete sie die Wiener Heil- und Pflegeanstalt „Maria Theresienschlössel". Danach wurde sie in die Anstalt „Am

Spiegelgrund" (Kap. 68, Box 1) versetzt, die erste Kinderfachabteilung der „Aktion T4" (Kap. 4) in Österreich.

Hübsch wurde stellvertretende ärztliche Leiterin der Anstalt und vertrat deren Direktor Erwin Jekelius (Kap. 36), nachdem dieser im Januar 1942 zum Kriegsdienst einberufen worden war. Hübsch blieb in dieser Position, bis Ernst Illing (Box 1) am 1. Juli 1942 die Leitung übernahm. Danach wurde Hübsch in die Gesundheitsabteilung der Stadt Wien versetzt. In der Kinderfachabteilung „Am Spiegelgrund" starben fast 800 Kinder. Heinrich Gross (Kap. 25) wurde 1940 zum leitenden Arzt der Kinderabteilung ernannt.[1]

Nach dem Krieg ermittelte das Landesgericht Wien gegen Hübsch wegen des Verdachts des Patientenmordes. Bei ihrer Einvernahme behauptete sie, dass sie nie an der Tötung von Kindern beteiligt gewesen sei. Die Krankenschwester Anna Katschenka gab jedoch an, dass Hübsch als stellvertretende ärztliche Leiterin über die Tötungen bestens informiert war. Außerdem betonte Katschenka, dass Hübsch immer ihr Parteiabzeichen getragen und stets mit „Heil Hitler" gegrüßt habe.[2]

Im Juli 1946 standen Ernst Illing, Marianne Türk (Kap. 68) und Margarethe Hübsch im sog. ersten Steinhof-Prozess vor dem Volksgerichtshof in Wien vor Gericht. In der Hauptverhandlung widersprach dann die Krankenschwester Katschenka ihrer früheren Aussage, indem sie nunmehr verneinte, dass Hübsch Anordnungen zur Tötung von Kindern gegeben habe, und versuchte sowohl Illing als auch Türk zu entlasten. Weitere Zeugen legten dar, dass Hübsch entgegen ihrer eigenen Aussagen von den Krankenmorden zumindest gewusst haben musste. Es gab

---

[1] Margarethe Hübsch – Wikipedia.
[2] 16 Nachkrieg | gedenkstaettesteinhof.at.

jedoch keine Beweise für ihre direkte Beteiligung. Daraufhin wurde Hübsch freigesprochen und auf freien Fuß gesetzt.[3]

Hübsch blieb auch nach dem Prozess von ihren Aufgaben in der Gemeinde Wien suspendiert, durfte aber weiterhin als Ärztin in ihrer eigenen Praxis arbeiten.[4] Später wurde ihr sogar vom Bundespräsidenten der Republik Österreich der Berufstitel „Medizinalrat" verliehen.[3]

Margarethe Hübsch starb 1983 in Wien und ist auf dem Friedhof Meidling begraben.[3]

> **Box 1: Ernst Illing (1904–1946)[5]**
> - Illing wurde in Leipzig geboren, wo er auch Medizin studierte und sich auf Psychiatrie/Neurologie spezialisierte.
> - Er trat 1933 der NSDAP bei.
> - Im Jahr 1938 wurde er Leiter der Propagandaabteilung im Rassenpolitischen Amt der NSDAP.
> - Er hielt Vorträge über die Verhütung von Erbkrankheiten, forderte die Bevorzugung gesunder und kinderreicher Familien und setzte sich für die Einweisung von „Asozialen" in Arbeitslager ein.
> - Nach Kriegsbeginn bis Oktober 1941 war er als Oberarzt bei der Luftwaffe tätig.
> - Ab dem 1. Juli 1942 arbeitete Illing als medizinischer Leiter Am Spiegelgrund.
> - Dort war er verantwortlich für den Tod zahlreicher Patienten.
> - Er führte in Zusammenarbeit mit der Medizinischen Fakultät der Universität Wien auch Versuche zu Tuberkulose-Impfstoffen durch (s. Kap. 67).
> - Nach dem Krieg wurde Illing verhaftet und im ersten Steinhof-Prozess zum Tode verurteilt.
> - Das Urteil wurde im November 1946 vollstreckt.

---

[3] E: Hitler's Female Physicians: Women Doctors During the Third Reich and Their Crimes Against Humanity. Springer, 2025.
[4] Was bisher geschah | Schuld ohne Strafe. Der Spiegelgrund in der NS-Zeit.
[5] Ernst Illing – Wikipedia.

# 36

# Erwin Jekelius (1905–1952)

**Zusammenfassung** Erwin Jekelius trat 1933 in die NSDAP ein und wurde 1938 ärztlicher Leiter der Anstalt „Am Spiegelgrund", wo er für etwa 4000 Patientenmorde verantwortlich war. Zu Beginn des Zweiten Weltkriegs war er mit Paula Hitler, der Schwester von Adolf Hitler, verlobt. Die Heirat wurde von Adolf Hitler verhindert, und Jekelius wurde zum Dienst an der Ostfront abkommandiert. Nach dem Krieg wurde Jekelius von der Roten Armee verhaftet und zu 25 Jahren Zwangsarbeit verurteilt. Er starb im Mai 1952 in einem sowjetischen Gefängnis.

Erwin Jekelius wurde am 5. Juni 1905 in Hermannstadt, Siebenbürgen, geboren. Ab 1925 studierte er Medizin in Wien, wo er 1931 die Doktorwürde erlangte. 1933 wurde er illegales und 1938 legales Mitglied der NSDAP (Kap. 2, Box 1); später kamen zahlreiche weitere Mitgliedschaften in NS-Organisationen hinzu.

Nach mehreren Anstellungen als Hilfs- und Assistenzarzt in diversen Wiener Institutionen bewarb sich Jekelius um eine Stelle als Anstaltsarzt für die Wiener Landes- und Pflegeanstalt „Am Steinhof", die er im März 1936 antrat.[1] 1938 erhielt er den Facharzt für Nervenheilkunde.[1] Nach dem Anschluss fungierte er als SA-Arzt, tat sich als „fanatischer Nationalsozialist" hervor und übernahm 1939 die Leitung der Trinkerheilstätte „Am Steinhof" (Kap. Tuerk, Box 1).[2] Im Juli 1940 wurde Jekelius zum ärztlichen Direktor ernannt. Kurz darauf erfolgte seine Bestellung als Wiener Beauftragter für die Durchführung der „Aktion T4" (Kap. 4).

Jekelius wurde nach Berlin beordert, wo Viktor Brack (Box 1) ihn anwies, „dass man unverzüglich mit dem Einschläfern der Kranken beginnen müsse, ohne weitere Instruktionen abzuwarten". Jekelius zeichnete dafür verantwortlich, dass in der Folgezeit Am Spiegelgrund mindestens 789 behinderte bzw. verhaltensauffällige Kinder durch Verabreichung von Schlafmitteln, durch Mangelernährung, Vernachlässigung oder Unterkühlung umgebracht wurden.[1]

Um die Kindermorde möglichst gut zu vertuschen, schickte Jekelius nach vollbrachter Tat Trostbriefe mit fingierten Todesursachen an die Eltern: „Wie wir Ihnen bereits telegrafisch mitgeteilt haben, ist Ihr Kind am 20.09.1940 an einer Lungenentzündung in der hiesigen Anstalt verstorben. Die Anstaltsleitung spricht Ihnen ihr herzlichstes Beileid aus. Zum Trost möge Ihnen gereichen, dass die eingehenden Untersuchungen bei dem Kinde ergeben haben, dass es sich bei ihm um einen hochgradigen

---

[1] Erwin Jekelius: Euthanasiearzt am Spiegelgrund und Verlobter von Hitlers Schwester – Zeit – derStandard.de › Wissen und Gesellschaft.
[2] Wien Steinhof | gedenkstättesteinhof.at.

angeborenen Schwachsinn mit unheilbarer Lähmung handelte. Nach Aussage erstklassiger Fachärzte, die das Kind begutachteten, bestand nicht die geringste Aussicht ..."[1]

Daneben wurden im Rahmen der „Aktion T4" behinderte Kinder erfasst und entsprechende Formulare an die Berliner Zentrale, den sog. Reichsausschuss (Kap. 61, Box 1), geschickt. Dort wurden diese Akten von T4-Gutachtern beurteilt, die über Leben und Tod dieser Patienten zu entscheiden hatten. Insgesamt wurden 4432 Meldungen vom Steinhof und 3906 Meldungen von anderen Wiener Anstalten an die T4-Zentrale übersandt.[3] In den allermeisten Fällen, fiel das Urteil der Gutachter negativ aus. Das bedeutete, dass die Kinder dann (oft über Zwischenstationen) in die Vergasungsanstalt Hartheim (Kap. 42, Box 2) transportiert wurden, wo man sie tötete.

Jekelius gab später zu Protokoll: [Es] „wurden die Kranken in Autos bzw. mit dem Zug gebracht. Sie wurden zunächst in den Räumen der dortigen Heilanstalt untergebracht, bis die SS-Leute sie in einen speziellen Raum brachten, in den Kohlenmonoxid geleitet wurde, ein Gas, von dem die Menschen schnell ohnmächtig wurden und starben ... Mir ist bekannt, dass aus der Heilanstalt Steinhof etwa 3000 Personen zur Vernichtung geschickt wurden und weitere 1000 aus der Zweigstelle der Heilanstalt in Ybbs."[1] (Kap. 25, Box 1).

Jekelius arbeitete ferner an dem sog. Euthanasie-Gesetz mit, dessen Text im Oktober 1940 fertiggestellt wurde. Der entscheidende Paragraph lautete wie folgt: „Das Leben eines Menschen, welcher infolge unheilbarer Geisteskrankheit dauernder Verwahrung bedarf, und der im

---

[3] Czech H: Erfassung, Selektion und Ausmerze: Das Wiener Gesundheitsamt und die Umsetzung der nationalsozialistischen Erbgesundheitspolitik 1938–1945. Deuticke, Wien, 2003.

Leben nicht zu bestehen vermag, kann durch ärztliche Maßnahmen unmerklich schmerzlos für ihn vorzeitig beendet werden."[1] Das Gesetz erlangte jedoch keine Rechtsgültigkeit; Hitler befürchtete internationale Opposition und wollte es daher erst nach dem Endsieg ratifizieren.[4]

Jekelius wurde zum Jahreswechsel 1941/1942 von seinem Direktorenposten „Am Spiegelgrund" entbunden und durch Ernst Illing (Kap. 35, Box 1) ersetzt. Der Grund war, dass er sich mit Paula Hitler,[5] Adolfs Schwester, verlobt hatte und Hitler eine Heirat verhindern wollte. Paula hatte Jekelius angeschrieben, um zu verhindern, dass ein behindertes Familienmitglied umgebracht würde. Es folgte ein persönliches Treffen der beiden. Der Arzt gab später zu Protokoll: „Einige Wochen später besuchte ich sie und von dem Augenblick an entwickelte sich zwischen uns ein freundschaftliches Verhältnis, das mit der Zeit in ein intimes überging."[6] Hitler ließ Jekelius daraufhin verhaften, und dieser musste sich verpflichten, die Verbindung mit Paula abzubrechen. Sodann wurde er an die Ostfront strafversetzt. Das geisteskranke Mitglied der Familie Hitler, Aloisia Veit, wurde trotz Paulas Bemühungen am 14. Dezember 1940 in Hartheim vergast.[7]

An der Ostfront erkrankte Jekelius, und es folgte ein 9-monatiger Lazarettaufenthalt. Danach diente er als Militärarzt in Wien, Neapel, Russland und wieder Wien.

Nach dem Krieg wurde Jekelius im Mai 1945 in Wien wegen Patientenmordes angeklagt. Allerdings war er zu diesem Zeitpunkt bereits aus Wien geflohen.[1] Auf der

---

[4] Klee E: Euthanasie im NS-Staat. Fischer Verlag, Frankfurt 1995.
[5] Paula Hitler – Wikipedia.
[6] Ertl KA: NS-Euthanasie in Wien unter Mitwirkung von Erwin Jekelius. Akademiker Verlag, 2016.
[7] Aloisia Veit – Wikipedia.

Flucht wurde er von Soldaten der Roten Armee verhaftet und im Juli 1948 in Moskau wegen „persönlicher Beteiligung an der Vernichtung von mehr als 4000 psychisch und geistig kranker Menschen" angeklagt. Er wurde für schuldig befunden und zu 25 Jahren Zwangsarbeit verurteilt.

Erwin Jekelius verstarb am 8. Mai 1952 in einem sowjetischen Arbeitslager an Blasenkrebs.

> **Box 1: Viktor Brack (1904–1948)[8]**
> - Geboren in Haaren.
> - Vater war Arzt.
> - Studierte in München Wirtschaftswissenschaft.
> - Trat 1929 der NSDAP bei.
> - Oberdienstleiter des Amtes II in der Kanzlei des Führers.
> - Einer der maßgeblichen Organisatoren der „Aktion T4".
> - Beteiligt an diversen Menschenversuchen in KZs.
> - 1947 im Nürnberger Ärzteprozess (Kap. 50, Box 1) zum Tode verurteilt.
> - 1948 hingerichtet.

---

[8] Viktor Brack – Wikipedia.

# 37

# Jöbstl, Rudolf (1903–1945)

**Zusammenfassung** Rudolf Jöbstl trat unmittelbar nach Abschluss seines Medizinstudiums der NSDAP bei. Er diente wiederholt als SS-Lagerarzt im KZ Sachsenhausen. Als das KZ wegen der herannahenden Roten Armee geräumt werden musste, schloss er sich einer Einheit an und fiel bei Brandenburg.

Rudolf Jöbstl wurde am 25. März 1903 in Steyr als Sohn eines Magistratsbeamten geboren. Von 1925–1930 studierte er Medizin in Wien und Innsbruck. Nach dem Staatsexamen und der Promotion erfolgte seine Approbation am 15. März 1930. Am 1. Juni 1930 trat er der NSDAP bei.[1]

Anschließend arbeitete Jöbstl als Sekundararzt im Landeskrankenhaus Steyr. Ab 1932 war er niedergelassener

---

[1] 845.059.777.pdf.

Allgemeinpraktiker mit Kassenzulassung sowie Gemeindearzt in Hinterstoder, südlich von Steyer. Sein Eintritt in die Allgemeine SS erfolgte am 1. Januar 1936. Im Juni 1941 wurde er zur Waffen-SS einberufen, wo er es 1943 bis zum Hauptsturmführer brachte.

Vermutlich aufgrund seiner eingeschränkten Tauglichkeit wurde er nach der Einberufung zur Waffen-SS als SS-Lagerarzt in das KZ Sachsenhausen (Box 1) beordert,[2] wo er auf der Inneren Abteilung tätig war. Wegen des Verdachts auf Durchführung einer illegalen Abtreibung wurde ein Disziplinarverfahren gegen ihn angestrengt, welches jedoch wieder eingestellt wurde.

Im Rahmen der „Aktion 14f13" (Kap. 4) erstellte Jöbstl Listen von Häftlingen, die zu schwach für Zwangsarbeit waren, und so in diverse Vergasungsanstalten verbracht wurden. Er soll auch von der bevorstehenden Tötung der sowjetischen Kriegsgefangenen gewusst haben. In seiner Funktion als SS-Lagerarzt stellte er ferner Anträge zur Sterilisierung von Häftlingen.

Ab Oktober 1941 bis mindestens Januar 1945 arbeitete Jöbstl dann als Truppenarzt. Zwischenzeitlich (1942/Anfang 1943) wurde er erneut als SS-Lagerarzt im KZ Sachsenhausen eingesetzt.

Nach der Räumung des Standortes Sachsenhausen-Oranienburg schloss sich Jöbstl einer aus Resten anderer SS-Einheiten eilig aufgestellten Einheit an. Im Verband dieser Einheit ist er am 2. Mai 1945 in Brandenburg gefallen.

Im Februar 1991 wurde ein Vorermittlungsverfahren gegen Jöbstl an das österreichische Bundesinnenministerium abgegeben. Es wurde jedoch bald darauf wieder eingestellt.

Jöbstl war verheiratet und hatte drei Kinder.

---

[2] KL Sachsenhausen Personnel – Page 2 – Axis History Forum.

**Box 1: Das Konzentrationslager Sachsenhausen[3]**

- Das KZ Sachsenhausen wurde im Sommer 1936 von Häftlingen in Oranienburg bei Berlin errichtet.
- Es war als Modell-, Schulungs- und Konzentrationslager konzipiert.
- 1938 wurde die „Inspektion der Konzentrationslager" als zentrale Verwaltungsinstanz für alle Konzentrationslager (Kap. 18, Box 1) von Berlin nach Oranienburg verlegt.
- Zwischen 1936 und 1945 waren im KZ Sachsenhausen mehr als 200.000 Personen, davon etwa 20.000 Frauen, inhaftiert.
- Sie wurden alle zu verschiedenen Zwangsarbeiten beordert.
- Ab 1942 wurden über 100 Außenkommandos und Außenlager errichtet.
- Zehntausende Häftlinge kamen im KZ Sachsenhausen durch Hunger, Krankheiten, Zwangsarbeit, medizinische Versuche, Misshandlungen oder Vergasung um.
- Im Herbst 1941 ermordete die SS mindestens 10.000 sowjetische Kriegsgefangene in einer eigens dafür gebauten Genickschussanlage und in Gaswagen.
- Im Frühjahr 1942 wurde die Vernichtungsanlage mit Krematorium und Gaskammer errichtet.
- Als die Rote Armee nahte, begann die Evakuierung des Lagers.
- Ab Februar 1945 wurden zu diesem Zweck rund 3000 Häftlinge ermordet.
- Mindestens 13.000 weitere Häftlinge wurden in die KZs Mauthausen und Bergen-Belsen verfrachtet.
- Am 21. April 1945 wurden rund 30.000 der verbliebenen Häftlinge auf Todesmärsche befohlen.
- Tausende von Häftlingen starben während dieser Todesmärsche.
- Am 22. April 1945 befreiten Einheiten der sowjetischen und polnischen Armee etwa 3000 der im Lager zurückgebliebenen Häftlinge.

---

[3] Kaienburg H: Das Konzentrationslager Sachsenhausen 1936–1945: Zentrallager des KZ-Systems. Metropol-Verlag, Berlin, 2024.

# 38

# Kahr, Karl (1914–2007)

**Zusammenfassung** Karl Kahr studierte Medizin und trat der NSDAP sowie der Waffen-SS bei. Er arbeitete als SS-Lagerarzt in diversen KZs und hatte so zahlreiche Verbrechen zu verantworten. Nach dem Krieg sagte er als Zeuge in Kriegsverbrecherprozessen aus, wurde aber selbst nie gerichtlich belangt.

Karl Kahr wurde in Fürstenfeld in der Steiermark geboren.[1] Er studierte Medizin in Graz und trat dort der Burschenschaft „Marcho-Teutonia"[2] bei. Er promovierte 1940, trat der NSDAP bei, wurde Mitglied der Waffen-

---

[1] Karl Kahr (Mediziner) – Wikipedia.
[2] Geschichte – akad. B! Marcho Teutonia.

SS, wo er bis zum Hauptsturmführer avancierte, und absolvierte die Grazer SS-Akademie (Kap. 44, Box 1).[3]

Anschließend arbeitete Kahr als Truppenarzt und Lehrer an einer Ausbildungsstätte für Sanitäter in Prag. Danach war er als Truppenarzt in Brünn, Breslau und Graz tätig. Im November 1942 wurde er Lagerarzt im KZ Dachau (Kap. 19, Box 2), wo er die Tbc-Station leitete. Gemäß einer Aussage des Häftlingsarztes Dr. Blaha soll Kahr in Dachau Artikel geordert haben, die aus der Haut von KZ-Insassen gefertigt worden waren und die er als Geschenke an Freunde weitergab.[3]

Im Januar 1944 wurde Kahr an das KZ Buchenwald (Kap. 30, Box 1) versetzt und von dort in das Arbeitslager Dora,[4] ein Nebenlager des KZ Buchenwald, wo sein unmittelbarer Vorgesetzter Dr. Gerhard Schiedlausky (Box 1)[5] war. In Dora wurden Häftlinge interniert, die beim Ausbau und Betrieb einer unterirdischen Rüstungsfabrik eingesetzt waren.[6] Im Juli 1944 soll Kahr eine ganze psychiatrische Station des KZ liquidiert haben.[3] Anfang Januar 1945 wurde Kahr dann in das KZ Groß-Rosen (Box 2) versetzt.

Nach Kriegsende befand sich Kahr in alliierter Internierung. Er sagte als Belastungszeuge am 10. April 1947 im Prozess Wirtschafts- und Verwaltungshauptamt der SS und einige Monate später im Dachauer Dora-Prozess aus. In letzterem Prozess wurden 19 Männern Kriegsverbrechen zur Last gelegt. Das Verfahren endete mit

---

[3] Klee E: Auschwitz, die NS-Medizin und ihre Opfer. Fischer Verlag, Frankfurt, 1997.
[4] Mittelbau-Dora concentration camp – Wikipedia.
[5] KL Dora-Nordhausen: Testimony of SS Dr. Karl Kahr – Axis History Forum.
[6] Wagner J-C: Produktion des Todes: Das KZ Mittelbau-Dora. Wallstein, 2004.

4 Frei- und 15 Schuldsprüchen, darunter ein Todesurteil.[7] Kahr gab folgende Aussage zu Protokoll:

„Für die kranken Häftlinge gab es in der Zeit, in der ich dort war, nur vier Krankenbaracken, die über die allerwenigste zu erwartende Ausstattung verfügten, so dass es aufgrund der großen Zahl kranker Häftlinge fast unmöglich war, diese zu versorgen. Hinzu kam, dass sie sich durch schlechte Kleidung und schlechtes Schuhwerk bei der Arbeit an den spitzen Steinen schwere Verletzungen zuzogen und die Häftlinge sehr schlecht ernährt wurden. Da sie sehr schlecht ernährt waren, hatten sie keine gute Abwehrkraft gegen diese Krankheiten, so dass die Infektionen an ihren Beinen ein schreckliches Ausmaß annahmen. Ich selbst war Arzt. Während meiner bisherigen Tätigkeit hatte ich noch nie solche Infektionen gesehen. Als ich dort ankam, habe ich jemanden auf diese Infektionen aufmerksam gemacht. Mir wurde geantwortet, dass es höhere Dinge gäbe, und dass es nicht darauf ankäme, wie viele Menschen in diesen Minen ihr Leben verlieren würden. Das erste, was wichtig war, war die Durchführung des Bauprogramms, und nur langsam, nach und nach, gelang es mir mit Hilfe des Oberdirektors oder des Leiters der Bauarbeiten, bessere Unterkünfte zu bekommen und auch die Krankenbaracken zu verbessern, so dass erst im Laufe des Jahres, vielleicht im Mai oder Juni, die Sterbe- und Krankenrate sank; und erst im Mai, vielleicht im Juni, konnten alle Einheiten tagsüber in den Baracken leben. Das Essen in diesem Lager war das übliche schlechte Essen, das in den Konzentrationslagern bekannt ist, und nur die Häftlinge, die in den dortigen Rüstungsbetrieben arbeiteten, erhielten eine besondere Zuteilung. Die Grundverpflegung an sich war jedoch schlecht und bestand zum größten Teil aus dem normalen Eintopfgericht und einer

---

[7] Dachauer Dora-Prozess – Wikipedia.

Menge Flüssigkeit… Im Januar, gegen Ende des Monats, lag die Zahl der Todesfälle bei 800 Insassen… Diese Häftlinge starben oft an den Krankheiten, die sie aus anderen Lagern mitbrachten. Mit anderen Worten, an der Lungentuberkulose, die sehr häufig auftrat. Außerdem gab es organische Krankheiten, die aus Infektionen mit Typhus und Fleckfieber in anderen Lagern resultierten. Und ich habe auch selbst Häftlinge gesehen, die organisch gesehen keine Krankheitszeichen hatten, aber oft an Unterernährung hätten sterben können, weil ihr Körper schon gewisse Anzeichen von Unterernährung zeigte."[4]

Kahr wurde auch über den Abtransport der Arbeitsunfähigen vernommen:

Frage (F) „Nun, Doktor, als Sie in Dora waren, ist es da nicht so, dass eine große Anzahl von Insassen, die nicht mehr arbeiten konnten, entlassen wurde?"

Kahr (K) „Das verstehe ich nicht ganz. Meinen Sie, dass sie von ihren Arbeitsplätzen verlegt wurden?"

F „Nein. Sie sind doch mit Invalidentransporten vertraut, nicht wahr, Herr Doktor?"

K „Ja, ja. Ich weiß, dass Invalidentransporte stattgefunden haben."

F „Und wohin wurden diese Invalidentransporte aus Dora geschickt, wissen Sie das?"

K „Ich weiß gerade von einem Transport, der ins Erholungslager Bergen-Belsen geschickt wurde."

F „Und war Bergen-Belsen eigentlich ein Erholungslager, Herr Doktor?"

K „Ich habe erst während meiner Kriegsgefangenschaft herausgefunden, dass es kein Erholungslager war. Zu der Zeit wusste ich aber nicht viel darüber."

F „Doktor, wissen Sie nicht, dass diese Personen, die mit den Invalidentransporten geschickt wurden, in Bergen-Belsen und in anderen Lagern vernichtet wurden?"

K „Das habe ich erst jetzt erfahren. Damals wusste ich das aber noch nicht."
F „Aber Sie wissen es jetzt, nicht wahr, Herr Doktor?"
K „Ja, ich weiß es."[4]

Kahr selbst wurde offenbar nie gerichtlich belangt und konnte später als Arzt in Graz und in Fürstenfeld bei Graz arbeiten.[8] Karl Kahr starb am 13. Mai 2007 in Fehring unweit von Fürstenfeld.[1]

---

**Box 1: Gerhard Schiedlausky (1906–1947)[9]**

- Geboren in Berlin.
- Studierte Medizin in München und Innsbruck.
- Approbation im Jahr 1931.
- Im selben Jahr Mitglied der NSDAP.
- 1932 Mitglied der SS.
- 1939 zur Waffen-SS im Rang eines SS-Unterscharführers eingezogen.
- Nach der militärischen Ausbildung Lagerarzt in den KZs Dachau, Sachsenhausen und Flossenbürg.
- Im Dezember 1941 nach Ravensbrück versetzt, wo er bis August 1943 blieb.
- Ab Oktober 1943 in den Konzentrationslagern Natzweiler-Struthof und Buchenwald.
- Nach dem Krieg wegen Kriegsverbrechen angeklagt.
- Am 3. Februar 1947 zum Tode verurteilt.
- Am 3. Mai 1947 durch den Strang hingerichtet.

---

**Box 2: Das Konzentrationslager Groß-Rosen[10]**

- Im August 1940 errichtet.
- Nebenlager des KZ Sachsenhausen.

---

[8] Klee E: Das Personenlexikon zum Dritten Reich. Fischer Verlag, Frankfurt, 2015.
[9] Gerhard Schiedlausky – Wikipedia.
[10] KZ Groß-Rosen – Wikipedia.

- Etwa 50 km südlich von Breslau.
- Ab Mai 1941 ein KZ unter eigener Verwaltung.
- Ursprüngliche Kapazität: 7000 Häftlinge, die 1944 auf 20.000 erhöht wurde.
- Erweiterung durch zahlreiche Außenlager.[11]
- Seit 1943 betrieb die Gestapo Breslau in diesem KZ auch ein Arbeitserziehungslager.
- Die Häftlinge mussten in den umliegenden Steinbrüchen schwerste Zwangsarbeit leisten.
- Anfang 1945 wurde das Lager wegen der herannahenden Roten Armee geräumt.
- Die Gefangenen wurden deportiert oder auf Todesmärsche geschickt.
- Am 13. Februar 1945 wurde das Lager von der Roten Armee befreit.

---

[11] Liste der Außenlager des KZ Groß-Rosen – Wikipedia.

# 39

# Kauffmann Oskar (1898–1955)

**Zusammenfassung** Oskar Kauffmann arbeitete nach seinem Studium als Psychiater und betätigte sich intensiv auf der berufspolitischen Ebene. Als frühes NSDAP-Mitglied machte er nach dem Anschluss Karriere, wurde Protegé Contis und avancierte schließlich zu dessen Vertreter. Als geschickter Machtpolitiker gelang es ihm, auch nach dem Krieg seine Karriere fortzusetzen, ohne dass er jemals gerichtlich belangt wurde.

Oskar Kauffmann wurde in Triest geboren. Er studierte Medizin und promovierte 1921 an der Universität Graz. Danach war er Assistent an der Nervenklinik Graz, wurde zum Psychiater ausgebildet und arbeitete anschließend als Psychiater in Klagenfurt wie auch in Villach. Er trat im Januar 1932 der NSDAP und kurz darauf der SS bei, in der er im Januar 1944 bis zum SS-Standartenführer avancierte.[1]

Kauffmann fungierte in Villach von 1932–1934 als stellvertretender Bürgermeister. Von Juli 1933 bis September 1937 war er Gauärzteführer sowie Gauobmann des NS-Ärztebundes (Kap. 60, Box 1) in Kärnten. Von September 1937 bis Juli 1938 fungierte er als Ärzteführer für Österreich und von 1934–1941 war er Chefarzt bei der Krankenkasse Villachs.[

Nach dem Anschluss leitete Kauffmann als Gauärzteführer das Gaugesundheitsamt in Kärnten und stand der dortigen Ärztekammer vor. Ab Juli 1939 leitete er die „Abteilung 3 für Volkspflege". Unter seiner Regie entwickelte sich das staatlich verwaltete Gesundheitswesen in Kärnten zu einer Zentrale für rassenhygienische Zwangsmaßnahmen.[2]

Von 1940–1941 arbeitete Kauffmann im Rang eines Regierungsdirektors als Abteilungsleiter für Gesundheit und Volkspflege beim Reichsstatthalter in Kärnten. Sodann wechselte er in das Reichsministerium des Inneren in Berlin, wo er zum Ministerialdirektor befördert wurde. 1942 wurde er zum Sonderbeauftragten des Reichsgesundheitsführers, Leonardo Conti (Box 1), und zu dessen Vertreter im Reichsinnenministerium ernannt. In dieser Position wurde er zu einem Sprecher der nationalsozialistischen Ärzte und der NS-Ideologie. In den Worten des Reichsarztes SS und Polizei, Ernst-Robert Grawitz,[3] hat Kauffmann sich so „besondere Verdienste im Kampf um die Ostmark" erworben.[4]

---

[1] Oskar Kauffmann – Wikipedia.
[2] Freidl W: NS-Psychiatrie in Klagenfurt. Fakultas Verlag, Wien, 2016.
[3] Brigadeführer-SS: Wilhelm Mohnke, Kurt Meyer, Heinz Lammerding, Sylvester Stadler, Ernst-Robert Grawitz, Otto Kumm, Walter Schellenberg: Amazon.de: Books.
[4] DATUM – Seiten der Zeit: Einer von uns (archive.org).

Kauffmann war ein eloquenter Machtpolitiker, der es auch nach dem Krieg verstand, die Weichen für die Fortsetzung seiner beruflichen Karriere zu stellen. Während sich Conti im Oktober 1945 durch seinen Suizid der Verantwortung entzog, gelang es seinem Protegé sich im britischen Internierungslager Wolfsberg als Lagerführer, Lagerarzt und Vertrauensmann der internierten Nationalsozialisten in Szene zu setzen.³ Wegen seines Verhaltens im „Dritten Reich" wurde er nie zur Rechenschaft gezogen.

Nach seiner Entnazifizierung war Kauffmann als Facharzt in Linz und in Wiener Neustadt tätig. Im Januar 1954 wurde er zum Direktor des Landeskrankenhauses Klagenfurt ernannt. Nur wenige Monate später avancierte er zum Präsidenten der Ärztekammer in Klagenfurt. In dieser Position soll er auch Sigbert Ramsauer (Kap. 54) wichtige Hilfestellungen geleistet haben, um diesem nach seiner Haftentlassung wieder die Zulassung als Arzt in Klagenfurt zu ermöglichen.

Oskar Kauffmann starb 1955 in Klagenfurt. Sein Nachruf in der *Österreichischen Ärztezeitung* gipfelte in dem Satz: „Was wir verloren haben, können nur die restlos ermessen, denen es vergönnt war, mit ihm zu arbeiten."⁵

**Box 1: Leonardo Conti (1900–1945)[6]**
- In Lugano, Schweiz, geboren.
- 1915 preußische Staatsbürgerschaft.
- 1918 Mitbegründer des antisemitischen „Deutschen Volksbunds".
- 1920 Teilnahme am Kapp-Putsch.[7]

---

[5] Klee E: Das Personenlexikon zum Dritten Reich. Fischer Verlag, Frankfurt, 2015.
[6] Leonardo Conti (Mediziner) – Wikipedia.
[7] Gietinger K: Kapp-Putsch: 1920 – Abwehrkämpfe – Rote-Ruhrarmee. Schmetterling Verlag, 2020.

- 1919–1923 Medizinstudium in Berlin und Erlangen.
- Danach Praxis in Berlin.
- Mitglied der nationalistischen Terrororganisation „Organisation Consul". [8]
- 1923 Mitglied der Sturmabteilung der NSDAP.
- Ab 1928 Aufbau des Sanitätswesens der SA.
- Gründer des Nationalsozialistischen Ärztebunds.
- 1932 Abgeordneter des Preußischen Landtags.
- 1939 von Hitler zum Leiter des NS-Reichsgesundheitsamtes und zum Staatssekretär des preußischen Gesundheitsministeriums ernannt.
- 1939 Reichsgesundheitsführer
- 1940 im Rahmen der „Aktion T4" (Kap. 4) verglich er die Methoden der Tötung von Menschen in einer Gaskammer mit der Tötung durch Injektionen. Conti soll dabei selbst Injektionen vorgenommen haben.
- Beteiligung an Fleckfieber-Versuchen im KZ Buchenwald (Kap. 30, Box 1).
- 1941 in den Reichstag gewählt.
- April 1944 Beförderung zum SS-Obergruppenführer.
- August 1944 Rücktritt als Reichsgesundheitsführer.
- März 1945 Honorarprofessor an der Staatsakademie für den öffentlichen Gesundheitsdienst in Berlin.
- Oktober 1945 Suizid im Nürnberger Gefängnis.

---

[8] Wegner N: „Schwarze Abwehr"?: Das Wirken der „Organisation Consul" im paramilitärischen Umfeld der Zwischenkriegszeit. GRIN, 2013.

# 40

## Korp, Peter (1898–1954)

**Zusammenfassung** Peter Korp studierte Medizin in Graz und arbeitete dann in diversen Grazer Krankenhäusern. 1936 wurde er zum Chefarzt der Anstalt „Am Feldhof" und 1938 zum Leiter der dortigen Kinderabteilung bestellt. In dieser Funktion hatte er zahlreiche Krankenmorde zu verantworten. Nach dem Krieg gelang es ihm, die Schuld auf bereits verstorbene Kollegen abzuwälzen, und er blieb auch weiterhin Direktor der Anstalt.

Peter Korp wurde in dem Dorf Oberlatein in der Steiermark geboren. Er ging in Graz zur Schule und diente sodann als Soldat im 1. Weltkrieg. Von 1919–1927 studierte er Medizin an der Universität Graz.[1] Von 1927–1928 war Korp im Krankenhaus der Barmherzigen Brüder in Graz

---

[1] 0xc1aa5576 0×003bb727.pdf (austriaca.at).

als Sekundärarzt tätig. 1928 wechselte er an das Krankenhaus der Elisabethinen in Graz, und 1929 an das Landeskrankenhaus Graz, wo er bis 1931 verblieb. Im April 1931 wurde er provisorisch, und mit Januar 1932 definitiv als Assistenzarzt am Feldhof (Kap. 32, Box 1) angestellt, wo er bereits im April 1936 zum Chefarzt aufrückte.

Nach dem Anschluss 1938 avancierte Korp zum Leiter der neu gegründeten Kinderabteilung am Feldhof, die zur Universität Graz (Box 1) gehörte. Dort war Korp aktiv an der Ermordung zahlreicher Patienten beteiligt.[1] Mindestens 1500 Patienten wurden Opfer der NS-Krankenmorde in der Landesheil- und Pflegeanstalt Am Feldhof (der heutigen Landesnervenklinik Sigmund Freud) und anderen steirischen Anstalten. Korp war zusammen mit seiner Assistentin Dr. Josefine Hermann (Kap. 32) auch zuständig für die Feldhof-Außenstellen in Bruck an der Mur, Kainbach (Kap. 33, Box 1) und Pertlstein.[2]

Nach dem Krieg entwickelte sich ein interner Kampf um die Direktorenstelle, und Korp wurde schließlich abermals zum ärztlichen Leiter des Feldhofs ernannt. Dort herrschte dann auch weiterhin ein von menschlicher Kälte, Härte, Demütigungen und auch körperlicher Gewalt geprägter Umgang mit den psychisch Kranken.[2]

Bei den gerichtlichen Untersuchungen zu den medizinischen NS-Verbrechen in der Steiermark gelang es Korp, alle Verantwortung auf die beiden bereits verstorbenen, ehemaligen Kollegen Begusch (Kap. 8) und Sorger (Kap. 63) abzuwälzen. Korp wurde daher nie wegen seiner Beteiligung an den Patientenmorden angeklagt.[1]

Korp starb 1954 an den Folgen eines Herzinfarkts.

---

[2] Vergessene Opfer – gefeierte Täter: NS-Euthanasie in der Steiermark (I) (korso.at).

## Box 1: Die Universität Graz im „Dritten Reich"

- Nach dem Anschluss Österreichs im März 1938 wurden 17 % des Lehrkörpers entlassen, darunter auch die Nobelpreisträger Otto Loewi, Viktor Hess und Erwin Schrödinger.
- Ebenso wurde etwa ein Drittel der Studierenden aus rassischen, religiösen oder politischen Gründen entlassen.
- Die „T4-Kinderfachabteilung" der Medizinischen Fakultät wurde auf verschiedene Stationen, Sanatorien und Pflegeheime in der Umgebung von Graz verteilt, z. B. Feldhof (Kap. 32, Box 1).
- Die Leichen von hingerichteten NS-Opfern und wahrscheinlich auch von „euthanasierten" Patienten fanden ihren Weg in die anatomischen Sammlungen der Medizinischen Fakultät.
- Der Leiter der anatomischen Abteilung, Anton Hafferl (Kap. 27), wurde 1946 kurzzeitig verhaftet, weil er die Leichen von 44 Opfern heimlich vergraben hatte.
- Eine der medizinisch-ideologischen Leitstellen der Nationalsozialisten war die 1940 von Berlin nach Graz verlegte Medizinische Akademie der SS (Kap. 44, Box 1).
- Ihre Absolventen studierten an der Universität Graz.
- Drei SS-Ärzte der SS-Akademie waren zugleich auch Mitglieder der Medizinischen Fakultät in Graz.
- Bald nach dem Zusammenbruch des Naziregimes besetzte der Großteil der zunächst als belastet entlassenen Grazer Professoren und Dozenten wieder ihre alten Positionen.
- Die vertriebenen Professoren und Dozenten wurden nicht oder nur sehr zögerlich zur Rückkehr ermuntert.

# 41

# Litschel, Gustav (1903–1945)

**Zusammenfassung** Gustav Litschel trat bereits als Medizinstudent der NSDAP bei. Er wurde Lagerarzt in den KZs Sachsenhausen, Dachau und Flossenbürg. Nach dem Krieg gelangte er in russische Gefangenschaft, in der er im Oktober 1945 starb.

Gustav Litschel wurde in Wien als Sohn eines Möbelfabrikanten geboren.[1] Von 1921–1934 studierte er (mit Unterbrechungen) Medizin in Wien und Graz und wurde 1934 approbiert. Anschließend arbeitete er als Assistenzarzt in Krankenhäusern in Enzenbach, Wien, Hollabrunn und Graz.

---

[1] Pukrop M: SS-Mediziner zwischen Lagerdienst und Fronteinsatz. Die personelle Besetzung der Medizinischen Abteilung im Konzentrationslager Sachsenhausen 1936–1945. Dissertation, Hannover 2015. (uni-hannover.de).

Bereits im März 1932 war Litschel der NSDAP beigetreten. Nach dem Anschluss wurde er zudem Mitglied der SS, wo er 1944 den Dienstgrad eines SS-Sturmbannführers erreichte. Vom 15. August bis zum 1. September 1938 diente er im Rang eines Hauptsturmführers bei der 2. Sanitätsstaffel-SS-Totenkopfverband Brandenburg.[2]

Danach war Litschel SS-Lagerarzt im KZ Sachsenhausen (Kap. 37, Box 1)[3] und ab dem 1. September 1938 bis zum 31. Januar 1939 arbeitete er als Lagerarzt im KZ Dachau (Kap. 19, Box 2). Zwischen dem 1. Februar 1939 und dem 13. Januar 1940 war er dann Lagerarzt im KZ Flossenbürg (Box 1).[4] Ende November 1939 war er erneut im KZ Sachsenhausen tätig.

Ab dem 13. Januar 1940 bis zum 8. Juni 1942 arbeitete Litschel beim SS-Fürsorgeamt (Box 2). Ab dem 8. Juni 1942 bis zum 11. Mai 1943 diente er als Truppenarzt in der 3. SS-Panzerdivision „Totenkopf". Danach wurde er zur 4. SS-Polizeipanzergrenadierdivision, jedoch zeitgleich auch zum SS-Artillerieersatzregiment in München versetzt. Anschließend diente er bis zum 20. Juli 1944 beim SS-Artillerieausbildungs- und Ersatzregiment in Prag.

Zwischen dem 20. Juli und dem 15. September 1944 war er SS-Standortarzt beim Truppenübungsplatz Mähren. Sodann arbeitete er bis zum 1. Januar 1945 in der Amtsgruppe D des SS-Führungshauptamt (Box 2). Ab dem 1. Januar 1945 diente er erneut beim SS-Artillerieausbildungs- und Ersatzregiment in Prag.

---

[2] SS-Totenkopfverbände – Page 8 – Axis History Forum.
[3] KL Sachsenhausen Personnel – Page 2 – Axis History Forum.
[4] Medizin im Konzentrationslager Flossenbürg 1938 bis 1945: Biografische Annäherungen an Täter, Opfer und Tatbestände (pageplace.de).

Nach dem Krieg gelangte Litschel in russische Gefangenschaft. Er ist im Oktober 1945 auf dem Weg nach Sibirien verstorben.[5]

**Box 1: Das Konzentrationslager Flossenbürg[6,7]**
- Flossenbürg ist ein kleines Dorf im Oberpfälzer Wald.
- Gründung des Lagers im Mai 1938.
- Das Lager war ursprünglich für 3000 Häftlinge und 400 bewachende SS-Leute geplant.
- Die Häftlinge verrichteten Zwangsarbeit im Flossenbürger Steinbruch der Deutschen Erd- und Steinwerke.
- Kälte, harte Arbeit, unzureichende Ernährung und willkürliche Gewalt führten zum Tod vieler Häftlinge.
- Ende 1940 nahm das Krematorium seinen Betrieb auf.
- Ab 1942 wurde das Lager um rund 80 Außenlager (davon 27 für Frauen) erweitert.
- Anfang 1943 verlagerte das Messerschmitt-Werk einen Teil seiner Produktion nach Flossenbürg.
- 1944 befanden sich 8000 Häftlinge in dem dann völlig überfüllten Lagerkomplex.
- Anfang April 1945 begann die Auflösung des KZ.
- Tausende von Häftlingen starben sodann auf den Todesmärschen.
- Bei Kriegsende befreiten amerikanische Einheiten das Lager und die 1500 verbliebenen Häftlinge.

**Box 2: Das SS-Führungshauptamt (SS-FHA)[8]**
- Seit dem 1. Oktober 1937 stand das Amt unter der Leitung von Karl Zech.[9]

---

[5] Klee E: Auschwitz, die NS Medizin und ihre Opfer. Fischer Verlag, Frankfurt, 1997.
[6] Flossenbürg | KZ-Gedenkstätte Flossenbürg.
[7] KZ-Gedenkstätte Flossenbürg: Konzentrationslager Flossenbürg 1938–1945: Katalog zur ständigen Ausstellung. Wallstein, 2008.
[8] SS-Hauptämter – Wikipedia.
[9] Karl Zech – Wikipedia.

- Im August 1940 wurde es die betriebliche Stabsstelle der Waffen-SS.
- Es wurde anfangs von Himmler persönlich geleitet.
- Ab Januar 1943 übernahm Himmlers Stabschef, Hans Jüttner, die Leitung.[10]
- Er verwaltete Nachschub und Versorgung, Lohnzahlungen und Ausrüstungen der Waffen-SS.
- Ihm unterstanden die Kommandoämter der Allgemeinen-SS, der Waffen-SS und der SS-Wachverbände.
- Dem SS-FHA wurden ferner die Ausbildungseinrichtungen, die Truppeninspektionen und das Sanitätswesen der Waffen-SS unterstellt.
- Bei Kriegsende hatte das SS-FHA etwa 450 Mitarbeiter.

---

[10] Hans Jüttner – Wikipedia.

# 42

# Lonauer, Rudolf (1907–1945)

**Zusammenfassung** Rudolf Lonauer war bereits als Medizinstudent ein glühender Nationalsozialist. So kam es, dass er nach dem Anschluss eine rasante Karriere machen konnte. Er wurde zu einer treibenden Kraft der „NS-Euthanasie" und trug die Verantwortung für zahllose Morde. Bei Kriegsende tötete Lonauer seine Frau, seine zwei Töchter und schließlich sich selbst.

Rudolf Lonauer wurde in Linz als Sohn eines Beamten der Linzer Gesundheitsbehörde geboren.[1] Er trat 1924 dem Steirischen Heimatschutz (Kap. 8, Box 1) bei, wurde 1925 Mitglied in der Burschenschaft Ostmark in Graz[2] und trat 1931 der NSDAP sowie 1933 der SS bei.

---

[1] Rudolf Lonauer – Wikipedia.
[2] Burschenschaft der Ostmark – Wikipedia.

© Der/die Autor(en), exklusiv lizenziert an Springer-Verlag GmbH, DE, ein Teil von Springer Nature 2026
E. Ernst, *Entmenschlichte Medizin*,
https://doi.org/10.1007/978-3-662-71615-1_42

Lonauer studierte Medizin in Graz und wurde von Oktober 1931 bis Oktober 1933 Assistent am Institut für Anatomie (Kap. 27). Daraufhin war er bis März 1937 als wissenschaftliche Hilfskraft an der Nervenklinik der Universität Graz beschäftigt.[3,4] 1932 heiratete er die aus Triest stammende Maria Hoffer, ebenfalls eine glühende Nationalsozialistin.

Nach dem Anschluss 1938 machte er eine rasante Karriere[1,2]:

- Im März 1938 übernahm er als 31-Jähriger die Anstaltsleitung in der Landesirrenanstalt Niedernhart in Linz[5] und damit auch die Leitung der Anstalt Gschwendt (Box 1).
- Gleichzeitig wurde er Primarius der Abteilung für Nervenkrankheiten im Linzer Allgemeinen Krankenhaus.
- Mit 33 Jahren wurde er Leiter der NS-Tötungsanstalt Hartheim (Box 2).
- Ab Mai 1940 war er Gutachter der „Aktion T4" (Kap. 4).
- Mitarbeit am sog. Euthanasie-Gesetz.
- SS-Führungshauptamt, Amtsgruppe Sanitätswesen (Kap. 41, Box 2).
- Daneben führte er eine Privatpraxis in Linz.

Gemeinsam mit Aktion-T4-Obergutachter Paul Nitsche,[6] Viktor Brack (Kap. 36, Box 1) und Victor Ratka[7] besuchte Lonauer diverse psychiatrische Anstalten und Altersheime,

---

[3] Klee E: Das Personenlexikon zum Dritten Reich. Fischer Verlag, Frankfurt, 2015.
[4] Scheiblechner P: Politisch war er einwandfrei. PAUG, Band 39, 2002.
[5] Eine irre Geschichte | Nachrichten.at.
[6] Paul Nitsche – Wikipedia.
[7] Victor Ratka – Wikipedia.

um Patienten für die Tötungsanstalten zu selektieren. Als „T4-Gutachter" entschied er lediglich auf der Basis von Meldebögen über Tod oder Leben von Patienten, ohne jemals den betreffenden Menschen gesehen oder gar untersucht zu haben. Von der Aktion T4 wurde er für diese Tätigkeiten mit monatlichen Pauschalen bezahlt.

Im Herbst 1943 rückte Lonauer zur SS-Division Prinz Eugen ein und diente u. a. in Serbien.[2] Er gab brieflich Anweisungen an seinen Stellvertreter Georg Renno (Kap. 71, Box 2), dem in Hartheim meist die Ausführung der Tötungen, wie auch die Letztbegutachtung der Opfer, die Zertifizierungen der fingierten Todesursachen und die Vergasungen oblagen.

Die Anstalt Niedernhart transformierte Lonauer als Zwischenanstalt für die Zulieferung von Patienten, die in Hartheim umgebracht werden sollten. Ein Bediensteter schilderte später einen Abtransport von Patienten nach Hartheim: „Die meisten spürten, was kommen würde. Manche knieten sich vor dem Direktor der Anstalt, Dr. Lonauer, nieder und baten ihn mit erhobenen Händen, sie nicht wegzuschicken. Es half ihnen nichts."[8]

In Niedernhart wurde auch vor Ort gemordet. Hierzu verabreichte „Lonauer seinen Opfern oft Luminal (Box 3) in Pulverform".[3] Insgesamt muss hier von etwa 800 Krankenmorden ausgegangen werden.

Als das Ende des „Dritten Reichs" unmittelbar bevorstand, zerstörte Lonauer alle ihm zur Verfügung stehenden Akten.[9] Eine Stunde vor Eintreffen der US-Armee tötete Lonauer dann seine Frau, seine zwei Töchter und

---

[8] Klee E: Euthanasie im NS-Staat. Fischer Verlag, Frankfurt, 1995.
[9] Von Cranach M, Siemen H–L: Psychiatrie im Nationalsozialismus. Oldenbourg Verlag, München, 1999.

schließlich sich selbst.[1] Die Familie ist im Friedhof von Neuhofen an der Krems begraben.

> **Box 1: Schloss Gschwendt[10]**
> - Gelegen im Ortsteil Gries der Gemeinde Neuhofen an der Krems.
> - 1308 erstmals urkundlich erwähnt.
> - Im Rahmen der „Aktion T4" hauptsächlich als Zwischenstation für Patienten auf dem Weg zur Ermordung verwendet.
> - Eine unbekannte Anzahl von Patienten wurde auch vor Ort mittels Medikamenten und Unterernährung ermordet.
> - Nach 1945 wurde gegen 61 beteiligte Haupttäter der Massenverbrechen in den oberösterreichischen Anstalten ermittelt.
> - Es fanden jedoch nur gegen drei Personen Prozesse statt.
> - Anton Schrottmayer, Pfleger der Frauenabteilung in Gschwendt, verübte am 4. August 1946 Selbstmord.[11]
> - Die meisten weiteren Verfahren wurden eingestellt.

> **Box 2: Die Anstalt Schloss Hartheim[12]**
> - Tötungseinrichtung in der Gemeinde Alkoven bei Linz.
> - Im Rahmen der „Aktion T4" wurden hier geistig oder körperlich Behinderte mit Giftgas ermordet.
> - Die Patienten wurden meist aus anderen Anstalten verlegt.
> - Die Morde wurden auch nach der offiziellen Beendigung der „Aktion T4" im Jahr 1942 fortgesetzt.

---

[10] Schloss Gschwendt – Wikipedia.
[11] Schloss Hartheim Euthanasia Center.
[12] Kepplinger B, Leitner I, Kammerhofer A: Dameron Report: Bericht des War Crimes Investigating Teams No 6824 der U.S. Army vom 17.7.1945 über die Tötungsanstalt Hartheim (Historische Texte des Lern- und Gedenkorts Schloss Hartheim). Studienverlag, 2011.

- Zu den Opfern gehörten auch Juden, Kommunisten und andere vom Staat als unerwünscht betrachtete Personen.
- Auch arbeitsunfähige oder anderweitig als lästig eingestufte KZ-Insassen wurden hier hingerichtet.
- Heute sind im Schloss Hartheim eine Gedenkstätte und ein Dokumentationszentrum untergebracht.

## Box 3: Luminal

- Luminal ist der Handelsname für Phenobarbital.
- Es gehört zur Familie der Barbiturate, die starke Beruhigungsmittel sind.
- Luminal kann oral, intravenös oder intramuskulär verabreicht werden.
- Es verursacht Nebenwirkungen wie mangelnde Koordination, Kopfschmerzen, Erbrechen, Verwirrung und Gedächtnisprobleme.
- In höheren Dosen kommt es zur Atembehinderung.
- Diese können dann zu einer Lungenentzündung führen.
- Der Tod nach einer Überdosis Luminal ist oft langsam und oft qualvoll.
- Das Protokoll für die „Luminal-Euthanasie" wurde von Renno entwickelt (Kap. 71, Box 2).

# 43

# Meyer, Georg Franz (1917–1981)

**Zusammenfassung** Georg Meyer war bereits als Medizinstudent der NSDAP beigetreten. Nach dem Anschluss wurde er auch SS-Mitglied und diente dann als Truppen- und Lagerarzt in Auschwitz. Anschließend arbeitete er jeweils kurzzeitig auch in mehreren weiteren KZs. Nach dem Krieg war er Zeuge im Auschwitz-Prozess. 1960 wurde er von einem ehemaligen Auschwitz-Häftling in Wien angezeigt. Die diesbezüglichen Ermittlungen stagnierten über 10 Jahre und wurden schließlich eingestellt. Meyer konnte somit weitgehend ungehindert als Arzt praktizieren.

Georg Meyer wurde in Wien geboren. Er studierte Medizin und promovierte 1941.[1] Im Mai 1938 trat er der SS

---

[1] Georg Franz Meyer – Wikipedia.

bei. Im März 1941 wurde er Mitglied der Waffen-SS, in der er als Truppenarzt bei der „Leibstandarte SS Adolf Hitler" diente.[2] Danach war er am SS-Standort Wien eingesetzt. Ab Februar 1942 gehörte er der 3. Sanitätskompanie in Oranienburg und anschließend dem SS-Bataillon Ost in Breslau an. Im März 1943 wurde er zum SS-Hauptscharführer befördert.[3]

Am 17. Juli 1942 wurde er in das KZ Auschwitz (Kap. 18, Box 2) abkommandiert, wo er für 4 Monate als Truppen- und Lagerarzt arbeitete. Laut einer Nachkriegsaussage des ebenfalls in Auschwitz eingesetzten deutschen Arztes Johann Paul Kremer (Box 1) war Meyer als Lagerarzt an den Vergasungen von Häftlingen beteiligt. Margita Schwalbova,[4] seinerzeit slowakische Häftlingsärztin in Auschwitz, macht Meyer ferner für die Selektion von Flecktyphus-kranken Häftlingsfrauen in die Gaskammer verantwortlich.

Nach dem Einsatz in Auschwitz wurde Meyer in den KZs Stutthof (Box 2), Natzweiler (Kap. 7, Box 1), Groß-Rosen (Kap. 38, Box 2), Flossenbürg (Kap. 41, Box 1), und Herzogenbusch (Box 3) eingesetzt.[1,5,6] Seine Dienste in diesen Lagern war jeweils nur kurzzeitig.

Nach dem Krieg leitete Meyer die Forschungsstation Ultraschall am Krankenhaus Lainz. Von 1949 bis zu seinem Eintritt in den Ruhestand im Jahr 1981 praktizierte

---

[2] Baxter I: Leibstandarte SS Adolf Hitler (LSSAH) at War, 1939–1945: A History of the Division on the Western and Eastern Fronts (Images of War) (English Edition). Pen and Sword, 2017.
[3] Meyer Georg Dr. med. (tenhumbergreinhard.de).
[4] Margita Schwalbová | USC Shoah Foundation.
[5] Klee E: Das Personenlexikon zum Dritten Reich. Fischer Verlag, Frankfurt, 2015.
[6] https://forum.axishistory.com/viewtopic.php?t=34493.

er weitgehend unbehelligt als Allgemeinmediziner in Wien.

Anlässlich des 1. Frankfurter Auschwitz-Prozesses[7] wurde Meyer vernommen. Konfrontiert mit dem Tagebucheintrag vom 17. September 1942 seines KZ-Kollegen Johann Kremer: „Heute mit Dr. Meyer das Frauenlager Birkenau besucht", verneinte er sogar die Kenntnis dieses Frauenlagers. Er gab zu Protokoll, „in Auschwitz … mit dem Konzentrationslager nichts zu tun" gehabt zu haben.

Der Auschwitzüberlebende, Hermann Langbein,[8] zeigte Meyer im März 1960 wegen des Verdachts auf Beihilfe zum Massenmord bei der Staatsanwaltschaft Wien an. Die darauf folgenden Ermittlungen gegen Meyer kamen über 10 Jahre nicht voran. 1970 wandte sich Simon Wiesenthal[9] diesbezüglich an die internationale Presse. Sodann verlautbarte das österreichische Justizministerium, dass in wenigen Monaten die Staatsanwaltschaft ihren Endantrag in dieser Angelegenheit stellen werde. Schließlich konstatierte die Staatsanwaltschaft Wien „gewisse Verdachtsmomente", die aber nicht für eine Mordanklage ausreichen würden. Trotz verrichtetem Rampendienst habe ihm die Teilnahme an Selektionen nicht nachgewiesen werden können, andere mögliche Straftatbestände seien verjährt. Das Verfahren wurde daraufhin eingestellt.[1]

Georg Franz Meyer wurde somit niemals zur Rechenschaft gezogen. Er starb 1981 in Wien.[10]

---

[7] Frankfurt Auschwitz trials – Wikipedia.
[8] Hermann Langbein – Wikipedia.
[9] Segev T, Lemke M: Simon Wiesenthal: Die Biographie. Siedler Verlag, 2010.
[10] Georg Franz Meyer | AustriaWiki im Austria-Forum.

### Box 1: Johann Paul Kremer (1883–1965)[11]

- Geboren in Stelberg bei Köln.
- Studierte Biologie und Medizin und erwarb so zwei Doktortitel.
- Trat 1932 der NSDAP und 1934 der SS bei.
- Von August bis November 1942 Lagerarzt im KZ Auschwitz-Birkenau.
- Dort bei Exekutionen anwesend, um den Tod der Hingerichteten festzustellen.
- Anwesend bei 15 Vergasungen.
- Vertrat Friedrich Entress[12] bei Selektionen von Häftlingen zur anschließenden Tötung mittels Phenolinjektionen.
- Obduzierte Häftlinge nach ihrem Tod, um Organe zu entnehmen.
- Im August 1945 verhaftet und sodann an Polen ausgeliefert.
- Dort zum Tode verurteilt, jedoch später zu lebenslanger Haft begnadigt.
- 1958 wegen guter Führung entlassen und nach Deutschland abgeschoben.
- Dort als „Spätheimkehrer" feierlich empfangen.
- 1960 in Deutschland erneut angeklagt.
- Wegen Beihilfe zum Mord in zwei Fällen zu 10 Jahren Haft verurteilt.
- Die polnische Haft wurde angerechnet.
- Kremer war somit frei.

### Box 2: Das Konzentrationslager Stutthof[13]

- Außerhalb des Dorfes Stutthof, heute Sztutowo, in Polen gelegen.
- 1939 zunächst als Lager für zivile Kriegsgefangene eingerichtet.
- 1942 zu einem Konzentrationslager umfunktioniert.

---

[11] Johann Paul Kremer – Wikipedia.
[12] Friedrich Entress – Wikipedia.
[13] Kogon E: Der SS-Staat: Das System der deutschen Konzentrationslager. Heyne, 1988.

- 1944 wurde Stutthof ein Vernichtungslager hauptsächlich für jüdische Frauen aus den baltischen Ländern, Polen, Ungarn und den deutschen Konzentrationslagern.
- Insgesamt waren etwa 115.000 Häftlinge in Stutthof interniert, von denen etwa 65.000 dort starben.
- Im Januar 1945, als sich die sowjetischen Truppen näherten, wurden die überlebenden Häftlinge auf Todesmärsche geschickt.
- Einige Häftlinge wurden auf dem Seeweg aus dem Lager gebracht und ertranken.
- Die Rote Armee befreite Stutthof am 9. Mai 1945.

**Box 3: Das Konzentrationslager Herzogenbusch[14]**

- Herzogenbusch (niederländisch: Kamp Vught) liegt in Vught, nahe der Stadt Hertogenbosch in den Niederlanden.
- Das Lager wurde 1943 eröffnet und hatte 31.000 Häftlinge.
- 749 Häftlinge starben im Lager, die anderen wurden gegen Kriegsende in weitere Lager verlegt.
- Am 26. Oktober 1944 befreiten schottische Truppen das fast geräumte Lager.
- Sie fanden noch etwa 500–600 Häftlinge, die am gleichen Nachmittag hingerichtet werden sollten.
- Etwa 500 Häftlinge, die am Morgen des Tages der Befreiung des Lagers hingerichtet worden waren, wurden tot vorgefunden.
- Nach dem Krieg wurde das Lager als Gefängnis für Kollaborateure genutzt.
- Heute erinnert ein Besucherzentrum und eine Gedenkstätte an die Verbrechen der NS-Zeit.

---

[14] Benz W, Distel B, Königseder A: Der Ort des Terrors. Geschichte der nationalsozialistischen Konzentrationslager Bd. 7: Wewelsburg, Majdanek, Arbeitsdorf, Herzogenbusch (Vught), Bergen-Belsen, Mittelbau-Dora. C.H. Beck, 2008.

# 44

# Mittelberger, Otto-Eugen (1910–1944)

**Zusammenfassung** Otto Mittelberger studierte Medizin und schlug danach eine militärische Laufbahn ein. Er bekleidete mehrere Positionen als SS-Arzt und wurde 1945 zum SS-Obersturmbannführer ernannt. Er war ein einflussreicher Propagandist der NS-Ideologie. Es wird angenommen, dass er im Februar 1945 bei Budapest fiel.

Otto Mittelberger wurde in Götzis, Vorarlberg, geboren. Er studierte Medizin und wurde schon in jungen Jahren Mitglied der NSDAP wie auch der SS.

Mittelberger zählte zu den „Alten Kämpfern"[1] und schlug eine militärische Karriere ein. 1938 wurde er zum SS-Obersturmführer, 1939 zum SS-Hauptsturmführer, 1942 zum SS-Sturmbannführer, und 1945 zum SS-Ober-

---

[1] Alter Kämpfer – Wikipedia.

sturmbannführer ernannt. Er diente in zahlreichen, rasch wechselnden Positionen und Lokalisationen:

- 1938: Führer Sanitätsabteilung, SS-Verfügungstruppe, Ellwang;
- 1938: Führer Sanitätsabteilung, SS-Verfügungstruppe, Berlin;
- 1938–1941: Führer Sanitätsabteilung, SS-Verfügungstruppe, Wien;
- 1941: Truppenarzt II./SS „Der Führer";
- 1941: SS-Sanitätsamt;
- 1941: Komm. Stab RF SS-Führungshauptamt (Kap. 41, Box 2);
- 1942: Kompaniechef SS-Sanitätskompanie, SS-Kavalleriebrigade D;
- 1942: SS-Sanitätsamt;
- 1943: Befehlshaber der Waffen-SS Niederlande.[2]

Während dieser Karriere erhielt er zahlreiche Orden und Auszeichnungen.[2]

Vom Juni 1943 bis März 1944 fungierte Mittelberger als Direktor der SS-Akademie in Graz, wo die ärztliche SS-Elite ausgebildet werden sollte (Box 1). In allen seinen Funktionen war er ein einflussreicher Propagandist der NS-Ideologie.

Nach März 1944 diente Mittelberger wieder als Militärarzt an der Front, zuletzt als Divisionsarzt der 8. SS-Kavalleriedivision „Florian Geyer". Es wird angenommen, dass er in dieser Position im Februar 1945 bei Budapest fiel.

Otto Mittelberger wurde 2.9.1947 vom Kreisgericht Wels für tot erklärt.[3]

---

[2] Mittelberger, Otto-Eugen „Eugen" Dr. (Waffen SS) - TracesOfWar.com.
[3] Klee E: Das Personenlexikon zum Dritten Reich. Fischer Verlag, Frankfurt, 2015.

## Box 1: Die SS-Ärztliche Akademie in Graz[4]

- Die Akademie wurde 1937 in Berlin gegründet.
- 1940 wurde sie nach Graz verlegt.
- Ihr Sitz war das bisherige Taubstummeninstitut am Rosenberggürtel in Graz.
- Aufgabe der Akademie war die Ausbildung von ideologisch indoktrinierten Ärzten für die SS.
- Viele davon wurden später Lagerärzte in diversen KZs.
- Sie sollte eine ideale Verbindung des politischen Soldaten und Arztes erreichen.
- Die Studierenden waren in Graz kaserniert.
- Das Medizinstudium fand an der Universität im Rahmen der regulären Lehrveranstaltungen statt.
- Der militärische und ideologische Teil der Ausbildung erfolgte am Rebenhügel in Graz.
- Die Studenten absolvierten einen Teil ihrer Ausbildung im KZ Dachau, wo sie Häftlinge als Übungsmaterial z. B. zum Erlernen chirurgischer Eingriffe missbrauchten.
- Ab Mai 1941 wurden etwa 500 gesunde Häftlinge von Studenten oder frischen Absolventen der Grazer Akademie zu Übungszwecken operiert.
- Viele der Opfer starben an den Folgen dieser nichtindizierten Operationen.
- Zur Beschaffung von Studienpräparaten bediente sich die Akademie auch der Leichen der KZs Mauthausen (Kap. 21, Box 3), Gusen (Kap. 54, Box 2) und Buchenwald (Kap. 30, Box 2): „In der Anlage übersende ich 12 Photographien des Juden, dessen Skelett Sie jetzt besitzen. Ich bitte, diese Photographien absolut vertraulich behandeln zu wollen. Sie dürfen in keinem Fall an die Öffentlichkeit kommen. Beiliegende Rechnung bitte ich, unmittelbar erledigen zu wollen. Mauthausen, 21. Juli 1943."[5]
- Insgesamt studierten an der Akademie etwa 200 Personen.
- Nur etwa 20 von ihnen schlossen ihr Medizinstudium in Graz ab.
- Nach dem Krieg wurde die Akademie geschlossen.

---

[4] 1940: Die SS-ärztliche Akademie in Graz – hdgö (hdgoe.at).
[5] Wo geht's hier zum Ulrichsberg? - Texte und Hintergrund.

# 45

# Niedermoser, Franz (1901–1946)

**Zusammenfassung** Franz Niedermoser studierte Medizin und trat 1933 der NSDAP sowie 1938 der SA bei. 1941 wurde er zum Primararzt der Landesirrenanstalt in Klagenfurt ernannt. In dieser Funktion war er verantwortlich für hunderte Krankenmorde. Nach dem Krieg wurde er deswegen zum Tode verurteilt. Das Urteil wurde am 24. Oktober 1946 vollstreckt.

Franz Niedermoser wurde in Innsbruck geboren. Er studierte Medizin und fand nach diversen Positionen als Hilfsarzt am 1. November 1928 eine Anstellung als Sekundärarzt an der Heil- und Pflegeanstalt Klagenfurt (Box 1). Er trat 1933 der zu diesem Zeitpunkt illegalen NSDAP (Kap. 2, Box 1) und nach dem Anschluss 1938 auch der SA bei. Er brachte es bis zum Hauptsturmführer und fungierte als Führer eines Sanitätssturms.[1]

1938 wurde Niedermoser zum Leiter der Männerabteilung der Landesirrenanstalt Klagenfurt befördert. Daneben arbeitete er auch als Arzt der Landessiechenanstalt Klagenfurt. 1941 wurde er zum Primararzt der Landesirrenanstalt in Klagenfurt ernannt.

Im Juli 1940 wurde der Klagenfurter Arzt Kurt Meusburger nach Berlin beordert und in die Planung der „Aktion T4" (Kap. 4) eingeweiht. Meusburger selbst lehnte die „Euthanasie" ab und beteiligte sich somit nicht an den Krankenmorden.[2] Dennoch wurden mehrere hundert Patienten aus Klagenfurt in die Tötungsanstalt in Hartheim (Kap. 42, Box 2) verbracht z. B.:

- am 25. August 1940 (260 Frauen),
- am 24. März 1941 (132 psychiatrische und geriatrische Männer und Frauen),
- am 7. Juli 1941 (111 Patienten, darunter auch 25 Kinder).[3]

Zudem wurden auch Patienten aus dem „Altreich" nach Klagenfurt verfrachtet. Am 27. Mai 1943 erreichte ein erster Transport mit 60 Kindern und Jugendlichen aus Kues an der Mosel die Klagenfurter Anstalt, ein zweiter Transport mit 40 Kindern aus Mönchengladbach war datiert auf den 20. Mai 1943. Einweisungen von Kärntner Amtsärzten und Überweisungen von anderen Krankenhausabteilungen sind ebenso belegt.

---

[1] Franz Niedermoser – Wikipedia.
[2] DISS_Martina Lang_korrcl.
[3] Stromberger H: Die Ärzte, die Schwestern, die SS und der Tod. Kärnten und das produzierte Sterben im NS-Staat. Drava Verlag, Klagenfurt, 2002.

## 45 Niedermoser, Franz (1901–1946)

Im Kärntner Landeskrankenhaus war Niedermoser für die „Aktion T4" zuständig. Gemäß späterer eigener Angaben wollte er sich zunächst, ähnlich wie sein Kollege Meusburger, nicht an den Patientenmorden beteiligen.[4] Er wurde deshalb zweimal nach Berlin beordert.[5] Anschließend verlor er offenbar die Fähigkeit, sich schuldig zu fühlen, und wurde ein mehr oder weniger bereitwilliger Teilnehmer der „Aktion T4".[6]

So tötete Niedermoser mithilfe ausgewählter Schwestern und Pfleger von 1942–1945 zwischen 700 und 900 Patienten. Um keinen Verdacht zu erregen, wurde darauf geachtet, dass es pro Woche nicht mehr als vier Krankenmorde waren. Die Tötungsanweisungen gab Niedermoser bei den Visiten nebenbei, etwa mit den Worten „Geben Sie dem etwas" oder „Helfen Sie diesem nach!", bisweilen auch mit dem Handzeichen des Einspritzens einer Injektionsnadel.[1]

Nach dem Krieg wurde Niedermoser inhaftiert. Im „Klagenfurter Euthanasie-Prozess"[7] (Box 2) vor dem Volksgericht in Graz wurde er für schuldig befunden, die Tötung von Patienten in mindestens 400 Fällen angeordnet und unter Missachtung der Menschenwürde die Misshandlung von Patienten veranlasst zu haben.

Das Gericht sah in Niedermoser den Hauptverantwortlichen der Patientenmorde in Klagenfurt und sprach ihn für den Tod mehrerer hundert Männer und Frauen schuldig. Vor Gericht verteidigte sich Niedermoser indem er

---

[4] Freidl W: NS-Psychiatrie in Klagenfurt. Facultas Verlag, Wien, 2016.
[5] Oberlechner H, Stromberger H. Die Klagenfurter Psychiatrie im Nationalsozialismus. Psychiatr Psychother, 2011,7/1:7–10.
[6] „Ich Fühle Mich Nicht Schuldig (I do not Feel Guilty)": From Doubts to Murder (Chapter 2)—The Politics of Repressed Guilt.
[7] Gestaltung und Wahrnehmung des Klagenfurter Euthanasieprozesses.

den „Euthanasie-Führererlass" und einen Befehlsnotstand[8] ins Feld führte.[9] Das Gericht akzeptierte seine Argumente nicht und verurteilte ihn zum Tod durch den Strang.[10] Nach der Verlesung des Urteils sagte Niedermoser in seiner Verteidigung: „Ich fühle mich nicht schuldig", ein Argument, das er während des gesamten Prozesses wiederholt hatte.[4]

Das Urteil wurde am 24. Oktober 1946 im Landesgericht Klagenfurt vollstreckt.[1]

> **Box 1: Die Heil- und Pflegeanstalt Klagenfurt[11,12]**
> - 1896 wurde das Landeskrankenhaus Klagenfurt eröffnet.
> - Während des „Dritten Reichs" wurden 733 Menschen (davon 25 Kinder) in vier Transporten von hier in die Tötungsanstalt Hartheim (Kap. 42, Box 2) verbracht und dort ermordet.
> - Viele weitere Patienten wurden getötet, indem man ihnen lebenswichtige Medikamente verwehrte oder sie verhungern ließ.
> - Die Opfer kamen auch aus dem Siechenhaus Villach und aus anderen Einrichtungen der Kärntner Armen-, Alten- und Behindertenhilfe.
> - In den Krankenakten wurden fingierte Todesursachen eingetragen.
> - Das Hinterhaus der Anstalt, in dem sich die meisten Verbrechen ereigneten, wurde 1992 abgerissen.
> - Die in Klagenfurt getöteten Menschen wurden im Stadtfriedhof Annabichl in Armengräbern bestattet.
> - Dort wurde 2003 ein Mahnmal mit den Namen der Toten errichtet.

---

[8] Befehlsnotstand | bpb.de.
[9] U:theses | Detailansicht (46.099).
[10] Papers Past | Newspapers | Evening Star | 5 April 1946 | Crimes Against Humanity.
[11] Klinikum Klagenfurt am Wörthersee – Wikipedia.
[12] NS-Opfergedenkstätte.

## 45 Niedermoser, Franz (1901–1946)

**Box 2: Der Klagenfurter Prozess[136]**

- Dies war der erste Prozess über NS-Krankenmorde in Österreich.
- Der Prozess dauerte vom 20. März bis zum 3. April 1946.
- Er fand vor dem Außensenat des Volksgerichtes Graz in Klagenfurt statt.
- Die Prozessakten sind heute im Landesarchiv in Klagenfurt einsehbar.
- Niedermoser wurde am 4. April 1946 verurteilt (s. oben) und sein Besitz enteignet.
- Der Oberpfleger Brandstätter sowie die Pflegerinnen Pracher und Schellander wurden ebenfalls zum Tode verurteilt.
- Brandstätter verübte Selbstmord, bevor das Urteil vollstreckt werden konnte.
- Pachner und Schellander wurden zu langjährigen Haftstrafen begnadigt.
- Antonie Pachner verstarb 1951 im Gefängnis.
- Schellander wurde im April 1955 bedingt.
- Die Krankenschwestern Tomasch, Wolf, Printschler und Cholawa sowie ein Oberpfleger, die alle nachweislich an Foltern der Patienten beteiligt waren, wurden zu langjährigen Haftstrafen, teilweise in Kombination mit Vermögensverfall, verurteilt.

---

[13] Euthanasie-Prozesse – Wikipedia.

# 46

# Pernkopf, Eduard (1888–1955)

**Zusammenfassung** Eduard Pernkopf spezialisierte sich im Fach Anatomie und trat schon früh der NSDAP bei. Nach dem Anschluss wurde er Dekan der Medizinischen Fakultät in Wien und sorgte sehr rasch dafür, dass diese „judenfrei" wurde. 1943 wurde er zum Rektor der Universität Wien ernannt. Nach dem Krieg wurde er von seinen Ämtern enthoben, durfte aber weiter an seinem Anatomieatlas arbeiten. Als aufgedeckt wurde, dass hierfür die Leichen von NS-Opfern verwendet wurden, stellte der Verlag den Druck und die Lizenzvergabe dieses Standardwerks 1994 ein.

Eduard Pernkopf wurde in Rappottenstein, nordöstlich von Linz, geboren.[1] Bereits während seines Studiums war er deutschnational eingestellt und wurde

---

[1] Eduard Pernkopf – Wikipedia.

Mitglied der Burschenschaft Alemannia Wien (Kap. 52, Box 1). Nach seiner Promotion wurde er 1920 Assistent am II. Anatomischen Institut der Universität Wien. Er habilitierte sich 1921, wurde 1927 Professor der Anatomie, und 1933 Ordinarius für Anatomie in Wien. Im April desselben Jahres trat er der NSDAP bei. Ab 1934 war Pernkopf Mitglied der damals in Österreich verbotenen SA, in der er schließlich bis zum SA-Obersturmbannführer avancierte.[2]

Nach dem Anschluss 1938, wurde er als Dekan der Medizinischen Fakultät mit der Gleichschaltung der Universität beauftragt. Insgesamt wurden im Zuge dieser Aktion 153 von 197 akademische Mitarbeiter der medizinischen Fakultät entlassen, entweder weil sie jüdisch waren, jüdische Ehepartner hatten oder politische Oppositionelle darstellten.[3]

Pernkopfs Antrittsvorlesung hielt er in SA-Uniform über „Nationalsozialismus und Wissenschaft" und plädierte dabei für die „Ausschaltung der Erbminderwertigen, durch Sterilisation und andere Mittel". Im März 1943 wurde Pernkopf zum Rektor der Universität Wien ernannt. Neben dem Gauleiter und Reichsstatthalter Baldur von Schirach (Box 1), dem Akademischen Senat, den Rektoren aller Wiener Hochschulen waren bei seiner Inauguration, Studenten, ein Vertreter des Bürgermeisters, Angehörige der Wehrmacht, der SS, höhere Polizeiführer und der Reichsminister für Wissenschaft, Erziehung und Volksbildung Bernhard Rust[4] anwesend. Pernkopf betonte: „Ich gelobe bei diesem Anlass, dass ich die Wiener

---

[2] Malina P. Eduard Pernkopfs Anatomie oder: Die Fiktion "einer" reinen Wissenschaft. Wien Klin Wochenschr. 1997; 109:24 935–43.
[3] Eduard Pernkopf – Ein Nazi und sein Atlas – Medicus (medicusblog.at).
[4] Bernhard Rust – Wikipedia.

Universität als deutsche Universität führen werde, in unwandelbarer Treue zu unserem Führer Adolf Hitler."[5]

Bei Kriegsende flüchtete Eduard Pernkopf nach Salzburg, wo er im August 1945 verhaftet wurde. Er verbrachte sodann 2 Jahre in alliierter Gefangenschaft. Anschließend setzte er ohne eine universitäre Anstellung, ohne seine akademischen Titel und ohne Vorlesungen zu halten, seine Arbeit an seinem Anatomieatlas (s. unten) fort. Die Behörden waren offensichtlich seiner Argumentation gefolgt, dass er seine diversen Ämter und Ehrungen im Dritten Reich nur ehrenhalber und rein formell angenommen hatte.

Pernkopf erlangte durch seinen Anatomieatlas Weltruf.[6] Dieser war erstmals 1943 als *Topographische Anatomie des Menschen* in Berlin erschienen. Es wurden keine Fotografien, sondern durchwegs aufgrund von Präparaten hergestellte, vierfärbige Zeichnungen verwendet. Etwa die Hälfte der dargestellten Präparate soll von politischen Gefangenen stammen, darunter auch zahlreiche Opfer der NS-Justiz.[7]

Das Anatomische Institut erhielt in den Jahren 1938–1945 mindestens 1377 Leichen von Hingerichteten. Diese waren zu einem großen Teil wegen Hochverrat verurteilt worden, wobei das sowohl politischen Widerstand als auch Bagatellverbrechen wie Schwarzmarkthandeln beinhalten konnte. Zudem waren auch die Leichen von mindestens 7 Juden beiden Geschlechts an das Institut übergeben worden. Überliefert sind auch die Kooperation Pernkopfs mit der Anstalt „Am Spiegelgrund" (Kap. 68, Box 1).[2]

---

[5] Context XXI: Pernkopf-Atlas.
[6] Williams DJ. The History of Eduard Pernkopf's Topographische Anatomie des Menschen. J Biocommun. 2021 Aug 15;45(1):e3. https://doi.org/10.5210/jbc.v45i1.10822. PMID: 36407928; PMCID: PMC9139147.
[7] Eduard Pernkopf, o. Univ.-Prof. Dr. med. | 650 plus (univie.ac.at).

In den anatomischen Abbildungen des Pernkopf-Atlas waren Nazi-Insignia versteckt.[8] 1995 publizierte ich einen Artikel über die Wiener Medizinische Fakultät im „Dritten Reich", in dem auch Pernkopf und sein Atlas genannt wurden und diese Thematik erstmals einer breiteren internationalen Öffentlichkeit vorgestellt wurde.[9] William E. Seidelman und Yad Vashem griffen dann das Thema auf und stellten daraufhin direkte Fragen über die Entstehungsgeschichte des Pernkopf-Atlas.[10] Die Universität Wien reagierte, indem sie ein Projekt initiierte, das das Ziel hatte, Antworten zu finden.[11] Nach dessen Abschluss erging dann ein Schreiben an alle Bibliotheken weltweit, das die Entstehungsgeschichte des Atlas erklärt. Leser sollten nun selbst entscheiden, wie sie mit dem Pernkopf-Atlas umgehen wollen. Der Druck und die Lizenzvergabe für den Atlas wurde 1994 eingestellt.[12] Die ethische Frage, ob der Atlas und seine Abbildungen weiterhin benutzt werden sollen, wird bis heute intensiv und kontrovers diskutiert (Box 2).

Eduard Pernkopf starb 1955 in Wien während der Arbeit am 4. Band seines Atlas und wurde am Grinzinger Friedhof bestattet.

---

[8] Czech H, Druml C, Müller M, Voegler M, Beilmann A, Fowler N. The Medical University of Vienna and the legacy of Pernkopf's anatomical atlas: Elsevier's donation of the original drawings to the Josephinum. Ann Anat. 2021 Sep;237:151693. https://doi.org/10.1016/j.aanat.2021.151693. Epub 2021 Feb 23. PMID: 33632586.

[9] Ernst E. A leading medical school seriously damaged: Vienna 1938. Ann Intern Med. 1995 May 15;122(10):789–92.

[10] Ethical considerations in the use of Pernkopf's Atlas of Anatomy: A surgical case study (wustlchess.azurewebsites.net).

[11] Malina P. In: Senatsprojekt der Universität Wien. Untersuchungen zur Anatomischen Wissenschaft in Wien. 1938–1945. Wien 1998. Kap. 2. Eduard Pernkopf. Versuch einer „stratigraphischen" Biographie. S. 425.

[12] The Medical University of Vienna and the legacy of Pernkopf's anatomical atlas: Elsevier's donation of the original drawings to the Josephinum – ScienceDirect.

## Box 1: Baldur Benedikt von Schirach (1907–1974)[13]

- Geboren in Berlin.
- Seit seinem 18. Lebensjahr Mitglied der NSDAP.
- 1931 zum Bundesjugendleiter der Partei ernannt.
- 1932 als Abgeordneter in den Reichstag gewählt.
- 1933 zum Jugendführer des Deutschen Reiches bestimmt.
- 1940 zum Gauleiter des Reichsgaues Wien ernannt.
- Als glühender Antisemit war er für die Deportation von 65.000 Wiener Juden in diverse KZs verantwortlich.
- In Nürnberg wegen Verbrechen gegen die Menschlichkeit zu 20 Jahren Gefängnis verurteilt.
- Verbüßte seine Strafe in Spandau.
- Ab 1966 wohnte er in Süddeutschland.
- Er starb dort 1974 im Alter von 67 Jahren.

## Box 2: Auswahl von Publikationen zur anhaltenden Kontroverse über den Pernkopf-Atlas

- Krebs C, Schwab K, Kahlon M, Bratanovic I, Greenwood A, Rosenblum S, Hildebrandt S. Pernkopf was not alone: the Nazi origins of the Spalteholz-Spanner atlas. Lancet. 2024 Nov 16;404(10466):1921–1922.
- Lax L. Towards Informed Use of the Pernkopf Atlas. J Biocommun. 2021 Aug 15;45(1):E15.
- Czech H, Druml C, Weninger WJ, Müller M. What Should Be Done with Pernkopf's Anatomical Illustrations?: A Commentary from the Medical University of Vienna. J Biocommun. 2021 Aug 15;45(1):E17.
- Williams DJ. The History of Eduard Pernkopf's Topographische Anatomie des Menschen. J Biocommun. 2021 Aug 15;45(1):e3.
- Weissmann G. Springtime for Pernkopf. Hosp Pract (Off Ed). 1985 Oct 15;20(10):142–68. https://doi.org/10.1080/21.548.331.1985.11703167. PMID: 3930534.

---

[13] Wortmann M: Baldur von Schirach – Hitlers Jugendführer. Böhlau, Köln, 1982.

- Pandya SK. Pernkopf's atlas: Should unethically obtained life-saving data be discarded? Indian J Med Ethics. 2020 Oct-Dec;V(4):1–14.
- Riggs G. What should we do about Eduard Pernkopf's atlas? Acad Med. 1998 Apr;73(4):380–6.

# 47

# Pichler, Alexander (1906–1962)

**Zusammenfassung** Alexander Pichler spezialisierte sich nach seinem Medizinstudium im Fach Anatomie. Als Dozent und später Professor am Institut von Pernkopf in Wien fungierte er schon vor dem Anschluss als NS-Parteiorganisator. Nach dem Anschluss wurde er zu einem einflussreichen Vertreter der NS-Ideologie. Nach dem Krieg wurde er suspendiert und arbeitete dann als Gruppenarzt in der Wiener Gebietskrankenkasse.

Alexander Pichler wurde in Lend bei Salzburg geboren. Er wurde bereits in jungen Jahren illegales Mitglied der NSDAP und studierte Medizin in Wien. Schon vor dem Anschluss fungierte er als illegaler Leiter des NS-Lehrerbundes der Medizinischen Fakultät Wien. 1937 ebnete er, als Dozent und NS-Parteiorganisator an Pernkopfs Institut, den Weg für den Aufstieg von gleichgesinnten Medizinern.[1]

Nach dem Anschluss 1938 wurde Pichler zum Führer des NS-Dozentenbundes (Box 1) und Leiter der Dozentenschaft der Universität Wien ernannt.[1] 1940 wurde er Professor an dem Institut von Eduard Pernkopf (Kap. 46) und Leiter der topografischen Abteilung des Anatomischen Instituts der Medizinischen Fakultät in Wien.[2] So wie auch Pernkopf war Pichler ein einflussreicher Fürsprecher der NS-Ideologie an der Universität Wien.

1945 wurde Pichler von seinen Ämtern suspendiert. Die Entlassung ohne Pensionsanspruch gemäß des Verbotsgesetzes betraf alle Professoren, die illegale NSDAP-Mitglieder (Kap. 2, Box 1) gewesen waren, also Mitglieder während der Zeit, zu der die Partei in Österreich verboten gewesen war (Box 2).

Nach seiner Entlassung arbeitete Pichler als Gruppenarzt der Wiener Gebietskrankenkasse.[3] Nach Pernkopfs Tod fungierte er auch als Herausgeber eines Bandes des Pernkopf-Anatomieatlas.[4]

Alexander Pichler starb im Jahr 1962.

---

[1] Hubenstorf M. Anatomical science in Vienna, 1938–45. Lancet. 2000 Apr 22;355(9213):1385–6. https://doi.org/10.1016/S0140-6736(00)02135-8. PMID: 10791520.

[2] Klee E: Das Personenlexikon zum Dritten Reich. Fischer Verlag, Frankfurt, 2015.

[3] Koll J: Säuberungen an Österreichischen Hochschulen 1934–1945. Böhlau Verlag, Wien, 2017.

[4] Czech H, Druml C, Müller M, Voegler M, Beilmann A, Fowler N. The Medical University of Vienna and the legacy of Pernkopf's anatomical atlas: Elsevier's donation of the original drawings to the Josephinum. Ann Anat. 2021 Sep;237:151.693. https://doi.org/10.1016/j.aanat.2021.151693. Epub 2021 Feb 23. PMID: 33632586.

## Box 1: Der Nationalsozialistische Deutsche Dozentenbund (NSDDB)

- Eine Parteiorganisation der NSDAP
- Der NSDDB ging 1935 aus dem Nationalsozialistischen Lehrerbund hervor
- Er wurde auf Befehl von Rudolf Hess gegründet
- Zweck war die Einflussnahme auf die Hochschulen und die politische Kontrolle des Hochschulwesens
- Massive Einflussnahme wurde z. B. bei der Besetzung von Lehrstühlen ausgeübt
- Ebenso bei der Annahme einer Habilitationsschrift
- Die Vertreibung der jüdischen Hochschullehrer wurde maßgeblich von den Aktivisten des Dozentenbundes betrieben

## Box 2: Weitere Professoren der Medizinischen Fakultät Wien, die 1945 per Verbotsgesetz ohne Pensionsanspruch entlassen wurden[5]

- Alfred Amreich[6]
- Hermann Barrenscheen[7]
- Lorenz Boehler[8]
- Hans Eppinger (Kap. 19)
- Herbert Fuchs
- Franz Hamburger (Kap. 28)
- Ernst-Georg Meyer (Kap. 43)
- Emil Wessely

Das Berufsverbot war in den meisten Fällen nur kurzfristig. Danach konnten diese Ärzte wieder praktizieren.

---

[5] Koll J: „Säuberungen" an Österreichischen Hochschulen 1934–1945. Böhlau Verlag, Wien, 2017.
[6] Isidor Alfred Amreich – Wien Geschichte Wiki.
[7] Barrenscheen, Hermann Karl in GEPRIS Historisch | DFG.
[8] Lorenz Böhler – Wikipedia.

# 48

# Pischinger, Alfred (1899–1983)

**Zusammenfassung** Alfred Pischinger studierte Medizin in Graz, wo er als NSDAP-Mitglied und überzeugter Anhänger der NS-Ideologie bald Karriere machte und 1941 zum Ordinarius berufen wurde. Er war beteiligt an ethisch höchst fragwürdigen Menschenversuchen. Nach dem Krieg wurde er von allen Ämtern entlassen, konnte aber als Arzt weiter praktizieren. 1958 wurde er als Leiter des Histologischen Embryologischen Instituts an der Universität Wien berufen. Dort erlangte er schließlich Weltruf für seine Theorie der „Grundregulation".

Alfred Pischinger wurde in Urfahr bei Linz geboren. Er diente im 1. Weltkrieg und studierte sodann Medizin in Graz, wo er 1923 auch promovierte. 1924 habilitierte er sich an der Universität Graz für Histologie und Embryologie und avancierte 1933 zum Titularprofessor, 1937 zum außerordentlichen Universitätsprofessor, und 1941 zum

Ordinarius. Von 1936–1945 fungierte er als Vorstand des Instituts für Histologie und Embryologie in Graz.

Im September 1938, also kurz nach dem Anschluss, brüstete sich Pischinger in einem Ansuchen: „Ich habe mich seit 1933 in der Parteileitung als Leiter der Fachschaft ‚Wissenschaft' des NS-Kulturbundes betätigt, als solcher Schulungen abgehalten und Schulungsbriefe (Rassenhygiene) verfasst. Als Obmann des Assistentenvereins der Hochschulen sorgte ich für die nationalsozialistische Leitung des Vereins…"[1]

Pischinger wurde 1933 NSDAP-Mitglied, trat 1938 in die SA ein, und fungierte als Sachverständiger für Rassenhygiene und Richter am Erbgesundheitsgericht in Graz. Zudem war er förderndes Mitglied der SS, Mitglied in der SA, dem NSDDB, NSV, diente als SA-Sanitätsobersturmführer sowie als Präsident des Gauehrengerichts. Als überzeugter Anhänger der NS-Rassenhygiene brüstete er sich sogar damit, sein eigenes hirngeschädigtes Kind getötet zu haben.[2]

Pischinger war Teil einer Arbeitsgruppe an der Universität Graz, die ab 1939 unter der Leitung des Gynäkologen Karl Ehrhardt an den Körpern von schwangeren Frauen und ihren Föten experimentierte, ohne deren Einverständnis eingeholt zu haben. Die Forscher gehörten zu jenen, die sich aktiv an der vollständigen Ausbeutung und physischen Vernichtung der vom NS-Regime als Feinde betrachteten Menschen beteiligten.[3] Sie führten Schwangerschaftsunterbrechungen durch, um an den so erhaltenen Föten Experimente durchführen zu können.

---

[1] Scheiblechner P: Politisch ist er einwandfrei. PAUG Band 39, 2002.

[2] Weindling P: From clinic to concentration camp. Routledge, London, 2017.

[3] Hildebrandt S, Czarnowski G. Alfred Pischinger (1899–1983): An Austrian career in anatomy continuing through National Socialism to postwar leadership. Ann Anat. 2017 May;211:104–113. https://doi.org/10.1016/j.aanat.2017.02.001. Epub 2017 Feb 20. PMID: 28219632.

Nach dem Krieg wurde Pischinger von der Grazer Universität entlassen und verbrachte eineinhalb Jahre in britischen Lagern. 1947 musste er sich dann auch vor dem Volksgericht für seine frühe SS-Mitgliedschaft verantworten. Anschließend arbeitete er als niedergelassener Arzt. 1958 wurde er zum Leiter des Histologischen Embryologischen Instituts an der Universität Wien berufen.[4]

Pischinger wurde in der Folgezeit bekannt für seine Arbeiten zur „Grundregulation", die eine (pseudo-) wissenschaftliche Fundierung alternativer Ansätze der Medizin darstellen.[5] Hierfür erhielt er 1967 die „Hufeland-Medaille des Zentralverbands der Ärzte für Naturheilverfahren" (Box 1).[6] Ferner hat die „Österreichische Gesellschaft für Akupunktur" mehrere Jahre einen wissenschaftlichen Preis in seinem Namen ausgelobt. Seine NS-Vergangenheit und seine Versuche an zwangsweise abgetriebenen Föten waren zu diesem Zeitpunkt längst aus dem öffentlichen Bewusstsein verschwunden.

Alfred Pischinger starb am 7. Juli 1983 in Wien.

---

**Box 1: NS-belastete Ärzte, die nach dem Krieg mit der „Hufeland-Medaille des Zentralverbands der Ärzte für Naturheilverfahren" geehrt wurden (Datum der Verleihung in Klammern)**

- Berg, Ragnar (1955), Ernährungsphysiologe am Rudolf-Hess-Krankenhaus, Dresden
- Brauchle, Alfred (1958), Leiter des Rudolf-Hess-Krankenhauses, Dresden, von Hitler 1942 zum Professor ernannt

---

[4] Alfred Pischinger – Wien Geschichte Wiki.
[5] Amazon.fr – Das System der Grundregulation: Grundlagen einer ganzheitsbiologischen Medizin – Livres.
[6] Klee E: Das Personenlexikon zum Dritten Reich. Fischer Verlag, Frankfurt, 2015.

- Haferkamp, Hans (1978), im KZ Dachau an Sigmund Raschers Menschenversuchen beteiligt
- Kötschau, Karl (1958), Mitglied in der NSDAP, SA, NS-Ärztebund, Ortsgruppenleiter, Lehrstuhlinhaber, Leiter der Arbeitsgemeinschaft für eine Neue Deutsche Heilkunde
- Kollath, Werner (1966), Mitglied in der NSDAP, SS, NSV
- Nissle, Alfred, (1954), Referent für Rassenhygiene an der Universität Freiburg
- Pischinger, Alfred (1967), s. oben

# 49

# Plattner Friedrich (1896–?)

**Zusammenfassung** Friedrich Plattner studierte Medizin und entwickelte sich schon früh zu einem fanatischen Nationalsozialisten. Nach dem Anschluss wurde ihm das Ordinariat für Physiologie an der Universität Wien übertragen. Er wurde zu einem der einflussreichsten Nazifizierer der Universität. Nach dem Krieg wurde er von seinen Ämtern enthoben und zu 5 Jahren schwerem Kerker verurteilt. Es gelang ihm jedoch, in den Iran zu fliehen, wo er als Professor der Physiologie ungehindert weiterarbeiten konnte.

Friedrich Plattner wurde in Ottensheim bei Linz geboren.[1] Er studierte Medizin in Innsbruck, diente im 1. Weltkrieg und geriet in russische Kriegsgefangenschaft. Nach seiner

---

[1] Klee E: Das Personenlexikon zum Dritten Reich. Fischer Verlag, Frankfurt, 2015.

© Der/die Autor(en), exklusiv lizenziert an Springer-Verlag GmbH, DE, ein Teil von Springer Nature 2026
E. Ernst, *Entmenschlichte Medizin*,
https://doi.org/10.1007/978-3-662-71615-1_49

Entlassung setzte er sein Studium fort. Von 1919–1921 war er an der Universität Innsbruck Demonstrator am Anatomischen Institut und danach in gleicher Funktion am Physiologischen Institut. Im April 1922 wurde er promoviert. Anschließend arbeitete er am Physiologischen Institut in Innsbruck als Assistent. Nach seiner Habilitation 1926 wurde er 1931 in Innsbruck zum außerordentlichen Professor ernannt.[2]

Im Mai 1933 trat Plattner der NSDAP bei, leitete 1934 den „Kampfbund für Tirol", wurde 1935 Gauleiter von Tirol und machte sich einen Namen als führender Tiroler NS-Aktivist.[3] Im September 1935 wurde er wegen illegaler nationalsozialistischer Betätigung festgenommen, und im November 1935 verfügte das Bundespolizeikommissariat seine Ausbürgerung. Daraufhin war er für mehrere Monate im Anhaltelager Wöllersdorf (Box 1) interniert.

Im Oktober 1936 wurde Plattner auf den Lehrstuhl für Physiologie an die Universität Königsberg berufen und wurde somit deutscher Staatsbürger. Im Januar 1936 war Plattner in die SS eingetreten, wo er bis zum SS-Standartenführer aufstieg.[3]

Nach dem Anschluss im März 1938 kehrte Plattner nach Österreich zurück. Von Anfang Juni 1938 bis zum 20. Juni 1940 war er Staatskommissar für Erziehung, Kultus und Volksbildung beim Reichsstatthalter in Wien. Daneben übernahm er das Ordinariat für Physiologie an der Universität Wien. Er fungierte zudem als Sachbearbeiter des Bereichs Physiologie für die Zeitschrift *Der Biologe*, die 1939 vom SS-Ahnenerbe (Kap. 26, Box 1) übernommen wurde.

Plattner galt als „fanatischer und einflussreicher Nationalsozialist" und als „harter Nazifizierer". Er wurde rasch

---

[2] Friedrich Plattner (Mediziner) – Wikipedia.
[3] Goller P, Tidl G: Jubel ohne Ende. Loecker Verlag, Wien, 2012.

zu einer Zentralfigur bei der Gleichschaltung und „Arisierung" der österreichischen Hochschulen.[4]

Nach dem Krieg wurde Plattner aus dem Hochschulamt entlassen, festgenommen und 1947 zu 5 Jahren schwerem Kerker verurteilt. Es gelang ihm jedoch, in den Iran zu fliehen, wo er ab 1949 Professor für Physiologie an der Universität Täbris und ab 1961 am Medical College der Universität Ahvaz tätig war.[2]

Es wird angenommen, dass Plattner im Iran verstorben ist; sein Sterbedatum ist unbekannt.

> **Box 1: Das Anhaltelager Wöllersdorf**
> - Ein 1933 von der österreichischen Regierung eingerichtetes Lager in Wöllersdorf.
> - 1934 wurden hunderte Schutzbündler und sozialdemokratische Funktionäre dort interniert.
> - Im Mai 1934 befanden sich dort 508 Sozialdemokraten und Kommunisten sowie 323 Nationalsozialisten.
> - .Mit dem gescheiterten Juliputsch[5] 1934 kamen tausende Nationalsozialisten hinzu.
> - Im Oktober 1934 war mit fast 5000 Personen der Höchststand erreicht.
> - Durch eine Amnestie im Jahre 1936 verringerte sich die Zahl der Inhaftierten auf rund 500 Personen.
> - Nach dem Berchtesgadener Abkommen zwischen Schuschnigg und Hitler im Februar 1938 wurde das Lager aufgelöst.
> - Nach dem Anschluss im März 1938 wurde es von den Nationalsozialisten reaktiviert.
> - Am 2. April 1938 wurde das Lager endgültig geschlossen und die Gefangenen in das KZ Dachau verbracht.

---

[4] Koll J: Säuberungen an österreichischen Hochschulen 1934–1945. Böhlau Verlag, Wien 2017.

[5] Ba uer K: Elementar-Ereignis: Die österreichischen Nationalsozialisten und der Juliputsch 1934. Czernin, 2003.

# 50

# Pokorny, Adolf (1895–?)

**Zusammenfassung** Adolf Pokorny studierte Medizin und beantragte 1939, in die NSDAP aufgenommen zu werden. Dies wurde ihm verwehrt, da er mit einer Jüdin verheiratet gewesen war. 1941 schlug er Himmler vor, Forschung an einem pflanzlichen Mittel zu initiieren, das „drei Millionen momentan in deutscher Gefangenschaft befindliche Bolschewisten" sterilisieren könnte. Nach dem Krieg wurde er deswegen im Nürnberger Ärzteprozess belangt, jedoch frei gesprochen. Pokornys weiterer Verbleib ist nicht bekannt.

Adolf Pokorny wurde als Sohn eines österreichischen Militärbeamten in Wien geboren. Er verbrachte Teile seiner Kindheit in Böhmen, Galizien und Bosnien, diente im 1. Weltkrieg und studierte dann Medizin in Prag. 1922 erhielt er die Approbation als Arzt. Danach arbeitete er in diversen Krankenhäusern und ab 1924 als niedergelassener

Arzt in Komotau, Tschechien.[1] Zu der Frage, wann in seinem Leben er welcher Nationalität war, existieren unterschiedliche Angaben.

1923 heiratete Adolf Pokorny die jüdische Radiologin Lilly Weil.[2] Obwohl die Ehe 1935 geschieden wurde, scheiterte 1939 Pokornys Eintritt in die NSDAP an der jüdischen Herkunft seiner geschiedenen Frau. Im 2. Weltkrieg war Pokorny als Sanitätsoffizier tätig.[3]

Im Oktober 1941 wandte sich Pokorny in einem Brief an Himmler: „Getragen von dem Gedanken, dass der Feind nicht nur besiegt, sondern vernichtet werden muss", unterbreitete er den Vorschlag, Sterilisierungsversuche mit der südamerikanischen Schweigrohrpflanze[4] vorzunehmen. Pokorny wies Himmler auf eine Veröffentlichung von Madaus hin, die aufzeigte, dass der Saft des Schweigrohrs[5] bei Tieren eine dauerhafte Sterilität bewirkte:

> „Wenn es gelänge … ein Medikament herzustellen, das in relativ kurzer Zeit eine unbemerkte Sterilisation beim Menschen erzeugt, so stünde uns eine wirkungsvolle Waffe zu Verfügung. Allein der Gedanke, dass die drei Millionen momentan in deutscher Gefangenschaft befindlichen Bolschewisten sterilisiert werden könnten, sodass sie als Ar-

---

[1] Adolf Pokorny | AustriaWiki im Austria-Forum.
[2] Lilly Pokorná – Wikipedia.
[3] 1947-08-19, #23: Doctors' Trial Verdict – Dr. Adolf Pokorny (substack.com).
[4] Arditti J, Rodriguez E. Dieffenbachia: uses, abuses and toxic constituents: a review. J Ethnopharmacol. 1982 May;5(3):293–302. https://doi.org/10.1016/0378-8741(82)90015-0. PMID: 7.045.536.
[5] Dvorjetski M. La planta esterilizante Caladium seguinum y sus propiedades farmacodinámicas [The sexual sterilizing plant, Caladium seguinum & its pharmacodynamic properties]. Dia Med. 1958 Jun 16;30(39):1381 passim. Spanish. PMID: 13.561.813.

beiter zu Verfügung stünden, aber von der Fortpflanzung ausgeschlossen wären, eröffnet weitgehende Perspektiven."[6]

Himmler hielt diesen Hinweise offensichtlich für wertvoll und wies sodann Oswald Pohl[7] und Ernst-Robert Grawitz[8] an, Pokornys Hinweisen nachzugehen und mit Madaus Kontakt aufzunehmen, damit dieser „die Möglichkeit zu Versuchen an verbrecherischen Personen, die an und für sich sterilisiert werden müssten", überprüfe. Im Frühjahr 1942 kontaktierte die SS dementsprechend die Madaus AG. Gerhard Madaus (Kap. 20, Box 2), der Chef der AG, war kurz zuvor gestorben. Pokorny kooperierte mit Fehringer (Kap. 20) in der Hoffnung, das Projekt zu realisieren. Die SS bestellte im Oktober 1942 Pflanzenextrakt für Menschenversuche. Aber letztlich fanden dann wohl doch keine Menschenversuche mit Schweigrohr statt, dies unter anderem . a. aus den folgenden Gründen:

- Die Pflanze gedeiht nicht im europäischen Klima.[9]
- Die Firma Madaus hatte nicht genügend Glashäuser.
- Versuche, die Inhaltsstoffe der Pflanze synthetisch herzustellen, scheiterten ebenfalls.[10]

---

[6] Klee E: Das Personenlexikon zum Dritten Reich. Fischer Verlag, Frankfurt, 2015.

[7] Richter I: SS-Elite vor Gericht: Die Todesurteile gegen Oswald Pohl und Otto Ohlendorf. Tectum, 2011.

[8] Brigadeführer-SS: Wilhelm Mohnke, Kurt Meyer, Heinz Lammerding, Sylvester Stadler, Ernst-Robert Grawitz, Otto Kumm, Walter Schellenberg: Amazon. de: Books.

[9] Shasha SM. [Sterilization and eugenics]. Harefuah. 2011 Apr;150(4):406–10, 415. Hebrew. PMID: 22.164.927.

[10] Klee E: Auschwitz, die NS-Medizin und ihre Opfer. Fischer Verlag, Frankfurt, 1997.

Pokorny wurde 1946 im Nürnberger Ärzteprozess (Box 1) angeklagt. Er verteidigte sich, indem er argumentierte, dass ihm die Unwirksamkeit des Schweigrohrs bekannt gewesen sei und er Himmler durch seinen Vorschlag von der Anwendung erprobter Methoden zur Sterilisierung nur habe abbringen wollen. Das Gericht folgte seiner Argumentation nicht, sprach ihn aber dennoch frei:

„Wir sind von der Verteidigung, welche der Angeklagte vorgebracht hat, nicht beeindruckt und es fällt schwer, zu glauben, daß er von den edlen Motiven, die er angibt, geleitet war, als er den Brief schrieb. Wir neigen vielmehr der Ansicht zu, dass Pokorny den Brief aus ganz anderen und persönlicheren Gründen geschrieben hat. ... Im Fall von Pokorny ist es der Anklagevertretung nicht gelungen, den Beweis seiner Schuld zu erbringen. So ungeheuerlich und niedrig die Vorschläge in diesem Brief sind, liegt doch nicht der geringste Beweis dafür vor, dass jemals irgendwelche Schritte unternommen worden sind, um sie durch Versuche an Menschen zur Anwendung zu bringen. Wir erklären daher, dass der Angeklagte freigesprochen werden muss, nicht wegen, sondern trotz der Verteidigung, die er vorgebracht hat."[11]

Über den weiteren Verbleib von Adolf Pokorny ist nichts bekannt.

---

[11] Alexander Mitscherlich, Fred Mielke: Medizin ohne Menschlichkeit. Dokumente des Nürnberger Ärzteprozesses. Fischer Verlag, Frankfurt, 2004.

### Box 1: Der Nürnberger Ärzteprozess[12,13]

- Er fand vom 9. Dezember 1946 bis zum 20. August 1947 statt.
- Er befasste sich mit Menschenversuchen verschiedener Art, Morden an den Patienten und Morden im Zusammenhang mit der Straßburger Schädelsammlung.
- Dreiundzwanzig Personen wurden angeklagt: zwanzig Ärzte sowie ein Rechtsanwalt und zwei Verwaltungsexperten als Organisatoren von medizinischen Verbrechen.
- Karl Brandt war der Hauptangeklagte.
- Von den dreiundzwanzig Angeklagten wurden sieben zum Tode, fünf zu lebenslanger Haft und vier zu Haftstrafen zwischen 10 und 20 Jahren verurteilt.
- Sieben Angeklagte wurden freigesprochen.
- Alle Angeklagten, die zu Haftstrafen verurteilt worden waren, wurden später vorzeitig entlassen.
- Der Universitätsdozent Alexander Mitscherlich sowie seine Studenten Fred Mielke und Alice Ricciardi wurden gebeten, den Prozess zu dokumentieren.
- 1949 erschien ihr Buch, das bis heute den wichtigsten Text über die medizinischen Verbrechen der Nazis darstellt.
- Das Buch wurde zunächst in einer Auflage von 10.000 Exemplaren gedruckt, die nur an Ärzte verteilt wurden.
- Im Jahr 1960 erschien dann erstmals eine allgemein zugängliche Ausgabe.[14]
- Das Nürnberger Ärztetribunal bildete die Basis für die heutige medizinische Ethik, die als Nürnberger Kodex[15] weltbekannt wurde.

---

[13] bing.com/ck/a?!&&p = d08568b128d6f5d836636800dcd49c2773 15bd6f0cfd2924ad9db01498551ed6JmltdHM9MTc0MTgyNDAw MA&ptn = 3&ver = 2&hsh = 4&fclid = 1bed39f3-90ce-6539-2070- 2a909148643 f.&psq = Die + Dossiers + des + Leo + Alexander + + Vergessener + Jäger + der + NS + Medizinverbrecher&u = a1aHR0cHM6Ly9tYWdhem luLndpZW5 5tdXNldW0uYXQvZGllLWRvc3NpZXJzLWRlcy1sZW8tYWxleGFuZGVy&ntb = 1.

[14] Mitscherlich A, Mielke F: Medizin ohne Menschlichkeit: Dokumente des Nürnberger Ärzteprozesses. Fischer, 1989.

[15] Der Nürnberger Kodex (1947): Free Download, Borrow, and Streaming: Internet Archive.

[12] Schmidt U: Justice at Nuremberg: Leo Alexander and the Nazi Doctors' Trial. (St. Antony's), Palgrave Macmillian, 2nd edition, 2006.

# 51

# Polzer, Friedrich (Fritz) (1909–1967)

**Zusammenfassung** Friedrich Polzer war NSDAP- sowie SS-Mitglied. Als fanatischer Nationalsozialist musste er bereits einmal als Medizinstudent wegen einschlägiger Aktivitäten einsitzen. Nach dem Anschluss hatte er verschiedene Positionen in der Waffen-SS inne und wurde schließlich Lagerarzt im KZ Sachsenhausen. Nach dem Krieg arbeitete er als Arzt, ohne jemals zur Rechenschaft gezogen worden zu sein.

Friedrich Polzer wurde in Graz als Sohn eines Schuhmachermeisters geboren. Von 1930–1939 studierte er Medizin in Graz und später Berlin. Er musste sein Studium wegen einer Haftstrafe für verbotene NS-Parteiarbeit und seine Beteiligung an dem Putschversuch vom Juli 1934 (Box 1) unterbrechen.[1]

---

[1] Pukrop M: SS-Mediziner zwischen Lagerdienst und Fronteinsatz. Die personelle Besetzung der Medizinischen Abteilung im Konzentrationslager Sachsenhausen 1936 - 1945 845059777.pdf

Polzer war bereits im März 1933 in die NSDAP, in die Allgemeine SS im April 1934, und in die Waffen-SS im September 1939 eingetreten. Sein höchster Dienstgrad war der eines SS-Sturmbannführers der Reserve. In Graz erhielt er am 1. September 1939 eine „Notapprobation", d. h. eine wegen des kriegsbedingten Ärztemangels vorgezogene Erlaubnis, den Arztberuf auszuüben.

Nach dem Anschluss, 1938, wurde Polzer zur 2. SS-Totenkopfstandarte Brandenburg (Kap. 53, Box 1) einberufen und fungierte dort als SS-Truppenarzt. Zwischen November 1939 und Februar 1940 diente er als Truppenarzt beim I. und II. Bataillon des SS-Totenkopf-Rekrutenregiments und beim Sondersturmbann in Dachau. Zwischen dem 15. Februar und dem 15. April 1940 absolvierte er, zusammen mit weiteren späteren SS-Lagerärzten, eine Grundausbildung in Stralsund.

Ab dem 20. April bis zum 14. September 1940 war Polzer Kompanieführer beim SS-Sanitätsersatzbataillon in Prag, dann ab dem 14. September 1940 bis zum 15. Oktober 1944 Truppenarzt in der 3. SS-Panzerdivision „Totenkopf", zunächst als Hilfsarzt, dann Zug- und Kompanieführer und schließlich Chefarzt im Feldlazarett der Division. Für einen nicht genannten Zeitraum war er auch Lagerarzt im KZ Sachsenhausen (Kap. 37, Box 1).[1] Vom 21. November 1944 bis zum 18. Januar 1945 war Polzer bei einer unbekannten, neuaufgestellten SS-Einheit und ab dem 18. Januar 1945 Truppenarzt im Generalkommando IV. SS-Panzerkorps.

Nach dem Krieg geriet Polzer in westalliierte Kriegsgefangenschaft. Bis Ende 1946 war er dann in Kriegsgefangenschaft. Gleichzeitig verübte er ärztliche Tätigkeit im ehemaligen Reservelazarett IX in Garmisch und in einem ungenannten Internierungslager.

Nach seiner Entlassung arbeitete er als Werksarzt auf dem Flugplatz in Oldenburg. Ab Juli 1952 fand er Anstellungen als Assistenzarzt auf der Frauenabteilung des Kruppschen Krankenhauses, dann als Praxisvertreter und danach als Gastarzt am Max-Planck-Institut für Arbeitsphysiologie in Dortmund. Im Juli 1955 gelang ihn schließlich seine Promotion.

Friedrich Polzer verstarb am 9. Mai 1967 in Köln, ohne jemals bezüglich seiner Tätigkeit in Sachsenhausen zur Rechenschaft gezogen worden zu sein.

---

**Box 1: Der Putschversuch vom Juli 1934[2]**

- Der „Juliputsch" war ein gescheiterter Versuch der Nazis, die österreichische Regierung zu stürzen.
- Als Soldaten und Polizisten verkleidete SS-Männer überfielen am 24. Juni das Wiener Bundeskanzleramt.
- Gleichzeitig besetzten Putschisten die Wiener Radiostation und verkündeten, dass der Bundeskanzler Dollfuss abgedankt habe.
- Dollfuss selbst wurde von den Putschisten ermordet.
- Geplant war, dass Nationalsozialisten nun im ganzen Land mit ihrer Erhebung beginnen sollten.
- Dies erfolgte jedoch nur sehr zögerlich.
- Dennoch kam es in einigen Landesteilen zu heftigen Gefechten zwischen Nationalsozialisten und Streitkräften der Bundesregierung.
- Dabei waren mehr als 200 Tote zu beklagen.
- Der Putschversuch wurde schließlich niedergeschlagen.
- Anschließend wurden rund 4000 Nationalsozialisten von Militärgerichten abgeurteilt oder in Anhaltelager (Kap. 49, Box 1) verbracht.
- Insgesamt 13 Putschisten wurden hingerichtet.
- Die Mehrheit der Putschisten entzog sich der Strafe, indem sie ins Ausland floh.

---

[2] Bauer K: Elementar-Ereignis: Die österreichischen Nationalsozialisten und der Juliputsch 1934. Czernin, 2003.

# 52

## Pötzl, Otto (1877–1962)

**Zusammenfassung** Otto Pötzl spezialisierte sich nach seinem Studium auf das Fach Neurologie/Psychiatrie und wurde 1928 nach diversen Zwischenstationen Ordinarius für Psychiatrie und Neurologie an der Universität Wien. Zum Nationalsozialismus scheint er ein ambivalentes Verhältnis gehabt zu haben. Nach dem Krieg wurde er dennoch seiner Ämter enthoben. Als Autor eines Gutachtens, das den Krankenmord verharmloste, trug er später dazu bei, dass österreichische Gerichte dieses Vergehen nicht mehr als Mord einstuften.

Otto Pötzl wurde in Wien als Sohn des Journalisten und Schriftstellers Eduard Pötzl geboren.[1] Er studierte Medizin in Wien und trat dem Corps Alemannia (Box 1) bei,

---

[1] Otto Pötzl – Wikipedia.

das damals Juden als Mitglieder ablehnte. Nach dem Studium wurde Pötzl 1902 Hospitant an der II. Psychiatrischen Klinik im Wiener Allgemeinen Krankenhaus (AKH). 1904 wechselte er an die I. Psychiatrische Klinik. Ab Oktober 1905 war er wieder an der II. Psychiatrischen Klinik im AKH, die nun von Julius Wagner-Jauregg[2] geleitet wurde. 1911 habilitierte sich Pötzl, 1919 wurde er a.o. Professor an der Universität Wien, und 1922 wurde er zum Professor für Psychiatrie an die Karl-Ferdinands-Universität in Prag berufen.

1928 folgte Pötzl dann seinem früheren Lehrer, Julius Wagner-Jauregg, als Ordinarius für Psychiatrie und Neurologie der Universität Wien. In dieser Position publizierte er wesentliche Forschungsarbeiten auf dem Gebiet der kognitiven Neurologie und Neuropsychologie und verteidigte die interdisziplinäre Einheit von Neurologie und Psychiatrie. Stephen L. Polyak meinte später über Pötzl: „Nur wenige Männer sind so tief in die wesentlichen pathoanatomischen und pathophysiologischen Bedingungen und Faktoren eingedrungen wie er, die für die Manifestationen von Sehstörungen bei zerebralen Erkrankungen verantwortlich sind."[3]

1930 trat Pötzl in die NSDAP ein, aber später wieder aus, um dann am 2. November 1943 die erneute Aufnahme zu beantragen, die rückwirkend zum 1. Januar 1941 genehmigt wurde. 1944 setzte er sich für den T4-Gutachter Bertha (Kap. 10) ein. An Pötzls Klinik wurden zudem ethisch fragwürdige Menschenversuche mit künst-

---

[2] Eissler K: Freud und Wagner-Jauregg: Vor der Kommission zur Erhebung militärischer Pflichtverletzungen. Löcker Verlag, Wien, 1979.
[3] Otto Pötzl (1877–1962) | SpringerLink.

lich induzierten, risikoreichen und nicht medizinisch indizierten Insulinschocks durchgeführt.[4]

Dennoch scheint Pötzl kein überzeugter Krankenmörder gewesen zu sein. In seiner Autobiographie beschreibt Viktor Frankl,[5] der selbst 3 Jahre lang KZ-Häftling gewesen war, dass Pötzl auch Widerstand gegen die „NS-Euthanasie" geleistet habe:

> Dr. Pötzl trug als Parteimitglied ein Hakenkreuz am Revers, aber er war weit davon entfernt, Antisemit zu sein …, mehr als das, er hat uns tatsächlich geholfen, die Nazi-Befehle bezüglich Euthanasie von psychisch Kranken zu sabotieren.[6]

Nach dem Krieg wurde Pötzls Verhalten während des „Dritten Reichs" von einer Sonderkommission bewertet (Kap. 47, Box 2). Diese entschied in seinem Fall negativ und Pötzl wurde sodann in den Ruhestand versetzt.[7] In einem Gutachten zum NS-Krankenmord schrieb er, dass „die Verabreichung von Giften in kleinen Mengen keinerlei Qualen verursache, wenn es sich um Gifte wie Veronal, Luminal oder Morphium handle".[8] Dieses Gutachten mag dazu beigetragen haben, dass in der Folgezeit die österreichischen Gerichte die „NS-Euthanasie" nicht mehr als Mord beurteilte.[9] Nach seiner Emeritierung blieb Pötzl

---

[4] Weindling P: From clinic to concentration camp. Routledge, London, 2017.

[5] Viktor Frankl – Wikipedia.

[6] Frankl V: Viktor Frankl – recollections: an autobiography. Insight Books, New York, 1997.

[7] Koll J: Säuberungen an österreichischen Hochschulen 1934–1945. Böhlau Verlag, Wien 2017.

[8] Klee E: Das Personenlexikon zum Dritten Reich. Fischer Verlag, Frankfurt, 2015.

[9] Klee E: Deutsche Medizin im Dritten Reich. Fischer Verlag, Frankfurt, 2001.

lange Jahre aktiv und hat zweifelsohne zum Fortschritt der Psychiatrie entscheidend beigetragen.[10,11]

Otto Pötzl starb 1962 in Wien[12] und wurde am Wiener Zentralfriedhof in einem Ehrengrab bestattet.

> **Box 1: Corpus Alemannia[13]**
> - Gegründet 1862 in Wien.
> - Bekennend zur „Liebe zum Vaterland und dem angestammten Herrscherhaus".
> - Schloss sich 1889 dem Antisemitismus der deutschen Corps an.
> - Ab diesem Jahr wurden keine Juden mehr als Mitglieder aufgenommen.
> - Nach dem Anschluss, 1938, wurde die Studentenschaft aufgelöst.
> - Alle Mitglieder wurden dann in den NS-Studentenbund eingegliedert.
> - Im Herbst 1938 gründeten Mitglieder die „Wiener Altherrenschaft Horst Wessel" (benannt nach dem Verfasser des „Horst-Wessel-Lieds"), die sich Hitler verpflichtete.
> - Im Mai 1953 erfolgte die Wiedereröffnung des Corpus.
> - Das Corps bewahrt auch heute noch alte studentische Sitten, z. B. die Mensur.

---

[10] Hoff H. Professor Dr. Otto Pötzl, 75 Jahre [To professor Otto Pötzl on his 75th birthday]. Wien Med Wochenschr. 1952 Dec 6;102(49):971–2. Undetermined Language. PMID: 13029520.

[11] Hoff H. Zum 80. Geburtstag von Professor Dr. Otto Pötzl [Doctor Otto Pötzl on his 80th birthday]. Wien Klin Wochenschr. 1957 Nov 29;69(48):905–7. German. PMID: 13530991.

[12] Harrer G, Hoff H. Otto Pötzl zum Gedenken [In memory of Otto Pötzl]. Wien Klin Wochenschr. 1968 Nov 8;80(45):826–7. German. PMID: 4884923.

[13] Corps Alemannia Wien zu Linz – Wikipedia.

# 53

# Puhr, Fridolin (1913 -1957)

**Zusammenfassung** Fridolin Karl Puhr wurde schon als Medizinstudent SA- und später NSDAP-Mitglied. Er meldete sich freiwillig zunächst zur Luftwaffe und verrichtete später Dienst als Truppenarzt bei einer SS-Totenkopf-Division. Schließlich diente er als Arzt im KZ Dachau. Nach dem Krieg wurde er deswegen zum Tod verurteilt. Das Urteil wurde sodann in eine Haftstrafe abgemildert, und Puhr kam bereits 1950 wieder frei. Danach konnte er ungehindert als Arzt praktizieren.

Fridolin Karl Puhr wurde in Groß Gerungs, Niederösterreich, geboren.[1] Er studierte Medizin und wurde im Juni 1934 Mitglied der SA. 1937 wechselte er zur SS, wo er es schließlich bis zum Hauptsturmführer brachte.[2] Direkt

---

[1] Fridolin Puhr – Wikipedia.
[2] SS Medical Personnel – Dachau installation – Axis History Forum.

nach dem Anschluss, am 4. Mai 1938, beantragte er die Aufnahme in die NSDAP und wurde rückwirkend zum 1. Mai aufgenommen.

Zu Beginn des 2. Weltkrieges meldete er sich freiwillig zur Luftwaffe. Ab Juli 1940 wurde er bei der Waffen-SS als Truppenarzt bei der SS-Division Totenkopf (Box 1) eingesetzt. Vom 15. Dezember 1944 bis zum 26. April 1945 arbeitete er – gegen seinen Wunsch, wie er nach 1945 behauptete,[3] – als Arzt im KZ Dachau (Kap. 19, Box 2). Dort war er vorrangig, jedoch nicht ausschließlich, für die medizinische Versorgung der Lagermannschaft zuständig.

Nach Kriegsende wurde Puhr verhaftet und am 15. November 1945 im Dachau-Hauptprozess[4] angeklagt. Am 13. Dezember 1945 wurde er wegen der „Mithilfe und Teilnahme an den Verbrechen im KZ Dachau" durch das Militärgericht zum Tod durch den Strang verurteilt. Das Gericht berücksichtigte insbesondere seine wiederholte Teilnahme an Exekutionen von KZ-Häftlingen, bei der er den Tod der Hingerichteten feststellte.

Puhrs Todesstrafe wurde später in eine 20-jährige Freiheitsstrafe abgemildert. In der Folgezeit wurde diese dann sogar noch sukzessive deutlich reduziert. Puhr wurde somit am 20. April 1950 aus dem Kriegsverbrechergefängnis Landsberg entlassen.

Nach seiner Freilassung arbeitete Puhr zunächst als Anstaltsarzt im Kriegsverbrechergefängnis Landsberg. Erstaunlicherweise wurde er dann als Spätheimkehrer anerkannt, bewarb sich im Mai 1954 über Dietrich Allers,[5] den ehemaligen Geschäftsführer der Aktion T4 (Kap. 4)

---

[3] Letzter Ausweg aus dem Rechts-Wirrwarr: Amnestie! | Zeit Online.
[4] Dachau-Hauptprozess – Wikipedia.
[5] Dietrich Allers – Wikipedia.

als Werksarzt bei der Deutschen Werft.[6] Später betrieb Puhr eine eigene Praxis in Mannheim.[7]

1953 heiratete Fridolin Puhr Ruth Maria Butz. Sie hatten eine Tochter.[8]

Fridolin Puhr starb 1957 in Neustadt an der Weinstraße.[1]

**Box 1: Die SS-Division Totenkopf**

- Ein militärischer Verband der Waffen-SS
- Aus den 1933/34 aufgestellten KZ-Wachverbänden entstanden
- Seit 1936 unter dem Namen SS-Totenkopfverbände zusammengeschlossen
- Für den Betrieb und die Bewachung der Konzentrationslager zuständig
- Beteiligung an multiplen Kriegsverbrechen
- 1942/1943 zur SS-Panzergrenadierdivision „Totenkopf" und danach zur 3. SS-Panzerdivision „Totenkopf" umgeformt
- Zum Ende des Krieges fast vollständig vernichtet

---

[6] Klee E: Deutsche Medizin im Dritten Reich. Fischer Verlag, Frankfurt, 2001.
[7] Klee E: Auschwitz, die NS-Medizin und ihre Opfer. Fischer Verlag, Frankfurt, 1997.
[8] Fridolin Puhr – Historical Records and Family Trees – MyHeritage.

# 54

# Ramsauer Sigbert (1909–1991)

**Zusammenfassung** Sigbert Ramsauer war als illegales NSDAP-Mitglied bereits als Medizinstudent in heftige Raufereien der Nationalsozialisten verwickelt. Als Arzt diente er dann in mehreren KZs, wo er den Tod vieler Häftlinge zu verantworten hatte. Nach dem Krieg gelang es ihm, vor Gericht die meisten seiner Verbrechen zu verheimlichen, sodass er bereits 1954 aus der Haft entlassen wurde. Danach konnte er ungehindert als Arzt praktizieren.

Sigbert Ramsauer wurde am 19.Oktober 1909 in Klagenfurt geboren. Mit dem Nationalsozialismus kam er bereits früh in Kontakt.[1] Er studierte ab 1929 Medizin in Innsbruck und wechselte 1935 an die Universität Wien, wo

---

[1] Rettl L, Pirker P: „Ich war mit Freuden dabei." Der KZ-Arzt Sigbert Ramsauer. Eine österreichische Geschichte. Mauthausen-Studien, Schriftenreihe der KZ-Gedenkstätte Mauthausen, Band 19, 2024.

er sich zum „ewigen Studenten" mit oft mangelhaftem akademischen Erfolg entwickelte. 1940 schließlich promovierte er. Bereits 1933 war Ramsauer illegales Mitglied der NSDAP (Kap. 2, Box 1) und der SS geworden. Parallel zum Studium setzte er seine paramilitärische Ausbildung in der SS fort. In einer der damals häufigen Straßenschlachten wurde er verletzt.[1]

Am 15. Juli 1940 trat Ramsauer den Dienst in der SS-Standarte „Deutschland" im SS-Übungslager Dachau an. Im November des gleichen Jahres wurde er dann der 1. SS-Totenkopf-Reiterstandarte im Generalgouvernement zugeteilt. Anschließend kam er zur SS-Kavallerie und wurde in den russischen Pripjet-Sümpfen eingesetzt. Sowohl in Polen als auch in Russland wurden von den NS-Reiterstandarten Massenerschießungen von weit über 10.000 Menschen vorgenommen. Es ist anzunehmen, dass Ramsauer darüber zumindest informiert war. Neben der medizinischen Betreuung der SS-Männer soll Ramsauer in der Sowjetunion auch Tötungsexperimente an Gefangenen durchgeführt haben.[1]

Ende Oktober 1941 wurde Ramsauer strafversetzt und der Inspektion der Konzentrationslager (Kap. 18, Box1) zugeteilt. Er soll beim Kartenspiel betrogen und seinen Kontrahenten zu einem Duell aufgefordert haben, was strikt untersagt war. In der Folgezeit befand sich Ramsauer zu Schulungszwecken oder als Lagerarzt in verschiedenen Konzentrationslagern: Oranienburg/Sachsenhausen (Kap. 37, Box 1), Mauthausen (Kap. 21, Box 3), Gusen (Box 1), Neuengamme (Kap. 21, Box 2), Dachau (Kap. 19, Box 2), Loiblpass (Box 2). Er tötete zahlreiche Häftlinge mittels Benzininjektionen und ähnlich bestialischen Methoden.

Bei Kriegsende versuchte Ramsauer zu entkommen, wurde jedoch von Tito-Partisanen gefangen genommen. Er entkam, wurde aber alsbald erneut gefasst. Bei seinem anschließenden Prozess vor einem britischen Militärgericht in Klagenfurt gelang es ihm, die meisten seiner Untaten zu verheimlichen. Am 10. Oktober 1947 wurde er lediglich wegen seiner Verbrechen im KZ Loiblpass zu lebenslanger Haft verurteilt.

Am 1. April 1954 wurde er begnadigt und vorzeitig entlassen. Viele z. T. prominente Österreicher hatten sich in der Zwischenzeit für Ramsauer eingesetzt: z. B. ÖVP-Bundeskanzler Josef Klaus oder der ÖVP-Verteidigungsminister Ferdinand Graf.[1] Nach seiner Freisetzung arbeitete Ramsauer am Landeskrankenhaus Klagenfurt (Kap. 45, Box 1), wo er schließlich bis zum Chefarzt avancierte. Ab dem Jahr 1956 betrieb er zusätzlich bis ins hohe Alter eine eigene Praxis am Klagenfurter Domplatz.[2]

Ramsauers Unverbesserlichkeit wurde 1992 in einem Dokumentarfilm dargestellt, in dem er meinte, „ich war mit Freuden dabei" und „irgendjemand musste ja die Experimente an sich durchführen lassen. Nur macht man sie heute an Affen". Über KZ-Häftlinge sagte er: „Sie werden etwas getan haben, was sie nicht hätten tun sollen, schließlich haben wir nicht die ganze Welt eingesperrt."[1]

Ramsauer starb 1991 in Klagenfurt. Seine Todesanzeige trug den Titel „Jede Stunde des Lebens ist Kampf."[3]

---

**Box 1: Das Konzentrationslager Gusen**
- Gusen war ein Außenlager des KZ Mauthausen.
- Es lag zwischen den Ortschaften Sankt Georgen an der Gusen und Langestein, in Oberösterreich.
- Hier wurden hauptsächlich polnische Häftlinge interniert.
- Anfänglich arbeiteten sie in den nahe gelegenen Steinbrüchen.

---

[2] Biographie eines KZ-Arztes – Kärnten-Magazin (orf.at).
[3] Sigbert Ramsauer – Wikipedia

- Die Bedingungen waren sogar noch schlechter als im Stammlager Mauthausen.
- Das Lager war der Vernichtung der Häftlinge durch Zwangsarbeit gewidmet.
- Ihre durchschnittliche Lebenserwartung betrug 6 Monate.
- Mindestens 35.000 Menschen starben in Gusen.
- 1943 wurde das Lager ein wichtiges Zentrum der Rüstungsproduktion für Messerschmitt und Steyr-Daimler-Puch.
- Die Häftlinge mussten nun unterirdische Fabriken errichten.
- Das Lager wurde am 5. Mai 1945 von der US-Armee befreit.
- Nach dem Krieg wurden einige SS-Angehörige und Kapos für ihre Verbrechen bestraft, die meisten blieben jedoch unbestraft.

### Box 2: Das Konzentrationslager Loiblpass[4]

- 1943 als Außenstelle des KZ Mauthausen zu beiden Seiten des Loiblpasses, südlich von Klagenfurt, errichtet.
- Etwa 1800 Häftlinge verrichteten hier schwerste Zwangsarbeit.
- Dabei handelte es sich um politische Gefangene, Zwangsarbeitsverweigerer und Kriegsgefangene verschiedener Nationalitäten.
- Zusätzlich wurden 660 Zivilarbeiter teils zwangsrekrutiert.
- Ihre Aufgabe war es, einen 1561 m langen Tunnel durch die Karawanken zu graben.
- Etwa 40 Häftlinge kamen dabei zu Tode.
- Der Tunneldurchstich erfolgte am 4. Dezember 1943.
- Die slowenische Regierung errichtete in den 1950er-Jahren an der Stelle des ehemaligen KZ Loibl-Süd eine Erinnerungsstätte.
- Auf der österreichischen Seite erinnern seit 1995 mehrere Informationstafeln an die Verbrechen.

---

[4] Das Loibl-KZ: Die Geschichte des Mauthausen-Außenlagers am Loiblpass/Ljubelj : Tisler, Janko, Tessier, Christian: Amazon.de: Books

# 55

# Reisch, Otto (1891–1977)

**Zusammenfassung** Otto Reisch studierte Medizin in Innsbruck und wurde Assistent an der dortigen Neurologischen Klinik. Wegen seiner nationalsozialistischen Umtriebe musste er Österreich 1936 verlassen und arbeitete dann als Oberarzt der Neurologischen Abteilung am Robert-Koch-Krankenhaus in Berlin. Nach dem Anschluss kehrte er nach Österreich zurück und wurde zum Vorstand der Psychiatrisch-Neurologischen Klinik in Graz ernannt. Als T4-Gutachter hatte er den Tod zahlloser behinderter Kinder zu verantworten. Nach dem Krieg wurde er von allen Ämtern enthoben. Wenige Jahre darauf konnte er jedoch wieder als Psychiater in Innsbruck praktizieren.

Otto Reisch wurde in Linz geboren und studierte Medizin in Innsbruck, wo er 1924 promovierte.[1] Von 1924–1926

---

[1] Otto Reisch – Wikipedia.

war er Stipendiat der Rockefeller-Stiftung und sodann bis 1936 Assistenzarzt am Physiologischen Institut in Innsbruck. Anschließend war er an der Psychiatrisch-Neurologischen Klinik der Universität Innsbruck angestellt.

Reisch wurde bereits 1933 NSDAP-Mitglied und 1934 übernahm er zusammen mit Friedrich Plattner (Kap. 49) die Gauleitung der Tiroler NSDAP.[2] 1936 wurde er aufgrund seiner nationalsozialistischen Umtriebe entlassen und ging als politischer Flüchtling nach Berlin. Um seine NSDAP-Mitgliedschaft auch in Deutschland zu erhalten, gab er 1936 folgende eidesstattliche Erklärung ab:

„ … Ich habe mich seit dem Jahre 1932 agitatorisch für die NSDAP in Österreich betätigt, vorerst durch persönliche Werbung, Verbreitung des Völkischen Beöbachters, NS-Werbeschriften und antisemitischer Literatur … Infolge meiner politischen Arbeit … verlor ich trotz aller Interventionen die mir im Herbst 1934 übertragene Leitung der Innsbrucker Nervenklinik, 1935 wurde mir die Habilitation entzogen, 1936 verlor ich auch meine Assistentenstelle …"[3]

In Deutschland trat Reisch im Juni 1936 der SS bei. In Berlin fand er eine Anstellung als Oberarzt der Neurologischen Abteilung am Robert-Koch-Krankenhaus. Nach dem Anschluss kehrte er nach Österreich zurück und wurde als „Referent für die Durchführung der Berufsbeamtenverordnung" im Bereich sämtlicher Schulen, Universitäten und Arztstellen der Ostmark mit dem Neuaufbau des Gesundheitswesens beauftragt. 1939 gehörte Reisch zu einer Gruppe von Psychiatern, die im Rahmen

---

[2] Goller P, Tidl G: Jubel ohne Ende. Loecker Verlag, Wien, 2012.
[3] Scheiblechner P: Politisch ist er einwandfrei. PAUG, Band 39, 2002.

der „Aktion T4" (Kap. 4) insgesamt 7500 behinderte Patienten per Fragebogen zum Tode verurteilten.[4] Im März 1940 wurde er zum Vorstand der Psychiatrisch-Neurologischen Klinik in Graz ernannt. Er blieb dann bis zum Kriegsende in dieser Position.

Reisch war vom 30. April 1940 bis zum 2. Juli 1940 als T4-Gutachter tätig und entschied so über Leben und Tod behinderter Patienten. Zudem fungierte er als Mitglied des Erbgesundheitsobergerichts für Steiermark und Kärnten (Box 1). In dieser Funktion war er u. a. aktiv an der Durchführung des Sterilisationsgesetzes beteiligt.

Nach dem Krieg wurde Reisch zunächst von seinen Ämtern enthoben. Zwischen 1950 und 1977 übte er wieder seine Tätigkeit als Psychiater in Innsbruck aus.

Otto Reisch starb 1977 in Innsbruck.

> **Box 1: Die Erbgesundheitsgerichte des „Dritten Reichs"**
> - Die Erbgesundheitsgerichte werden gemäß ihrer Funktion auch Sterilisierungsgerichte genannt.
> - Sie wurden am 1. Januar 1934 im „Deutschen Reich" eingeführt.
> - Ihre gesetzliche Basis war das Gesetzes zur Verhütung erbkranken Nachwuchses vom 14. Juli 1933.[5]
> - Sie entschieden über alle Anträge zur Zwangssterilisation (Kap. 3).
> - Davon betroffen waren geistig und körperlich Behinderte, Patienten psychiatrischer Anstalten und Alkoholkranke.
> - Die Erbgesundheitsgerichte waren ein Werkzeug der Rassenhygiene (Kap. 2).
> - Erbgesundheitsgerichte legalisierten die Zwangssterilisierung von etwa 350.000 Bürgern des „Deutschen Reichs".

---

[4] Mueller-Hill B: Murderous science. OUP, Oxford, 1988.
[5] Gesetz zur Verhütung erbkranken Nachwuchses – Wikipedia.

# 56

# Richter, Hermann (1915–1945)

**Zusammenfassung** Hermann Richter trat schon als Medizinstudent der SS bei. Nach Studienende wurde er Lagerarzt in verschiedenen KZs. Dort tötete er Häftlinge zu Übungszwecken und in medizinischen Experimenten. Nach dem Krieg beging er offenbar Selbstmord.

Hermann Richter wurde als Sohn eines Turnlehrers in Linz geboren.[1] Er studierte Medizin in Innsbruck und schloss sich während seiner Studienzeit dem „Nationalsozialistischen Deutschen Studentenbund" (NSDStB) (Box 1) und der „Universitätssängerschaft Skalden" an, die keine Juden aufnahm und deren Mitgliedern es verboten war, in jüdischen Lokalen und nichtarischen Geschäften zu verkehren. 1938 trat Richter der SS und später

---

[1] Hermann Richter (Mediziner) | AustriaWiki im Austria-Forum.

der Waffen-SS bei, wo er 1943 auf den Rang eines Obersturmführers befördert wurde.

Während des Krieges wurde Richter Lagerarzt, zunächst im KZ Dachau (Kap. 19, Box 2) und ab Herbst 1941 im KZ Mauthausen (Kap. 21, Box 3). Sowohl in Dachau wie auch in Mauthausen führte er zu Übungszwecken nichtindizierte chirurgische Operationen an Gesunden aus, die häufig mit dem Tod der so behandelten Häftlinge endeten. Ein Augenzeuge berichtete später: „Er wollte z. B. den Zwerchfellnerv unterbrechen, aber er fand ihn nicht. Dafür aber fand der Operierte den Tod."[2] Bei anderen Operationen hat Richter die Organe gesunder Häftlinge entnommen, um festzustellen, wie lange der so Operierte ohne das betreffende Organ überleben konnte. In Mauthausen soll Richter zudem hunderte arbeitsunfähige sowjetische Kriegsgefangene durch Injektionen ins Herz ermordet haben.[3]

Richter wurde schließlich als Patient in die psychiatrisch-neurologische Beobachtungsstation der Waffen-SS in Gießen eingewiesen. Nach seiner Entlassung wurde er als Lagerarzt in den Konzentrationslagern Ravensbrück (Box 2), Groß Rosen (Kap. 38, Box 2) und Loiblpass (Kap. 54, Box 1) eingesetzt.

Als Lagerarzt des KZ Loiblpass wurde er im August 1943 von Sigbert Ramsauer (Kap. 54) abgelöst, da Richter für die schlechte „Bewirtschaftung" der Häftlingsarbeitskraft verantwortlich gemacht wurde. Die beiden Lagerärzte kannten einander gut, denn Ramsauer hatte in Mauthausen, nach Aussage des französischen Häftlings

---

[2] Klee E: Auschwitz, die NS-Medizin und ihre Opfer. Fischer Verlag, Frankfurt, 1997.

[3] Mauthausen Memorial (archive.org).

und Militärarztes Louis François Fichez,[4] als Richters Assistent bei Selektionen und Experimenten an Häftlingen fungiert.[5]

Anschließend wurde Richter erneut als Lagerarzt im KZ Mauthausen und dessen Außenlager in Gusen (Kap. 54, Box 2) eingesetzt.[1] Ein Häftling aus diesem Lager berichtete später: „Die SS-Ärzte Dr. Richter und Dr. Vetter mordeten kranke Häftlinge nahezu bis zum letzten Tag der Dauer des Lagers…"[3]

Hermann Richter soll sich bei Kriegsende im Mai 1945 in der Nähe von Linz umgebracht haben.[1]

> **Box 1: Der Nationalsozialistische Deutsche Studentenbund (NSDStB)**
> - Gegründet 1926 unter der Regie der NSDAP.
> - 1928 übernahm Baldur von Schirach[6] die Führung.
> - Seine Aufgabe war die Indoktrinierung von Studenten im Sinne der NS-Ideologie.
> - Studenten männlichen Geschlechts wurden in Kameradschaftshäusern kaserniert und ab 1930 mit „Braunhemden" und Hakenkreuzfahnen ausgestattet.
> - Für die weiblichen Studenten wurde im Jahr 1930 die Arbeitsgemeinschaft Nationalsozialistischer Studentinnen[7] mit analogen Zielen gegründet.
> - Trotz anfänglicher Proteste wurde die Gleichschaltung der Studentenschaft angestrebt.
> - Dieses Ziel war 1932 vollzogen, und an nahezu allen Universitäten stellte nunmehr der NSDStB den allgemeinen Studentenausschuss.

---

[4] Louis Marie François Fichez – Les Français Libres.
[5] Rettl L, Pirker P: Ich war mit Freuden dabei. Mauthausen-Studien, Schriftenreihe der KZ-Gedenkstätte Mauthausen, Band 19, 2024.
[6] Rathkolb O: Schirach: Eine Generation zwischen Goethe und Hitler. Piper, 2022.
[7] Arbeitsgemeinschaft Nationalsozialistischer Studentinnen – Wikipedia.

- 1933 wurde die berüchtigte Bücherverbrennung[8] eine der vielen infamen Aktionen des NSDStB.
- 1936 entzog der NSDStB allen anderen Studentenverbindungen die Anerkennung.
- Nach dem Krieg wurde der NSDStB verboten.

### Box 2: Das Konzentrationslager Ravensbrück[9]

- Das Lager wurde 1938/1939 in der Gemeinde Ravensbrück in der Provinz Brandenburg auf Befehl Himmlers von Häftlingen aus dem KZ Sachsenhausen errichtet.
- Es war speziell für Frauen bestimmt.
- Im Januar 1940 inspizierte Himmler das KZ.
- Bei dieser Gelegenheit ordnete er die Einführung von Prügelstrafen für die Häftlinge an.
- Ravensbrück wurde in der Folgezeit ein Komplex aus dem benachbarten Männerlager, Industriebetrieben, dem Konzentrationslager für Mädchen und junge Frauen, dem Siemens-Industrielager Ravensbrück sowie einer Vielzahl weiterer Außenlager.
- Etwa 28.000 Häftlinge kamen im Ravensbrück-Komplex ums Leben.
- Die Häftlinge mussten verschiedene Formen der Zwangsarbeit verrichten, die zumeist der Unterstützung der deutschen Kriegsanstrengungen dienten.
- Im Juli 1942 begann Himmlers Leibarzt Karl Gebhardt, der die 12 Kilometer entfernte Klinik Hohenlychen (Kap. 21, Box 1) leitete, mit Sulfonamiden an KZ-Häftlingen zu experimentieren.[10]

---

[8] Walberer U (Hrsg): 10. Mai 1933: Bücherverbrennung in Deutschland und die Folgen. Fischer, 1983.

[9] Zörner G (Hrsg): Frauen-KZ Ravensbrück. Deutscher Verlag der Wissenschaften, 1973.

[10] (99+) Die Sulfonamid-Experimente in nationalsozialistischen Konzentrationslagern: Eine kritische Neubewertung der epistemologischen und ethischen Dimension / Sulfonamide-research on human subjects in Nazi concentration camps: A critical re-evaluation of the epistemological and ethical dimension.

- Es folgten verschiedene weitere medizinische Versuche an Häftlingen.[11]
- Da die SS die große Zahl der Leichen nicht mehr bewältigen konnte, wurde im Herbst 1943 ein eigenes Krematorium für das Konzentrationslager errichtet.
- Mitte Januar 1945 waren im Komplex Ravensbrück fast 46.100 weibliche und über 7800 männliche Häftlinge registriert.
- Anfang Februar 1945 erhöhte sich die Zahl um weitere 11.000 Häftlinge, die aus anderen Lagern evakuiert worden waren.
- Zu diesem Zeitpunkt wurden in Ravensbrück eine Hinrichtungsstätte und eine provisorische Gaskammer eingerichtet, in denen bis Ende März 2300–2400 Häftlinge getötet wurden.
- Ab dem 27. April 1945 wurde das Konzentrationslager von der SS evakuiert.
- Die meisten Häftlinge wurden auf einen Todesmarsch gezwungen, bei dem viele starben.
- Zurück blieben etwa 3000 meist schwerkranke Häftlinge.
- Am 30. April erreichten sowjetische Truppen das Lager und befreiten die restlichen Häftlinge.
- Die auf dem Todesmarsch befindlichen Häftlinge wurden am 3. Mai 1945 von sowjetischen Einheiten befreit.
- Viele ehemalige Häftlinge starben noch in den folgenden Wochen und Monaten an den Folgen ihrer Inhaftierung.
- Das ehemalige Stammlager diente von 1945–1993 als Kaserne für die sowjetischen Streitkräfte.
- Die Gedenkstätte Ravensbrück wurde 1959 eröffnet.

---

[11] Bone Regeneration.

# 57

# Risak, Erwin (1899–1968)

**Zusammenfassung** Erwin Risak studierte Medizin in Wien und wurde illegales NSDAP- und SS-Mitglied. 1933 wurde er bei Eppinger habilitiert. Nach dem Anschluss wurde er zu einer führenden Galionsfigur der NSDAP in Wien. Seine Versuche, einen Lehrstuhl zu bekommen, scheiterten an seiner fehlenden Kompetenz. Nach dem Krieg wurde er von seinen Ämtern enthoben; er konnte jedoch schon bald wieder als niedergelassener Internist praktizieren.

Erwin Risak wurde am 1. April 1899 in Wien geboren.[1] Er studierte Medizin in Wien und wurde sodann Assistent

---

[1] Klee E: Das Personenlexikon zum Dritten Reich. Fischer Verlag, Frankfurt, 2015.

von Eppinger (Kap. 19) an der 1. Medizinischen Klinik in Wien, wo er zum Internisten ausgebildet wurde.[2] 1933 konnte er sich bei Eppinger habilitieren.

Bereits während des Studiums war Risak der Burschenschaft „Olympia" (Box 1) beigetreten.[3] 1935 wurde er Mitglied der zu dieser Zeit in Österreich illegalen NSDAP (Kap. 2, Box 1) und 1937 der SS, wo er schließlich den Rang eines Obersturmführers erreichte.[4]

1932 publizierte Risak zusammen mit Asperger (Kap. 6), der mit ihm gemeinsam an der Medizinischen Klinik unter Eppinger gearbeitet hatte, einen Artikel. Dies ist insofern beachtlich, als Asperger nur selten zusammen mit Koautoren publizierte.[2]

Nach dem Anschluss, 1938, wurde Risak zu einer der führenden Galionsfiguren der NSDAP an der Medizinischen Fakultät Wien.[2] Er fungierte als „Gesundheitsführer der Studentenschaft der Wiener Hochschulen", wurde Primararzt und kurz darauf Leiter der Poliklinik der Universität. Zudem wurde er zusammen mit Eppinger zum Schriftleiter der *Wiener Klinischen Wochenschrift*[5] ernannt und erklärte in dieser Funktion die Universität Wien zur „Grenzfeste der neuen germanischen Welt".[1]

1936 publizierte Risak sein Buch *Der Klinische Blick*, das er seinen Lehrern Chvostek und Eppinger widmete; es wurde zu einem Bestseller und erlebte 1942 seine 6. Auflage.[64] Als Habilitierter und linientreuer Nazi wäre nun für Risak eigentlich ein Lehrstuhl angemessen gewe-

---

[2] Czech H: Hans Asperger und der Nationalsozialismus. Psychosozial Verlag, Gießen, 2024.
[3] Wiener akademische Burschenschaft Olympia – Wikipedia
[4] Forsbach R, Hofer H-G: Internisten in Diktatur und junger Demokratie. Medizinisch Wissenschaftliche Verlagsgesellschaft, Berlin, 2018.
[5] Home | Wiener klinische Wochenschrift
[6] Der Klinische Blick | SpringerLink

sen. Dieses Vorhaben scheiterte nicht zuletzt daran, dass seine fachlich-wissenschaftlichen Fähigkeiten wenig beeindruckend waren. Kollegen meinten z. B. er „entbehrte Tiefe und Wissenschaftlichkeit" oder er habe „in keiner Hinsicht den Vergleich mit anderen in Frage kommenden Herren" ausgehalten.[4] Auch seine drei in Medline gelisteten Arbeiten erwecken nicht den Eindruck von herausragender Wissenschaft (Box 2).

Nach dem Krieg wurde Risak von seinen Ämtern enthoben; er konnte jedoch bald wieder als niedergelassener Internist in Wien praktizieren.[1]

Erwin Risak starb am 26. April 1968 in Wien.

> **Box 1: Die Burschenschaft Olympia[7]**
> - Gegründet am 10. November 1859.
> - Rechtsextreme, antisemitische, farbentragende und pflichtschlagende Studentenverbindung in Wien.
> - Nach dem Anschluss Eingliederung in den NSDStB (Kap. 47, Box 1).
> - Nach dem Krieg wurde die Olympia Anfang der 1950er-Jahre wiedergegründet.
> - In der Nachkriegszeit fiel die Verbindung wiederholt durch rechtsextreme Umtriebe auf.[8]
> - Heute ist sie Mitglied der „Deutschen Burschenschaft" und der „Burschenschaftlichen Gemeinschaft".

> **Box 2: Die drei Medline-gelisteten Publikationen von Erwin Risak**
> - Risak E. Bagatelle symptoms as an indication of disease. Dtsch Med J. 1957 Sep 15;8(9):479–83.

---

[7] Wiener akademische Burschenschaft Olympia – Wikipedia

[8] Dank FPÖ-Erfolgs: Burschenschaft Olympia im Zentrum der Macht – Rechtsextremismus – derStandard.at › Inland

- Breu W, Risak E. Neue Behandlungsmöglichkeit hoffnungsloser Dekompensation [A new possibility of treating cases of hopeless decompensation]. Wien Med Wochenschr. 1956 Jan 14;106(2):41–3.
- Risak E. Zur Moorbehandlung innerer Krankheiten [Mud therapy of internal diseases]. Wien Med Wochenschr. 1954 Sep 25;104(39):785–6.

# 58

# Rolleder, Anton (1910–1976)

**Zusammenfassung** Anton Rolleder wurde bereits als Medizinstudent NSDAP-, SA- und SS-Mitglied. Wegen nationalsozialistischer Umtriebe verbüßte er mehrere Tage Haft. Nach seinem medizinischen Staatsexamen legte er ein Zweitstudium in Anthropologie ab. Nach dem Anschluss wurde er Assistent am Wiener Institut für Gerichtliche Medizin und Kriminalistik, wo er sich auch habilitierte. Nach dem Krieg wurde er zu einer einjährigen Haftstrafe verurteilt. Ab 1949 war er wieder als Arzt und Gerichtsgutachter tätig.

Anton Rolleder wurde in Wien geboren. Er stammte aus einem nationalsozialistisch eingestellten Elternhaus, und sein Vater war Richter am Erbgesundheitsgericht (Kap. 55, Box 1) Wien.[1] Rolleder studierte Medizin in Wien

---

[1] Wayback Machine (archive.org).

und trat noch während seines Studiums der NSDAP und der SA bei. Von der SA wechselte er April 1933 zur SS, wo er im November 1942 bis zum SS-Hauptsturmführer aufstieg.

Für die NSDAP wurde Rolleder als Blockwart und Sprengelleiter aktiv. Nach dem Juliputsch 1934 (Kap. 51, Box 1) wurde er aufgrund seiner nationalsozialistischen Aktivitäten mehrere Tage in Haft genommen und anschießend polizeilich überwacht. 1937/1938 fungierte er als Adjutant des SS-Oberabschnittes Donau.[2]

Nach Beendigung seines Medizinstudiums absolvierte Rolleder ein Zweitstudium in Anthropologie an der Philosophischen Fakultät der Universität Wien. Anschließend war er als Hilfsarzt an diversen Krankenhäusern beschäftigt. In den Jahren 1937 und 1938 fand er Anstellungen an den Instituten für Gerichtliche Medizin der Universitäten Kiel und Berlin.

Im November 1939 wurde er in Wien zum Doktor der Philosophie mit dem Thema „Rassenkundliche Forschungen an Serben" zum zweiten Mal promoviert.[3] Danach absolvierte er eine Ausbildung zum Facharzt für Neurologie/Psychiatrie an der Universitätsnervenklinik Wien.

Ab Mitte 1942 war Rolleder Assistent am Wiener Institut für Gerichtliche Medizin und Kriminalistik (Box 1) und habilitierte sich 1943 mit einer Schrift über *Handlungsfähigkeit bei frischen Schädelschüssen*. Zudem hatte er auch zu rassenkundlichen Themen publiziert. Im gleichen Jahr erhielt er die Lehrbefugnis für gerichtliche Medizin.[2]

---

[2] Anton Rolleder – Wikipedia.
[3] Details for: Rassenkundliche Untersuchungen an Serben und Montenegrinern / › Naturhistorisches Museum Wien catalog (nhm-wien.ac.at).

Ab 1943 fungierte er als NS-Dozentenführer in Wien und bekleidete zudem den Posten des Gauhauptstellenleiters im Amt für Volksgesundheit im Gau Wien. Des Weiteren leitete er die lokale erbgesundheitliche Eheberatungsstelle[4] und gehörte der Asozialenkommission (Box 2) im Reichsgau Wien an.

Nach dem Krieg wurde Rolleder aus allen Positionen entlassen, 1946 in Wien festgenommen und am 5. August 1946 vom Volksgericht zu einem Jahr schweren Kerker verurteilt. Im Steinhofprozess wurde er als Zeuge geladen.

Ab 1949 war Rolleder als Facharzt für Neurologie und Psychiatrie sowie als Gerichtsgutachter in Wien tätig.[5]

Anton Rolleder starb 1976 in Wien.

> **Box 1: Das Wiener Institut für Gerichtliche Medizin und Kriminalistik[6]**
>
> - Das Fach „gerichtliche Medizin" war in Wien vom Direktor des Allgemeinen Krankenhauses, Johann Peter Frank, gegründet worden.
> - Kaiser Franz I. ließ 1804 eine eigene Lehrkanzel für „Staatsarzneykunde" einrichten.
> - Aus dieser Institution ging am 24. Februar 1805 der Lehrstuhl für Gerichtliche Medizin hervor.
> - Anfang 1935 wurde Fritz Reuter zum Vorstand ernannt.
> - Nach dem Anschluss wurde Reuter seines Amtes enthoben und im Herbst 1938 durch Philipp Schneider (Kap. 62) ersetzt.
> - Nach Kriegsende wurde Schneider entlassen und verhaftet.
> - Reuter kehrte sodann an die Universität zurück.

---

[4] (99+) Rassenhygiene, Sozialpolitik und Sexualität: Ehe- und Sexualberatung in Deutschland, 1918–1945 | Egbert Klautke – Academia.edu.

[5] Klee E: Das Personenlexikon zum Dritten Reich. Fischer Verlag, Frankfurt, 2015.

[6] Department für Gerichtliche Medizin Wien – Wikipedia.

### Box 2: Die „Asozialenkommission"[7]

- Diese Organisation wurde 1941 etabliert.
- Sie war ein Instrument der Verfolgung von Personen, die die Nazis als „asozial" charakterisierten.
- Sie wurde vom Gesundheitsamt, dem Wohlfahrtsamt, dem Arbeitsamt, der Gestapo und der Kriminalpolizei gebildet.
- Ihre Aufgabe bestand in der Verbringung sog. Asozialer zur Zwangsarbeit in geschlossenen Lagern.
- Sie orientierte sich an den Bestimmungen der „Richtlinien für die Beurteilung der Erbgesundheit" von 1940.
- Treibende Kraft war der Gauleiter von Wien Baldur von Schirach (Kap. 46, Box 1).[8]
- Im Gründungsjahr der Kommission kam es bereits zu 779 Anträgen auf Einweisungen.
- Für Frauen waren insbesondere die Arbeitsanstalt Klosterneuburg und die Arbeitsanstalt am Steinhof vorgesehen.
- Am Steinhof kam es zu Folgeeinweisung junger Frauen in diverse Konzentrationslager.
- Im Herbst 1942 verschob sich der Fokus der Kommissionsarbeit gänzlich auf Frauen.
- Wien wurde zum NS-Vorbild in der „Asozialenverfolgung".
- Unter dem neuen Leiter der Kommission Ernst Illing (Kap. 35, Box 1) wurden ab Frühjahr 1943 insbesondere die Maßnahmen gegen Jugendliche verschärft.

---

[7] Asozialenkommission – Wien Geschichte Wiki.

[8] Rathkolb O: Schirach: Eine Generation zwischen Goethe und Hitler. Piper, 2022.

# 59

# Scharfetter Helmut (1893–1979)

**Zusammenfassung** Helmut Scharfetter spezialisierte sich nach seinem Studium im Fach Psychiatrie/Neurologie. 1940 wurde er Ordinarius für Psychiatrie und Neurologie an der Universität Innsbruck, und 1943 wurde er zum Dekan dieser Universität berufen. Obschon seine Einstellung zum Krankenmord offenbar ambivalent war, hat er den Tod zahlreicher Patienten mit zu verantworten. Nach dem Krieg wurde er von seinen Ämtern enthoben, konnte aber weiterhin als Psychiater praktizieren.

Helmut Scharfetter wurde in Schwarz in Tirol geboren. Er studierte Medizin und spezialisierte sich sodann auf dem Gebiet der Psychiatrie/Neurologie. 1927 wurde Scharfetter Privatdozent für Psychiatrie und Neurologie an der Universität Innsbruck. Zwischen 1934 und 1938 gehörte er zu einer Gruppe von Dozenten, die an der Universität Innsbruck nationalsozialistisches Gedankengut systematisch propagierte. Nach dem Anschluss, 1938, trat er der NSDAP und der SS bei.[1]

Scharfetter bewarb sich 1938 um den Lehrstuhl für Psychiatrie und Neurologie an der Universität Innsbruck, der durch die Suspendierung von Hubert Urban, einem Gegner des Nationalsozialismus, vakant geworden war. In seinem Bewerbungsschreiben hob er bezüglich seines politischen Werdegangs u. a. Folgendes hervor:

„Mitgliedschaft in nationalen Verbänden: Akadem. Alpenklub, Deutsch. Turnverein Innsbruck, Großdeutsche Volkspartei, NSDAP, NSD Ärztebund, SS (Ausbildungsstab)."

Und Rektor Steinacker führte wenige Tage nach dem Anschluss zu Scharfetters Kandidatur aus:

„Privatdozent Dr. Scharfetter wurde aus politischen Gründen sowohl die Betrauung mit der Supplierung der Lehrkanzel (nach Prof. C. Mayer) als auch die Weiterbestellung als Assistent verweigert und unter Bezugnahme darauf … seine Ernennung zum Vorstand der Lehrkanzel abgelehnt."

Scharfetter wurde daraufhin auf den Lehrstuhl berufen und wurde 1943 sogar zum Dekan der Medizinischen Fakultät Innsbruck ernannt.[2]

Im August 1940 wurde Scharfetter zum „Landesobmann für die erbbiologische Bestandsaufnahme in den

---

[1] Koll J: Säuberungen an österreichischen Hochschulen 1934–1945, Böhlau Verlag, Wien, 2017.
[2] Medizinfakultät 1938 – Universität Innsbruck (uibk.ac.at).

Heil- und Pflegeanstalten" ernannt.[3] Als im Dezember 1940 erstmals Kranke aus der psychiatrischen Heil- und Pflegeanstalt Hall zur Tötung nach Hartheim (Kap. 42, Box 2) abtransportiert werden sollten, unterstützte Scharfetter den dortigen Primarius Ernst Klebelsberg (Box 1) in seinem Versuch, diese Aktion zu verhindern. Scharfetter verständigte auch den Rektor Harold Steinacker und Dekan Dr. Lang, die dann ebenfalls beim Gauleiter vorsprachen.[4] Aufgrund dieser Proteste konnten als heilbar und arbeitsfähig eingestufte Kranke von der Todesliste gestrichen werden. Mindestens 110 dieser Patienten sind so dem sicheren Tod entgangen. In seiner Funktion als Dekan der Medizinischen Fakultät verbot Scharfetter zudem Schwangerschaftsabbrüche bei Ostarbeiterinnen, die an der Chirurgischen Klinik hätten durchgeführt werden sollen.[5]

Scharfetters Haltung zum Krankenmord war somit zwiespältig. Einerseits rettete er einigen behinderten Patienten das Leben. Andererseits tolerierte er, dass in vielen anderen Fällen psychisch Kranke und geistig Behinderte getötet wurden. Er versuchte des Weiteren, Angehörige seiner Patienten an der Innsbrucker Psychiatrischen Klinik, die sich aus Angst um das Leben ihrer Lieben einer Verlegung nach Hall widersetzten und sie nach Unterzeichnung eines Revers nach Hause nahmen, davon zu überzeugen, dass ihre Sorge unbegründet war. Scharfetter ging dann sogar noch einen Schritt weiter und bekundete im Januar 1942 seine ablehnende Haltung gegenüber dieser Vorgangsweise der Angehörigen der Kranken: „Es ist

---

[3] „Erbbiologische Bestandsaufnahme" - ein Aspekt „ausmerzender" Erfassung vor der Entfesselung des Zweiten Weltkrieges | Pollux – Fachinformationsdienst Politikwissenschaft.
[4] Ein „Idealist, aber kein Fanatiker"? – Horst Schreiber.
[5] https://austriaca.at/0xc1aa5576_0x003bb729.pdf.

aber schon unerfreulich genug, dass durch solche Entlassung gesunde Familienmitglieder gebunden und mit einer Pflege belastet werden, die viel besser der Anstalt übertragen würde." Resümierend hielt er später zur „Aktion T4" (Kap. 4) fest: „Jedenfalls ist die Aktion in Tirol weit weniger aktiv ausgefallen als in anderen Bundesländern."[3]

Nach dem Krieg wurde Scharfetter zusammen mit 14 weiteren Habilitierten aus politischen Gründen von der Universität Innsbruck entlassen. Der Verwaltungsdirektor der Universität schrieb im November 1945: „Seine Mitgliedschaft zur SS beschränkte sich lediglich auf einige fachliche Vorträge im Jahr 1938... Schafetter ist der typische Großdeutsche, der sich damals von der Naziwelle mitreißen liess..."[6] 1948 stellte Scharfetter einen Antrag an die Universität auf Wiedereinstellung, der abgelehnt wurde.[7] Von 1950–1958 arbeitete er dann als Leiter der Anstalt Solbad Hall in Hall.[8]

Helmut Scharfetter starb 1979.

> **Box 1: Ernst Klebelsberg (1883–1957)[9]**
> - Übernahm 1925 die Leitung der Psychiatrischen Heil- und Pflegeanstalt Hall.
> - Wurde 1940 Mitglied der NSDAP.
> - Als im Dezember 1940 erstmals Patienten im Zuge der „Aktion T4" aus seiner Anstalt abtransportiert werden sollten, protestierte er.
> - Gauleiter Franz Hofer (Kap. 15, Box 2) ließ daraufhin, heilbare und arbeitsfähige Patienten von den Listen streichen.

---

[6] Goller P, Tidl G: Jubel ohne Ende. Loecker Verlag, Wien, 2012.
[7] https://www.uibk.ac.at/universitaetsarchiv/medizinische-berufungsakten-seit-1869-/medizinische-habilitationsakten/scharfetter-helmuth.pdf.
[8] Klee E: Das Personenlexikon des Dritten Reichs. Fischer Verlag, Frankfurt 2015.
[9] Ernst Klebelsberg – Wickepedia.

- Mehr als 100 Patienten sind so dem sicheren Tod entgangen.
- Dennoch holten später die Busse der SS zahlreiche Insassen der Anstalt ab, die sodann in Hartheim vergast wurden.
- Klebelsberg hat sich auch organisatorisch am Abtransport von Patienten aus den Versorgungshäusern Nassereith, Imst und Ried sowie aus dem St. Josef Institut Mils beteiligt.
- Trotz seiner angeblich ablehnenden Haltung gegenüber dem Krankenmord kündigte er nicht.
- Nach dem Krieg erklärte er, durch seinen Verbleib Schlimmeres verhindert zu haben.
- Als Hauptverantwortlicher für die Kindermorde in Tirol und Vorarlberg wurde nach Kriegsende Hans Czermak (Kap. 15) zu 8 Jahren Gefängnis verurteilt, und Klebelsberg sagte dabei als Hauptzeuge aus.
- Ein strafrechtliches Verfahren gegen Klebelsberg selbst wurde nie eingeleitet.

# 60

# Schicker, Josef (1879–1949)

**Zusammenfassung** Josef Schicker wurde nach seinem Medizinstudium Psychiater. 1932 trat er der NSDAP und 1938 dem NS-Ärztebund bei. Nach dem Anschluss, 1938, wurde er zum Direktor der Anstalt Gugging. Dort war er für den Tod zahlloser Patienten verantwortlich. Er wurde nie wegen seiner Verbrechen verurteilt.

Josef Schicker wurde in Sommerau bei Freistadt als Sohn eines Bahnhofsvorstands geboren. Nach dem Medizinstudium und seiner Promotion im Jahr 1905 ließ er sich zum Psychiater ausbilden. Er trat 1932 der NSDAP und 1938 dem NS-Ärztebund (Box 1) bei.[1]

---

[1] Klee E: Das Personenlexikon zum Dritten Reich, Fischer Verlag, Frankfurt, 2015.

Nach dem Studium diente er zunächst als Militärarzt an der psychiatrischen Abteilung des Garnisonsspitals in Wien.[2] Ab 1907 war er Arzt an der Landespflegeanstalt für Geisteskranke in Ybbs (Kap. 25, Box 1). Danach arbeitete er an der Landesheil- und pflegeanstalt Mauer-Öhling (Kap. 70, Box 1), wo er zwischen 1920 und 1938 als Primararzt tätig war.[1]

Nach dem Anschluss, 1938, wurde er zum Direktor der Anstalt Gugging (Kap. 23, Box 1) ernannt. Es wird geschätzt, dass dort unter seiner Oberaufsicht etwa 2100 Patienten durch Vergasen, Elektroschocks, Vergiften und systematisches Verhungern ermordet wurden.[3]

1940 wurde Schicker vom Gauärzteführer Richard Eisenmenger, der für die Krankenhäuser und Pflegeheime in der Gauverwaltung Niederdonau zuständig war, informiert, dass „Maßnahmen zur Entleerung der Krankenstationen" zu treffen seien. Von Tötung war zu diesem Zeitpunkt nicht ausdrücklich die Rede, vielmehr wurden die üblichen euphemistischen Formulierungen verwendet. Erwin Jekelius (Kap. 36) wurde als Verbindungsmann benannt und fungierte als Koordinator für das Euthanasie-Programm im Raum Wien. Im selben Jahr, 1940, tauchten in Gugging neun Medizinstudenten auf, die auf Anweisung von Jekelius die Krankenakten der Patienten sichteten und Meldebögen ausfüllten.[4] Dies ist nicht zuletzt deswegen bemerkenswert, weil diese Aufgabe im „Dritten Reich" normalerweise nur approbierten Ärzten oblag.

Schicker gab später zu Protokoll, dass er eine Liste mit 900 Namen erhalten hatte. Das bedeutet, dass 70 % der

---

[2] Schicker, Josef (biographien.ac.at).
[3] Niederösterreichische Landesnervenklinik Gugging | AustriaWiki im Austria-Forum.
[4] https://ist.ac.at/wp-content/uploads/2021/05/Czech_Gugging_e.pdf.

Patienten der Anstalt ermordet werden sollten. Er sagte aus, dass er den Reichsstatthalter gebeten habe, drei- oder vierhundert der arbeitsfähigen Patienten von den Transporten auszunehmen, da der wirtschaftliche Betrieb des Krankenhauses sonst zusammengebrochen wäre.[2]

Am 12. November 1940 verließ der erste Transport mit 70 Patienten Gugging. Es wurden Busse benutzt, die von Krankenschwestern und SA-Männern begleitet wurden. Bis Ende des Jahres wurden auf diese Weise 433 Patienten aus Gugging abtransportiert. Zwischen März und Mai 1941 umfassten die Deportationen auch die Kinderabteilung von Gugging. In diesem Zeitraum wurden 106 Kinder und Jugendliche unter 15 Jahren zu Opfern dieser Morde. Das jüngste Kind war 4 Jahre alt. Aus diesen Zahlen ergibt sich eine Gesamtmenge von 675 T4-Opfern der psychiatrischen Anstalt Gugging.[2]

Am 26. August 1944 meldeten Schicker und Gelny (Kap. 23) beispielsweise zwei junge Patienten (29 und 22 Jahre alt) der Anstalt Gugging zum Abtransport in ein Konzentrationslager.[5] Ihre Diagnosen und Gründe für diese Einweisung waren:

1. „Depressive Reaktion bei einem geistig Minderwertigen und Erregbaren".
2. „Erethische Debilität mit psychogenen Anfällen".

Es ist ferner belegt, dass Schicker auch pädiatrische Patienten nach Wien in die Anstalt Am Spiegelgrund (Kap. 68, Box 1) überwies, wo diese dann ermordet wurden[6].

---

[5] Klee E: „Euthanasie" im NS-Staat. Fischer Verlag, Frankfurt, 1995.
[6] Czech H: Hans Asperger und der Nationalsozialismus. Psychosozial Verlag, Gießen, 2024.

1946 wurde gegen Schicker ein Strafverfahren vor dem Volksgericht in Wien eingeleitet. Es kam jedoch zu keiner Anklage gegen ihn.

Josef Schicker starb 1949 in Enns.

> **Box 1: Der Nationalsozialistische Deutsche Ärztebund (NSDÄB)[7]**
> - Eine Ärzte- und Kampforganisation der NSDAP.
> - Der Sitz des NSDÄB war in München.
> - Er wurde beim Reichsparteitag am 3. August 1929 gegründet.
> - Initiator war der Arzt und Verleger Ludwig Liebl.[8]
> - Als Kampforganisation entwickelte der NSDÄB die Grundlagen der NS-Gesundheitspolitik.
> - 1932 wurde Gerhard Wagner[9] Führer der Organisation.
> - Nach Wagners Tod 1939 übernahm Leonardo Conti (Kap. 39, Box 1) diese Position.
> - Der NSDÄB stellte am 13. Oktober 1942 seine Tätigkeit ein.
> - Er hatte damals rund 46.000 Mitglieder.
> - Nach dem Krieg wurde der NSDÄB verboten und sein Eigentum beschlagnahmt.

---

[7] Inklusion und Exklusion von Ärzten im dritten Reich. Die Leistungen des Nationalsozialistischen Deutschen Ärztebundes (NSDÄB): Dresmann, Christian: Amazon.de: Books.

[8] Ludwig Liebl – Wikipedia.

[9] Gerhard Wagner (Mediziner) – Wikipedia.

# 61

# Schmid-Sachsenstamm, Walter (1891–1945)

**Zusammenfassung** Walter Schmid-Sachsenstamm studierte Medizin und trat 1933 der NSDAP sowie 1938 der SS bei. Von 1938–1942 war er ärztlicher Direktor des Landeskrankenhauses in Klagenfurt. Danach wurde er zum Leiter des Gesundheitsamtes befördert. In diesen Funktionen entwickelte er sich zur treibenden Kraft der Krankenmorde in Klagenfurt. 1944 wurde gegen ihn ein Verfahren wegen Lebensmittelkartenbetrugs angestrengt. Er beging daraufhin mit seiner Frau und seiner Schwiegermutter Selbstmord.

Walter Schmid-Sachsenstamm wurde in Slowenien geboren. Er studierte Medizin und spezialisierte sich sodann als

Lungenfacharzt sowie als Psychiater.[1] Im April 1933 trat er der NSDAP und im April 1938 der SS bei.[2]

Schmid-Sachsenstamm war von 1938–1942 ärztlicher Direktor des Landeskrankenhauses in Klagenfurt (Kap. 45, Box 1). Danach war er als Landessanitätsdirektor von 1942–1945 Leiter des Gesundheitsamtes in Klagenfurt. Er wurde als „treibendes Element im Klagenfurter Euthanasie-Geschehen" bezeichnet.[2]

Im Zuge der „Aktion T4" (Kap. 4) wurden unter seiner Oberaufsicht behinderte Patienten aus Kärnten selektiert, in die NS-Tötungsanstalt Hartheim (Kap. 42, Box 2) verbracht und dort vergast. Am 29. Juni 1940 ging der erste Transport mit etwa 230 behinderten Menschen ab. Weitere Transporte folgten am 25. August 1940 (260 Frauen), am 24. März 1941 (132 Frauen und Männer) und am 7. Juli 1941 (111 Frauen und Männer, sowie 25 Kinder).[2]

Im Juli 1941, also nach dem offiziellen Ende der „Aktion T4", besuchte der SS-Reichsärzteführer Leonardo Conti (Kap. 39, Box 1) die Klagenfurter psychiatrische Klinik und empfahl, „nicht mit Morphium zu sparen". Bei dieser Gelegenheit informierte er Schmid-Sachsenstamm, dass ein Gesetz in Vorbereitung sei, das die „Euthanasie" legalisieren würde.[3] Danach nahm die Frequenz der Morde deutlich zu.

Gemäß dem T4-üblichen Vorgehen wurden die Listen mit den Todeskandidaten zuerst zur Begutachtung an den „Reichsausschuss" in Berlin (Box 1) geschickt und kamen dann – in den allermeisten Fällen mit einem Todesurteil – zurück zum Krankenhausdirektor, d. h. zu Schmid-Sach-

---

[1] Klee E: Das Personenlexikon zum Dritten Reich, Fischer Verlag, Frankfurt, 2015.
[2] Walter Schmid-Sachsenstamm – Wikipedia.
[3] Freidl W: NS-Psychiatrie in Klagenfurt, Facultas Verlag, 2003.

senstamm. Dieser übergab dann die Listen an Franz Niedermoser (Kap. 45), der sodann das Krankenhauspersonal im Rahmen von Visiten beauftragte, die Tötungen vor Ort durchzuführen.[2]

Im Jahr 1944 wurde gegen Schmid-Sachsenstamm und seine Ehefrau ein Verfahren wegen Lebensmittelkartenbetrugs angestrengt.[2] Schmid-Sachsenstamm beging daraufhin, offenbar wegen dieses Deliktes, am 7. April 1945 mit seiner Frau und seiner Schwiegermutter Selbstmord.[2]

---

**Box 1: Der Reichsausschuss zum Schutze des deutschen Blutes**[4]

- Diese Tarnorganisation war die Zentrale der „Aktion T4" mit einem scheinbar wissenschaftlichen Namen.
- Seine Aufgabe war es, die Beteiligung der Mitglieder der Kanzlei des Führers an der systematischen Ermordung von Patienten zu verschleiern.
- Seine nominellen Leiter waren zwei hochrangige Beamte, Hans Hefelmann, Leiter des Büros IIb der Kanzlei des Führers, und sein Stellvertreter Richard von Hegener.[5]
- Um den Nebel der Geheimhaltung zu verdichten, benutzten sie Pseudonyme wie „Dr. Klein".
- Derartige Tarnung war unter den an der Aktion-T4-Beteiligten üblich.
- Die Aufgabe des Ausschusses bestand darin, eingesandte Berichte über psychiatrische Patienten zu prüfen.
- Formulare wurden an alle Nervenheilanstalten, Pflegeheime und Kinderkliniken verschickt.
- Das medizinische Personal vor Ort füllte sie für jeden ihrer Patienten aus und retournierte sie an den Ausschuss.

---

[4] Nazi Eugenics, Euthanasia, and Medical Ethics Today – The Holocaust: Remembrance, Respect, and Resilience.

[5] Hinz-Wessels A, Nachama A, Neumärker U: Tiergartenstraße 4: Schaltzentrale der nationalsozialistischen „Euthanasie"-Morde. Ch. Links Verlag, Berlin, 2015.

- Auf der Grundlage dieser Informationen entschieden sodann die T4-Gutachter, welche Patienten weiterleben durften und welche getötet werden sollten.

# 62

# Schneider, Philipp (1896–1954)

**Zusammenfassung** Philipp Schneider wurde nach seinem Studium Gerichtsmediziner. Er trat 1933 der NSDAP bei. Wegen illegaler NS-Aktivitäten musste er 1936 Österreich verlassen. Nach dem Anschluss wurde er auf den Lehrstuhl für Gerichtliche Medizin der Universität Wien berufen und wurde zu einem einflussreichen Propagandisten der NS-Ideologie. Nach dem Krieg wurde er entlassen und interniert. Danach zog mit seiner schwedischen Frau nach Schweden und arbeitete am gerichtsmedizinischen Institut in Stockholm. Kurz vor seinem Tod 1954 kehrte er nach Österreich zurück.

Philipp Schneider wurde in Wien geboren, wo er auch die Schule besuchte und Medizin studierte. Er musste sein Studium wegen des 1. Weltkriegs unterbrechen, in dem er als Soldat diente und in Kriegsgefangenschaft geriet. Er promovierte schließlich im Jahr 1921.[1]

Danach war er Assistent an der II. Chirurgischen Universitätsklinik und ab Anfang Januar 1923 am Institut für Gerichtliche Medizin in Wien (Kap. 58, Box1). Im Februar 1923 wurde er dort habilitiert. Als Gerichtsarzt war Schneider 1931 am Wiener Landgericht für die NS-Betriebszellorganisation[2] tätig. 1933 trat er der NSDAP bei (Kap. 2, Box1).

Im Sicherheits- und Nachrichtendienst der SS-Standarte leistete er als illegales NSDAP-Mitglied zu dieser Zeit Spitzeldienste.[3] Er brüstete sich zudem damit, an dem Putsch von 1934 (Kap. 51, Box 1) aktiv beteiligt gewesen zu sein[3]; der NS-Ortsgruppenleiter Wien beurteilte ihn als „Nationalsozialist der Tat".[4]

Wegen seiner illegalen NS-Aktivitäten musste Schneider 1936 Österreich verlassen und zog nach Deutschland. Ab Januar 1937 war er am Gerichtsmedizinischen Institut der Universität Göttingen tätig und übernahm dort im August 1938 kommissarisch den Lehrstuhl für Gerichtliche Medizin.[3]

Nach dem Anschluss kehrte Schneider nach Österreich zurück und wurde regulär in die NSDAP sowie die SS aufgenommen, wo er dem Stab des SS-Oberabschnittsarztes Donau angehörte. Im November 1938 wurde er auf den Lehrstuhl für Gerichtliche Medizin der Universität Wien berufen, wurde stellvertretender Obmann der „Wiener Medizinischen Gesellschaft" (Box 1) und Leiter des elektropathologischen Museums. Er war ferner als (gut ver-

---

[1] Philipp Schneider (Mediziner) – Wikipedia.
[2] Nationalsozialistische Betriebszellenorganisation – Wikipedia.
[3] Weindling P: From clinic to concentration camp. Routledge, 2017.
[4] Klee E: Deutsche Medizin im Dritten Reich. Fischer Verlag, Frankfurt, 2001.

dienender) Sachverständiger in Gerichtsverfahren tätig, in denen es um die mögliche Kastration von Männern nach Sexualdelikten, einschließlich Homosexualität, und die Zwangssterilisation (Kap. 3) von Frauen und Männern ging. Zudem arbeitete er als Gutachter für das Erbgesundheitsobergericht (Kap. 55, Box 1) Wien.[2] In der *Wiener Klinischen Wochenschrift* schrieb er 1939 in Hinblick auf den Einfluss der Juden in der Heilkunde[5]:

„Die These, dass Wissenschaft mit Politik und Weltanschauung nichts zu tun habe, führte letzten Endes dahin, dass artfremder Einfluss sich breit machte und Hochschulen zu Brutstätten geistiger Verbildung werden konnten."

Schneider gehörte auch einer zwölfköpfigen gerichtsärztlichen Kommission an, die im Juli 1943 in der Sowjetunion die exhumierten Leichen des Massakers von Winniza[6] untersuchte und die sowjetische Täterschaft für dieses Verbrechen bescheinigte. Während des 2. Weltkriegs diente Schneider als Sanitätsoffizier der Reserve in der Funktion eines beratenden Gerichtsmediziners der Wehrmacht.[3]

Im Herbst 1943 wurde Schneider die Leitung des Kriminalmedizinischen Zentralinstituts der Sicherheitspolizei (Box 2) übertragen. In diesem Amt oblag es ihm, 1943 den damals vielbeachteten Fall eines mehrfachen Mörders, Bruno Luedke, kriminalbiologisch zu untersuchen. Schneider und sein Mitarbeiter Ferdinand Schoen (1906–1984) zwangen Luedke, reinen Alkohol zu trinken und bestimmten dann den Alkoholgehalt in seinem Liquor

---

[5] Klee E: Das Personenlexikon zum Dritten Reich, Fischer Verlag, Frankfurt, 2015.

[6] Massaker von Winnyzja (1937/1938) – Wikipedia.

mittels Okzipitalpunktion. Luedke starb am 8. April 1944 in Wien unter bis heute nicht geklärten Umständen.² Als wahrscheinlich gilt, dass er während eines medizinischen Versuchs in einer Unterdruckkammer getötet wurde.⁷

Nach Kriegsende wurde Schneider aus allen seinen Ämtern entlassen und kurzzeitig interniert. Er wurde zunächst als „Belasteter", aber nach Berufung im November 1948 als „Minderbelasteter" eingestuft. Er zog sodann mit seiner schwedischen Frau nach Schweden und fand am gerichtsmedizinischen Institut in Stockholm eine Anstellung.³

Philipp Schneider starb 1954 in St. Johann im Pongau³, kurz nachdem er wieder nach Österreich zurückgekehrt war.

> **Box 1: Die Wiener Medizinische Gesellschaft[8]**
> - Eine Vereinigung von Ärzten mit Sitz in Wien.
> - Sie wurde 1939 unter der Regie der Nationalsozialisten gegründet.
> - Ordentliche Mitglieder konnten Ärzte und Naturforscher werden.
> - Mitglieder mussten den Anforderungen des Reichsbürgergesetzes entsprechen, was bedeutete, dass Juden ausgeschlossen waren.
> - Deutschblütige des Auslandes und Ausländer konnten aufgenommen werden, falls sie deutschfreundlich und vom engeren Vorstand empfohlen waren.
> - Nicht zu verwechseln mit der „Gesellschaft der Ärzte in Wien".[9]

---

[7] Dossmann A, Regener S: Fabrikation eines Verbrechers: Der Kriminalfall Bruno Lüdke als Mediengeschichte. Spector Books, 2018.
[8] Wiener Medizinische Gesellschaft | SpringerLink.
[9] Tragl KH: Geschichte der Gesellschaft der Ärzte in Wien seit 1838: als Geschichte der Medizin in Wien. Mit einem Beitrag von Karl Holubar. Böhlau, Wien, 2011.

**Box 2: Das Kriminalmedizinische Zentralinstitut der Sicherheitspolizei (KMI)**

- Im September 1943 in Wien eingerichtet.
- Das KMI war dem Reichskriminalpolizeiamt angegliedert und Teil von Heydrichs Reichssicherheitshauptamt.[10]
- Das KMI war eine Forschungseinrichtung für sicherheits- und kriminalpolizeiliche Aufgaben, Ausbildung von SS- und Polizeiärzten, wissenschaftliche Bearbeitung und Weiterentwicklung der Kriminalmedizin, die Richtlinienkompetenz bei kriminalmedizinischen Fragestellungen, die Untersuchung kriminalmedizinisch relevanter Fälle.
- Der Aufgabenbereich des KMI umfasste keine Fragestellungen im psychiatrischen Bereich sowie keine gerichtlichen Obduktionen.

---

[10] Wildt M: Generation des Unbedingten. Das Führungskorps des Reichssicherheitshauptamtes. Hamburger Edition, 2015.

# 63

## Sorger, Ernst (1892–1945)

**Zusammenfassung** Ernst Sorger studierte Medizin und wurde dann Psychiater. 1931 wurde er Primararzt und 1944 Direktor am Feldhof. Nach dem Anschluss wurde er Mitglied der NSDAP sowie der SA und der SS. 1940 wurde er zudem T4-Gutachter. In diesen Funktionen hatte er zahlreiche Krankenmorde zu verantworten. Zudem soll Sorger auch Patienten selbst umgebracht haben. Nach dem Krieg versuchte Sorger zu fliehen, wurde aber gefasst und angeklagt. Im Gefängnis beging er dann Selbstmord.

Ernst Sorger wurde in Alt Zedlich, Böhmen, als Sohn eines Arztes geboren.[1] Er studierte Medizin in Graz. Im 1. Weltkrieg diente er als Soldat. Danach nahm er sein Stu-

---

[1] Ernst Sorger – Wikipedia.

dium wieder auf und schloss es 1921 mit der Promotion ab.

Anschließend spezialisierte sich Sorger auf Neurologie/Psychiatrie. Da er zu diesem Zeitpunkt noch die tschechische Staatsbürgerschaft besaß, durfte er in Österreich offiziell nicht als Arzt praktizieren. Dennoch erhielt er 1921 eine Anstellung als Psychiater und wurde 1931 Primararzt am Feldhof (Kap. 56, Box 1).[2] 1944 wurde er Nachfolger von Oskar Begusch (Kap. 8), der seit 1939 Anstaltsdirektor gewesen und 1944 verstorben war.[3]

Bereits 1935 war Sorger der illegalen NSDAP beigetreten (Kap. 2, Box1. Nach dem Anschluss wurde er Mitglied der legalen NSDAP sowie der SA. Später wechselte er von der SA zur SS und erreichte dort schließlich den Rang eines SS-Obersturmbannführers. Er betätigte sich als Redner beim „Rassenpolitischen Amt" der NSDAP (Box 1), fungierte ab 1940 als Landesobmann der „Erbbiologischen Bestandsaufnahme"[4] und war einer der exponiertesten Rassenpsychiater und Befürworter von Zwangssterilisationen (Kap. 3).[1]

Sorger gehörte vom 2.9.1940 bis zum 8.3.1941 zu den T4-Gutachtern (Kap. 4), die auf der Basis von Akten Todesurteile fällten und dafür auch bezahlt wurden.[5] Sorger hat mit Begusch auch „Vor-Ort-Selektionen" in diversen Pflegeanstalten vorgenommen, bei denen das übliche Begutachtungsverfahren durch sog. fliegende Ärztekommissionen ausgeführt wurde.[1] Die Opfer waren zumeist

---

[2] *0xc1aa5576 0×003bb727.pdf (austriaca.at).
[3] Kinderfachabteilung Graz Am Feldhof (uvm.edu).
[4] Schade H. Erbbiologische Bestandsaufnahme. Fortschr Erbpath Rassenhyg Und Ihrer Grenzgebiete 1(1): 37–48, 1937.
[5] Klee E: Euthanasie im NS-Staat. Fischer Verlag, Frankfurt, 1995.

Patienten mit Diagnosen wie Schizophrenie, Epilepsie, senile Demenz, progressive Paralyse, Enzephalitis, Chorea Huntington oder anderen neurologischen „Endzuständen" und langen Aufenthalten sowie geisteskranke Rechtsbrecher.[6]

Am 28. Mai 1940 fand der erste Transport mit 200 Patienten vom Feldhof in die NS-Tötungsanstalt Hartheim (Kapitel 42, Box 2) statt. Für die Selektionen waren neben der psychiatrischen Erkrankung die Arbeitsfähigkeit in der Anstalt bzw. der Pflegeaufwand entscheidende Kriterien. Bis zum Juni 1941 gingen noch weitere 13 Transporte nach Hartheim ab. Von den 1174 dokumentierten Patienten waren 601 männlichen und 573 weiblichen Geschlechts.[7] Es wird angenommen, dass Sorger zudem eine unbekannte Anzahl von Patienten auf dem Feldhof persönlich getötet hat.[2]

Nach dem Krieg versuchte Sorger zu fliehen, wurde aber bald gefasst und inhaftiert. Er wurde sodann wegen Tötung von behinderten Kindern angeklagt. Im Gefängnis beging Ernst Sorger im August 1945 Selbstmord (Box 2).

Sorgers Tod beeinflusste alle weiteren Erhebungen gegen beschuldigtes Personal des Feldhofs. Die Verantwortung der mitbeteiligten Ärzte und Pfleger wurde nun den beiden verstorbenen ehemaligen Anstaltsdirektoren, Sorger und Begusch, angelastet, während die übrigen Angeklagten sich gegenseitig entlasteten.[1]

---

[6] NS-Euthanasie in Österreich von 1938–1945 (Teil 1) | psychopraxis. neuropraxis (springer.com).

[7] Zur Praxis der NS-Kinder-"Euthanasie" am Beispiel Österreichs | Monatsschrift Kinderheilkunde (springer.com).

### Box 1: Das Rassenpolitische Amt der NSDAP[8]

- Gegründet 1934.
- Aufgabe war die „Vereinheitlichung und Überwachung von Schulung und Propaganda auf den einschlägigen Gebieten, auch alle sachlichen, bevölkerungs- und rassenpolitischen Fragen, soweit sie von der Partei bearbeitet werden".
- Erreicht werden sollte eine einheitliche Sprachregelung auf dem Gebiet der Rassenhygiene (Kap. 2).
- In der Rednerschule des Amts wurden bis 1936 weit über eintausend Personen als linientreue Vortragende ausgebildet.
- Das Amt veröffentlichte das Blatt *Neues Volk*.
- In Zusammenarbeit mit der Reichspropagandaleitung entstanden zudem mehrere Filme.
- Die größte Bedeutung hatte das Amt in den ersten Jahren der NS-Herrschaft.
- Später übernahmen die SS und Sicherheitsdienste wichtige Funktionen.
- 1944 wurde die Tätigkeit des Amtes fast völlig eingeschränkt.
- Nach dem Krieg wurde es durch den Alliierten Kontrollrat verboten.

### Box 2: Selbstmorde nach Kriegsende

- „Nazi-Elite" wie Hitler, Goebbels, Göring, Himmler, Bormann, Bouhler
- > 40 Regionalleiter der NSDAP
- > 45 höhere SS- und Polizeiführer
- > 50 Generäle des Heeres
- > 10 Generäle der Luftwaffe
- > 10 Admirale der Kriegsmarine
- Eine unbekannte Zahl von nachrangigen Beamten
- Zahlreiche Mediziner, von denen zumindest einige in diesem Buch genannt sind

Exakte Zahlen, wie viele Menschen im Frühjahr 1945 auf eigenen Wunsch aus dem Leben geschieden sind, existieren nicht.[9]

---

[8] Rassenpolitisches Amt der NSDAP – Wikipedia.
[9] Studie – Selbstmord am Kriegsende.

# 64

# Thums, Karl (1904–1976)

**Zusammenfassung** Karl Thums studierte Medizin und trat 1931 in die NSDAP ein. 1933 zog er nach Deutschland und trat dort der Österreichischen Legion bei. 1940 wurde er außerordentlicher Professor an der Deutschen Universität Prag, wo er das Institut für Erb- und Rassenhygiene leitete und zu einem der emsigsten Protagonisten der NS-Rassenideologie wurde. Nach dem Krieg konnte er ungehindert als Arzt weiterarbeiten.

Karl Thums wurde in Wien geboren und studierte zwischen 1922 und 1927 Medizin in Wien und Berlin.[1] Nach seiner Promotion 1928 arbeitete er als Assistenzarzt an der Wiener III. Medizinischen Universitätsklinik unter dem Erbpathologen Franz Chvostek (Box 1).

---

[1] Karl Thums – Wikipedia.

© Der/die Autor(en), exklusiv lizenziert an Springer-Verlag GmbH, DE, ein Teil von Springer Nature 2026
E. Ernst, *Entmenschlichte Medizin,*
https://doi.org/10.1007/978-3-662-71615-1_64

Thums trat am 3. Mai 1931 der NSDAP und der SA bei. Zudem leitete er ab 1933 eine NS-Betriebszellenorganisation[2] am Wiener Allgemeinen Krankenhaus. Im Dezember 1933 zog er nach Deutschland und trat dort der Österreichischen Legion (Box 2) bei. Er arbeitete sodann am Kaiser-Wilhelm-Institut für Genealogie und Demographie, wo er sich auch habilitierte.

Im Jahr 1936 schrieb Thums in einem Bericht an die Deutsche Forschungsgesellschaft (Kap. 34, Box 1): „Das einzig Negative, was ich zu berichten habe und was immerhin ins Gewicht fällt, will ich gleich voraus schicken: Die Frau des Professor Wenninger, die gleichzeitig auch Mitarbeiterin am Institut und in der erbbiologischen Arbeitsgemeinschaft ist, ist jüdischer Abstammung."[3]

1939 wurde Thums Dozent, und 1940 außerordentlicher Professor an der Deutschen Universität Prag. Im gleichen Jahr publizierte er im *Archiv für Rassen- und Gesellschafts-Biologie*[4] einen Artikel: „Nirgends sonst im großdeutschen Lebensraum erhob das Weltjudentum so frech die Stirn als in Wien, darum wurde aber auch der Rassensieg in Wien zum Endsieg des deutschen Menschen über jenen fremdvölkischen und fremdrassischen Parasiten."[5]

An der Deutschen Universität Prag leitete Thums bis 1945 das Institut für Erb- und Rassenhygiene. 1943 wurde er Mitglied der Deutschen Akademie der Wissenschaften in Prag. Thums führte zudem die Prager Ortsgruppe der „Deutschen Gesellschaft für Rassenhygiene"[6]

---

[2] Nationalsozialistische Betriebszellenorganisation – Wikipedia.
[3] Klee E: Deutsche Medizin im Dritten Reich. Fischer Verlag, Frankfurt, 2001.
[4] Archiv für Rassen- und Gesellschafts-Biologie – Wikipedia.
[5] Klee E: Das Personenlexikon zum Dritten Reich. Fischer Verlag, Frankfurt, 2015.
[6] Becker M: Die „Gesellschaft für Rassenhygiene", ihre Mitglieder und Einfluss auf das Recht. Studienarbeit. GRIN, 2016.

und leitete eine „Kommission für Rassen- und Sippenforschung", welche die NS-Besatzungspolitik wissenschaftlich untermauern sollte. Thums betonte, dass der Krieg „auch biologisch gewonnen werden" müsse.[7]

Thums war einer der emsigsten Protagonisten der nationalsozialistischen Erb- und Rassenpflege im Protektorat Böhmen und Mähren und im Reichsgau Sudetenland. Der Historiker Michal Šimůnek nimmt an, dass Patienten der Landesanstalt Kosmanos in Nordwestböhmen, die von Thums für besonders interessant gehalten wurden, in Kooperation mit dem Institut für Erb- und Rassenhygiene selektiert und getötet wurden, um ihre Gehirne untersuchen zu können.[1]

Nach dem Krieg wurde Thums entlassen, konnte aber schon 1946 als Amtsarzt in St. Pölten und Konsiliarneurologe des dortigen städtischen Krankenhauses unterkommen. 1951 wurde er zum Obersanitätsrat der niederösterreichischen Landesregierung befördert.

An seinen rassenhygienischen Überzeugungen hielt Thums auch nach dem Ende des „Dritten Reichs" fest. So forderte er noch 1960, die pränatale Diagnose und den Schwangerschaftsabbruch als „Maßnahmen angewandter Humangenetik (Eugenik)" zu erlauben.[8] Unter dem Titel „Gesundes Erbe, gesundes Volk" veröffentlichte er 1968 im Heft 24 der *Eckartschriften* der Österreichischen Landsmannschaft eine Apologie der Eugenik als Erbgesundheitspflege. Ferner wurde er Mitglied des wissenschaftlichen Beirats und Autor der seit 1972 erscheinenden neorassistischen Zeitschrift *Neue Anthropologie*.[9]

---

[7] Thamer H-U: Verführung und Gewalt. Deutschland 1933–1945. Siedler Verlag, Berlin 1994.
[8] Wolf M A: Eugenische Vernunft. Eingriffe in die reproduktive Kultur durch die Medizin 1900–2000. Böhlau Verlag, Wien, 2008.
[9] Neue Anthropologie – Wikipedia.

Von 1957–1958 war Thums Leiter des Österreichischen Wandervogel.[10]

Karl Thums starb 1976 in St. Poelten.[7]

---

**Box 1: Franz Chvostek junior (1864–1944)[11]**

- Sohn von Franz Chvostek senior.[12]
- Begeisterter Bekenner des „Waffenstudententums", Studentenverbindung, die sich zur Mensur mit Fechtwaffen bekennt.
- Entschiedener Gegner des Frauenstudiums.
- 1882 der Burschenschaft Olympia (Kap. 57, Box 1) beigetreten.
- 1911 Leiter der für ihn eigens geschaffenen IV. Medizinischen Klinik in Wien, die später in der III. Medizinischen Klinik aufging.
- Anhänger der nationalistischen und antisemitischen „Völkischen Bewegung".
- Im Mai 1933 wurde vom Finanzministerium die Pensionierung Chvosteks beschlossen und die III. Medizinische Klinik aufgelöst, da dieser sich bereits 1931 auf seine Besitzung Burg Groppenstein zurückgezogen hatte.
- 1943 und 1944 für die Verleihung der Goethe-Medaille für Kunst und Wissenschaft (Kap. 28, Box 1) nominiert, wobei insbesondere auf seine „stets nationale" Einstellung verwiesen wurde.

---

**Box 2: Die Österreichische Legion[13]**

- Eine 1933 aufgestellte paramilitärische Einheit.
- Sie bestand aus ins Deutsche Reich geflüchteten österreichischen Nationalsozialisten, v. a. Mitglieder der SA.
- Die Legion umfasste insgesamt etwa 15.000 Mitglieder.

---

[10] Geschichte des Österreichischen Wandervogels [Wandervogel].
[11] Franz Chvostek junior – Wikipedia.
[12] Franz Chvostek senior – Wikipedia.
[13] Schafranek H: Söldner für den Anschluss: Die Österreichische Legion 1933–1938. Czernin Verlag, Wien, 2010.

- Das Verbot der NSDAP vom 19. Juni 1933 veranlasste viele österreichische Nazis zu fliehen.
- Die Flucht erfüllte den Straftatbestand des „Hochverrats" und hatte die Ausbürgerung zur Folge.
- In Deutschland wurden die meisten Legionsmitglieder in Lagern militärisch ausgebildet.
- Geplant war, sie im Fall eines deutschen Einmarschs in Österreich einzusetzen.
- Beim Anschluss am 13. März 1938 wurde die Legion jedoch nicht herangezogen.
- Anfang April 1938 durften die Legionäre in ihre Heimat zurückkehren.
- Anschließend wurde die Legion aufgelöst, und die meisten ihrer Mitglieder nahmen ihre früheren Berufe wieder auf.

# 65

# Thurnher, Viktor (1903–1970)

**Zusammenfassung** Viktor Thurnher studierte Medizin und wurde Internist. 1933 trat er der NSDAP und der SS bei. 1940 erfolgte die Einberufung zur Waffen-SS, wo er in diversen Positionen, einschließlich in KZs, eingesetzt wurde. Bei Kriegsende geriet er in Kriegsgefangenschaft, konnte aber nach seiner Entlassung unbehelligt als Arzt weiterpraktizieren.

Viktor Thurnher wurde 1903 in Dornbirn bei Bregenz als Sohn eines praktischen Arztes geboren. Er studierte von 1922–1929 Medizin in Innsbruck und Wien, wo er 1929 auch sein Staatsexamen ablegte und promovierte.[1] Anschließend durchlief Thurnher die Weiterbildung zum Internisten an der Landeskrankenanstalt Steyr und am St.

---

[1] 845.059.777.pdf.

Johanns-Spital in Salzburg. 1935 erhielt er die Anerkennung als Facharzt für Innere Medizin.

Bereits 1933 war er in die NSDAP (Kap. 2, Box 1) und die Allgemeine SS eingetreten. Danach arbeitete Thurnher bei der Waffen-SS als Internist, in eigener Praxis sowie nebenamtlich als Betriebsarzt der Firma Herburger und Rhomberg in Dornbirn. 1939 absolvierte er eine militärische Grundausbildung beim Flakregiment 38 der Luftwaffe in Linz.

Im März 1940 erfolgte die Einberufung zur Waffen-SS, wo er bis zum SS-Sturmbannführer der Reserve aufstieg. Danach arbeitete Thurnher in diversen, rasch wechselnden Positionen[1]:

- Vom 21. März 1940 bis zum 23. Mai 1940, SS-Lagerarzt im KZ Sachsenhausen (Kap. 37, Box 1).[2]
- Anschließend bis zum 1. September 1940 Inspektion der Konzentrationslager in Sachsenhausen/Oranienburg[3] (Kap. 18, Box 1).
- Vom 1. bis zum 15. September 1940 Sanitätsinspektion der Waffen-SS (Box 1).
- Vom 1. Oktober 1940 bis zum 15. Januar 1941 wieder Sanitätsinspektion der Waffen-SS.
- Ab 15. Januar 1941 Arzt bei der Deutschen Polizei.
- Ab 5. Mai 1941 Bereitschaftslazarett des Deutschen Roten Kreuzes.

---

[2] Klee E: Auschwitz, die NS Medizin und ihre Opfer. Fischer Verlag, Frankfurt, 1997.

[3] Tuchel J: Konzentrationslager: Organisationsgeschichte und Funktion der „Inspektion der Konzentrationslager" 1934–1938. In: Schriften des Bundesarchivs, Band 39. Boldt, Aachen, 1991.

- Vom 5. Mai 1941 wieder im KZ Sachsenhausen; dort vermutlich bis Ende Juli 1941.
- Ab dem 1. August bis zum 10. Oktober 1941 Internist im Kriegslazarett Kiew.
- Vom 1. Dezember 1941 bis zum 10. Januar 1942 Internist im SS-Lazarett Wien.
- Zwischen dem 10. Januar und dem 15. September 1942 Fronteinsatz als Truppenarzt in der 3. SS-Panzerdivision Totenkopf.
- Zwischen dem 15. September und dem 26. Oktober 1942 Internist im SS-Lazarett Bobruisk.
- Ab dem 26. Oktober 1942 bis zum 25. November 1944 Leitender Arzt der SS-Lazarettabteilung Nürnberg.
- Zwischen 15. Januar und 15. September 1944 zusätzlich Wahrnehmung der Geschäfte des SS-Standortarztes in Nürnberg.
- Danach SS-Lazarett Dachau.
- Ab 25. November 1944 SS-Lazarett Laibach; dort vermutlich bis Kriegsende.

Bei Kriegsende geriet Thurnher in Gefangenschaft. Am 25. März 1946 wurde er aus dem britischen Kriegsgefangenenlager Möllbrücke/Villach entlassen. Ab Dezember 1947 arbeitete er wieder in Dornbirn, wo er bis 1962 als Facharzt für Innere Medizin tätig blieb.

Ermittlungsverfahren gegen Thurnher wegen seines Dienstes im KZ sind nicht bekannt.

Viktor Thurnher verstarb am 15. Oktober 1970 in Dornbirn.

**Box 1: Das Sanitätswesen der Waffen-SS[4]**

- Die Versorgung der Angehörigen der Waffen-SS erfolgte seit 1936 in SS-eigenen Lazarettabteilungen.
- Ab 1938 wurden dezidierte SS-Erholungsheime eingerichtet.
- Sie dienten den Angehörigen der Allgemeinen SS, der Verfügungstruppe und den Totenkopfverbänden.
- Ab Kriegsbeginn stand die Behandlung der Verwundeten im Vordergrund.
- Ab Oktober 1942 wurden alle klinischen Einrichtungen zu SS-Lazaretten oder zu SS-Lazarettabteilungen umfunktioniert.
- Diese wurden meist ärztlich betreut und unterstanden dann dem SS-Sanitätsamt.
- 1942 wurde der Verein „Erholungsheime für naturgemäße Heil- und Lebensweise e. V." gegründet, der nunmehr die Einrichtungen betreiben und bewirtschaften sollte.
- 1944 übernahm die Handelsgesellschaft „Erholungsheime für naturgemäße Heil- und Lebensweise GmbH" diese Aufgabe.
- Im Oktober 1944 existierten 35 klinische Abteilungen mit insgesamt etwa 1500 Betten.

---

[4] EHRI – Dienststellen und Einheiten des Sanitätswesens der Waffen-SS.

# 66

# Tropper, Gertrude (1908–?)

**Zusammenfassung** Gertrude Tropper war bereits in jungen Jahren in die NSDAP eingetreten, studierte Medizin und schloss 1940 ihr Studium an der Universität Graz, ihrer Heimatstadt, ab. In der Folge arbeitete sie als Assistenzärztin an mehreren steirischen Krankenhäusern. Von März 1943 bis Kriegsende leitete sie das Krankenhaus in Kainbach. Dort soll sie mindestens 13 ihrer Patienten getötet haben. Nach dem Krieg wurde sie angeklagt, stritt alle Vorwürfe ab und wurde schließlich für nicht schuldig befunden. Sodann konnte sie weiter als Ärztin praktizieren.

Gertrude Tropper wurde in Graz geboren, wo sie auch Medizin studierte und 1940 promovierte. Sie war 1933 in die NSDAP eingetreten. Nach dem Anschluss, 1938, bekleidete sie mehrere führende Positionen in diversen NS-Organisationen, u. a. die Funktion einer Gaufrauenturnwartin. Sie wurde als fanatische Nationalsozialistin beschrieben.[1]

Ab Ende 1940 trat sie verschiedene Stellen als Assistenzärztin in Graz und Umgebung an. Von März 1943 bis Kriegsende leitete sie das Krankenhaus in Kainbach (Kap. 33, Box 1), das an die Grazer Universität angeschlossen war.[2]

Im September 1945 wurde sie verhaftet; die Anklage lautete wie folgt:

„Die Genannte hat am 1.4.1945, um 15:00 Uhr, 15 schwer kranken Patienten anlässlich der angeordneten Räumung des Ausweichkrankenhauses in Kainbach zugestandenermassen Morphiuminjektionen in tödlicher Dosis verabreicht und dadurch den Tod von 13 Kranken verursacht." (Box 1)

Tropper gab zu Protokoll, dass ihr Vorgesetzter, Prof. Dr. Schneider von der Universität Graz, sie zu Ostern 1945 angerufen und ihr den Auftrag gegeben hatte, das Krankenhaus angesichts der herannahenden Roten Armee zu evakuieren. Doch dafür stand kein Transport zur Verfügung. Schneider meinte daraufhin, Tropper solle die todkranken Patienten einfach dort belassen, wo sie seien. Tropper habe geantwortet, dass sie das unmöglich tun könne, woraufhin Schneider empfohlen habe, sie mit Spritzen zu töten.

Schneider bestritt dies später und meinte, an diesem Tag mit Tropper nicht telefoniert zu haben. Prof. Adolf Winkelbauer[3] gab bei seiner Zeugenvernehmung an, dass

---

[1] NS-„Euthanasie" im Gau Steiermark. (uni-graz.at).
[2] Medizinische Universität Graz | Geschichte (medunigraz.at).
[3] Prof. Dr. Adolf Winkelbauer (1890–1965) - Genealogy.

er von Schwestern, die am 1.4.1945 Dienst in Kainbach gehabt hatten, unterrichtet wurde, Tropper habe Injektionen verabreicht, die zum Tod von Patienten führten, und dass er Tropper deshalb zur Rede gestellt habe: „Was ist Ihnen denn eingefallen, sind Sie wahnsinnig geworden, wie können Sie so etwas unternehmen, ohne mich vorher hiervon zu verständigen." [1]

In weiteren Verhören gab Tropper zu, an dem fraglichen Tag zahlreiche Injektionen verabreicht zu haben. Sie beharrte jedoch darauf, dass diese für Herzkrankheiten indiziert waren und das Ziel hatten, die Patienten transportfähig zu machen. Sie bestritt zudem, dass sie denjenigen Patienten, die später starben, Injektionen verabreicht habe. Troppers Aussagen wurde von anderen Zeugen widersprochen, die besagten, sie habe tödliche Injektionen verabreicht.[1]

Am 11. Juli 1946 wurde Tropper des Mordes in 13 Fällen angeklagt. Sie bestritt sodann, dass sie Zugriff zu ausreichenden Mengen Morphium hatte, um 13 Patienten zu töten, räumte aber ein, dass 13 Todesfälle an einem einzigen Tag ungewöhnlich seien, und meinte, dass diese Patienten zu diesem Zeitpunkt bereits dem Tod nahe gewesen seien. Außerdem behauptete sie, dass die Krankenschwestern, die sie des Mordes beschuldigten, ihr gegenüber immer feindselig eingestellt waren. [1]

Noch während des Prozesses, im November 1946, reichte Tropper ein Gnadengesuch beim österreichischen Bundespräsidenten ein. Darin erklärte sie, dass sie die ihr vorgeworfenen Straftaten nicht in böswilliger oder gar feindlicher oder krimineller Absicht begangen habe. Sie habe in einer unverschuldeten Notlage und in reinster, nur von den Gesetzen der Menschlichkeit diktierten Absicht gehandelt, um die Schmerzen der moribunden Patienten während des Transports zu lindern, und nur auf Anweisung des Direktors, Prof. Schneider. „Ich kann daher", so schloss sie, „in meinem Handeln überhaupt kein Verbrechen erkennen."[1]

Der Antrag wurde abgelehnt, aber aufgrund eines entlastenden Gutachtens wurde Tropper am 20. April 1948 dennoch aus der Haft entlassen. Laut Urteil konnte keine Fahrlässigkeit bei der Verabreichung der Injektionen nachgewiesen werden. Die Staatsanwaltschaft zog daraufhin die Anklage gegen Tropper zurück und stellte das Verfahren ein.

Nach ihrer Entlassung erhielt Tropper ihre Approbation zurück und arbeitete sodann als Ärztin beim Steirischen Roten Kreuz.[1] Sie wurde nie wegen eines Vergehens im „Dritten Reich" verurteilt und ihr weiteres Schicksal ist unbekannt.[1]

> **Box 1: Morphinüberdosis**
> - Morphin wird aus einem wässrigem Opium-Auszug hergestellt.
> - Es ist ein Opioid, das in der Behandlung starker Schmerzen hilfreich sein kann.
> - Bei hoher Dosierung kann es zu Schwindel und Benommenheit und zur Abnahme der Reaktionsfähigkeit kommen.
> - Überdosierung führt zu langsamem Herzschlag, schwachem Puls, Ohnmacht, langsamer Atmung bis hin zum Atemstillstand, Brustschmerzen, Übelkeit, Erbrechen.
> - Der Tod tritt meist durch Atemstillstand ein.
> - Die tödliche Dosis liegt bei parenteraler Applikation bei etwa 100 mg.

# 67

# Türk, Elmar (1907–2005)

**Zusammenfassung** Elmar Türk studierte Medizin und wurde 1942 zum Privatdozent an der Kinderklinik der Universität Wien ernannt. Dort führte er verschiedene ethisch fragwürdige Menschenversuche durch. In einer Versuchsreihe wurden Kinder der Experimentalgruppe getötet und obduziert, um die Reaktionen auf einen Impfstoff zu verifizieren. Trotz dieser Verbrechen konnte er nach dem Krieg unbehelligt als Kinderarzt in Wien weiterpraktizieren.

Elmar Türk wurde in Wien geboren. Ob er mit Marianne Türk (Kap. 68) verwandt war, ist bis heute ungeklärt. Er studierte Medizin und spezialisierte sich anschließend im Fach Pädiatrie. 1933 trat er der NSDAP und 1941 dem NS-Ärztebund (Kap. 60, Box 1) bei.[1]

---

[1] Klee E: Das Personenlexikon zum Dritten Reich. Fischer Verlag, Frankfurt, 2015.

Türk wurde 1941 habilitiert und im darauffolgenden Jahr zum Privatdozenten an der Kinderklinik der Universität Wien ernannt. Seine Habilitation befasste sich mit der Vitamin-D-Behandlung von Rachitis. Die diesbezüglichen Versuche waren aus ethischer Sicht höchst problematisch: Erstens ließ er Frühgeborene in der Kontrollgruppe unbehandelt, und zweitens unterließ er es, eine Einwilligung der Eltern einzuholen.[2]

Türk experimentierte ferner an behinderten Kindern mit einem Tuberkulose-Impfstoff.[3] Mindestens 3 Kinder wurden auf diese Weise umgebracht.[4] In diesen Experimenten infizierte Türk die Kinder mit Tuberkulose. Einige dieser Patienten hatte er zuvor mit dem experimentellen Impfstoff behandelt, während die Kontrollgruppe ungeimpft blieb. Nach der vorgeschriebenen Zeit wurden die Kinder der Experimentalgruppe getötet und obduziert, um die Reaktionen auf den Impfstoff zu verifizieren.

Am 13. April 1943 schrieb Türk bezüglich eines dieser Kinder an Illing (Kap. 35, Box 1): „Entsprechend der telefonischen Vereinbarung schicke ich Ihnen in der Beilage einen Wunschzettel betreffend das Kind … Es handelt sich eigentlich um die unter ‚klinischer Kontrolle' zusammengefassten Ablesungen und Untersuchungen, alles andere tritt erst post mortem in Kraft…" Dem Wunschzettel ist zu entnehmen, dass das zum Tod bestimmte Kind mit Tuberkulose infiziert worden war. Türk schrieb weiterhin, dass er bei der Leichenöffnung anwesend sein möchte, da er vorhabe, „verschiedene histologische Untersuchungen

---

[2]Türk E. Zur oralen Stossanwendung des Vitamin D. Archiv für Kinderheilkunde, 121, 33–46, 1940.
[3]10 Diagnose: „unbrauchbar" | gedenkstättesteinhof.at (gedenkstaettesteinhof.at).
[4]1939–1945: Medicalized Mass Murder, Children first – Alliance for Human Research Protection (ahrp.org).

machen zu lassen". Das Kind starb sodann, wie bestellt, am 18. Juni 1943.[5]

Aus dieser „Forschung" entstanden mehrere Publikationen. Sie stellen die ethischen Vergehen seiner Forschung unverblümt dar (Box 1).

Nach dem Krieg konnte Türk unbehelligt als Kinderarzt in Wien weiterpraktizieren.[1] Er nahm sogar stolz auf seine pseudowissenschaftlichen Publikationen aus dem „Dritten Reich" Bezug.[6]

Elmar Türk starb im hohen Alter im Jahr 2005.[6]

---

**Box 1: Zwei Publikationen von Elmar Türk, die auf den o. g. Tuberkulose-Experimenten basieren**

- Türk E. Über BCG-Immunität gegen Kutane Infektion mit Virulenten Tuberkelbazillen. Med Klin 1942, 846–847.
- Türk E. Über spezifische Dispositionsprophylaxe im Kindesalter (Tuberkulose-Schutzimpfung). Dtsch Tuberk Bl, 1944, 23–28.

---

[5] Klee E: Deutsche Medizin im Dritten Reich. Fischer Verlag, Frankfurt, 2001.
[6] Neuspiel DR. Pediatricians in Nazi Vienna, part 2: the perpetrators. Pediatr Res. 2024 Jan;95(1):403–405. https://doi.org/10.1038/s41390-023-02802-z. Epub 2023 Sep 2. PMID: 37.660.177.

# 68

# Türk, Marianne (1914–2003)

**Zusammenfassung** Marianne Türk studierte in ihrer Heimatstadt Wien Medizin. Im Jahr 1941 trat sie in die Kinderfachabteilung der Städtischen Jugendfürsorgeanstalt „Am Spiegelgrund" ein. Nach eigenen Angaben tötete sie dort 6–10 ihrer Patienten pro Monat. Nach dem Krieg gab sie vor Gericht ihre Taten offen zu und wurde daraufhin zu 10 Jahren Haft verurteilt. Diese Strafe wurde ihr jedoch alsbald erlassen. Obschon sie anschließend ihre Berufserlaubnis zurückerhielt, arbeitete sie fortan nicht mehr als Ärztin.

Marianne Türk wurde in Wien geboren (ob sie mit Elmar Türk [Kap. 67 verwandt war, ist bis heute ungeklärt). Sie studierte dort auch Medizin und arbeitete zunächst als Assistenzärztin in einer Anstalt für Alkoholkranke. Sie wollte Kinderärztin werden, weshalb sie 1941 in die Kinderfachabteilung in Wien „Am Spiegelgrund" eintrat (Box

1). Sie war kein Mitglied der NSDAP und bestritt später, starke politische Überzeugungen zu haben.[1]

Die ärztlichen Leiter Am Spiegelgrund waren bis Anfang 1942 Erwin Jekelius (Kap. 36) und danach Ernst Illing (Kap. 35, Box 1). Für die „Kinderfachabteilung" waren neben ihr die Assistenzärzte Heinrich Gross (Kap. 24) und Margarethe Hübsch (Kap. 35) zuständig.

Türk gab später an, dass sie am Spiegelgrund etwa 6–10 Kinder pro Monat tötete.[2] Die bevorzugte Tötungsmethode bestand darin, den Kindern eine Überdosis Morphin (Kap. 66, Box 1), Veronal oder Luminal (Kap. 42, Box 3) entweder oral oder durch Injektion zu verabreichen. Fast 800 Kinder starben in der Kinderfachabteilung „Am Spiegelgrund", die damit eine der größten Opferzahlen der „Aktion T4" (Kap. 4) aufweist.

Nach dem Krieg wurde Türk wegen ihrer Krankenmorde angeklagt. Während ihres Prozesses im Jahr 1946 gab sie zu, Patienten getötet zu haben. Sie bestand in ihren Aussagen darauf, dass ihre Opfer keinen qualvollen Tod erlitten, sondern „sanft entschlummerten".[3] Konkret erklärte sie: „Ich weiß nicht, wie viele Kinder ich persönlich getötet habe … Ich möchte auch darauf hinweisen, dass … in keiner der Krankenakten von Euthanasie die Rede ist, nirgendwo gibt es einen Hinweis in dieser Richtung, denn wir durften das aus leicht verständlichen Gründen nicht tun." [1] Die Richter werteten „eine gewisse Abhän-

---

[1] Marianne Türk – Wikipedia.
[2] Gabriel E, Neugebauer W: NS-Euthanasie in Wien. Böhlau Verlag, Wien, 2000.
[3] Ertl K A: NS-Euthanasie in Wien unter Mitwirkung von Erwin Jekelius. Akademiker Verlag, Beau Bassin, 2016.

gigkeit gegenüber ihrem Vorgesetzten" als mildernde Umstände und verurteilten sie zu 10 Jahren Haft.

Türk stellte mehrere Gnadengesuche, und nachdem sie aufgrund ihres angeblich schlechten Gesundheitszustands für haftunfähig erklärt worden war, wurde ihre Strafe am 23. Dezember 1948 vorübergehend ausgesetzt. Im Juli 1952 kam sie schließlich endgültig frei.

In der Folge kehrte Türk nicht mehr in den ärztlichen Beruf zurück, weil sie sich dies nach eigenen Worten „nicht mehr traute". Im Jahr 1957 beschloss ein Gremium der Universität Wien, ihr den Doktortitel, der ihr aberkannt worden war, wieder zu verleihen. Türk arbeitete bis zu ihrer Pensionierung als Verkäuferin in einem Geschäft für Heilkräuter.[1] Als im Jahr 2000 ein Doktorand Türk zu den Vorkommnissen befragen wollte, antwortete sie wie folgt: „Leider muss ich Ihnen mitteilen, dass ich nicht in der Lage bin, Ihrem Ersuchen an mich nachzukommen. In der Heil- und Pflegeanstalt war ich nur am Anfang meiner beruflichen Tätigkeit von 1939 bis 1941, später in der Anstalt Am Spiegelgrund, die mit der Anstalt Am Steinhof nicht in Verbindung stand. Von einer Hungersnot dort, sowie von den zahlreichen Todesfällen an Tbc habe ich nie etwas erfahren, ebensowenig wie ich von einer Aktion T4 je etwas gehört hätte."[4]

Trotz ihrer 1948 bescheinigten Haftunfähigkeit starb Marianne Türk erst 2003. Sie wurde auf dem Jedleseer Friedhof in Wien beigesetzt.

---

[4] DÖW – Erforschen – Projekte – Arbeitsschwerpunkte – Medizin und Biopolitik im Nationalsozialismus – Peter Schwarz: Mord durch Hunger – Recherchen und Quellenlage.

**Box 1: Am Spiegelgrund[5]**

- Die Anstalt „Am Spiegelgrund" beherbergte über 600 Patienten in neun Gebäuden.
- Sie war unterteilt in eine Erziehungsanstalt und eine Kinderstation.
- Auf der Kinderstation wurden im „Dritten Reich" insgesamt 789 Patienten ermordet.
- Die Sterberate stieg zwischen 1936 und 1945 von 6,5 % auf 42,8 %.
- Einige der ermordeten Kinder waren völlig gesund und waren lediglich wegen ihres schlechten Verhaltens, ihrer mangelnden Erziehung oder ihrer asozialen Eltern in der Anstalt.
- Diese Kinder wurden von den Nazis als eine Belastung für die Gesellschaft angesehen.
- Die Gehirne vieler Opfer wurden konserviert und später zu Forschungszwecken verwendet (Kap. 25).
- Anlässlich des 50. Jahrestages des Anschlusses im Jahr 1988 wurden auf dem Gelände des Spiegelgrundes zwei Gedenktafeln angebracht.
- Im April 2002 (rund 60 Jahre nach den Patientenmorden) wurden auf dem Wiener Zentralfriedhof 600 Urnen mit den sterblichen Überresten der am Spiegelgrund ermordeten Kinder beigesetzt.

---

[5] Valtl J: Die Kinderfachabteilung und das heilpädagogische Heim am Spiegelgrund: Aspekte zur Bearbeitung des Themas bei SchülerInnen. AV Akademikerverlag, 2019.

# 69

# Uiberrak, Barbara (1902–1979)

**Zusammenfassung** Barbara Uiberrak studierte Medizin und spezialisierte sich anschließend im Fach Pathologie. Sie trat 1933 in die NSDAP ein. Im Rahmen der „Aktion T4" präparierte sie 781 Gehirne von ermordeten Patienten aus dem Steinhof/Spiegelgrund. Sie war ferner an Tuberkulose-Impfversuchen beteiligt, bei denen Kinder ermordet wurden. Nach dem Krieg wurde ihr Fall untersucht, aber sie wurde nie angeklagt. So konnte sie ihren Beruf weiter ausüben und stieg sogar zur Leiterin der pathologischen Abteilung im Steinhof auf.

Barbara Uiberrak (geborene Petrik) kam in Wien zur Welt. Sie studierte Medizin und spezialisierte sich im Fach Pathologie. Im Jahr 1933, als die Partei in Österreich verboten war, wurde sie Mitglied der NSDAP (Kap. 2, Box 1).

Uiberrak wurde Pathologin im Steinhof-Komplex (Box 1), wo sie 781 Gehirne von Patienten präparierte, die im Zuge der „Aktion T4" (Kap. 4) ermordet worden waren. Sie entnahm dabei den Leichen das Gehirn und das Rückenmark und bewahrte die Präparate für spätere Forschungen auf. Im Rahmen der Ahnenforschung beteiligte sich Uiberrak auch an einer Initiative, „belastete" Verwandte zu identifizieren. Dies geschah in der Hoffnung, schließlich auch deren Gehirne untersuchen zu können.[1]

Darüber hinaus kooperierte Uiberrak an Experimenten mit Tuberkulose-Impfstoffen.[2] Dabei wurden unter der Leitung des Kinderarztes Elmar Türk (Kap. 67) an der Wiener Universitätsklinik Kinder mit Tuberkulose infiziert, verschiedene Versuchsimpfstoffe verabreicht und die Patienten anschließend getötet. Die Leichen der Kinder wurden anschließend von Uiberrak und Elmar Türk gemeinsam im Steinhof obduziert und untersucht.

Nach dem Krieg behauptete Uiberrak, dass sie, obwohl sie jeden der ermordeten Patienten persönlich seziert hatte, nie Hinweise auf unnatürliche Todesursachen fand. Vor dem Volksgerichtshof in Wien gab sie im Jahr 1946 zu Protokoll: „Fast jeder einzelne Fall ist wissenschaftlich hochinteressant. Wir haben im Steinhof noch alle 700 Gehirne, in den meisten Fällen auch die Drüsen mit innerem Sekret, fixiert und entnommen, um sie jederzeit einer wissenschaftlichen pathologischen Untersuchung zu unterziehen. Ich glaube, dass es sich lohnen würde, aus jedem Jahr ein paar Fälle herauszugreifen."[3]

---

[1] Am Spiegelgrund clinic – Wikipedia.
[2] Der Spiegelgrund-Komplex | Österreichische Zeitschrift für Geschichtswissenschaften (univie.ac.at).
[3] Ertl K A: NS-Euthanasie in Wien unter Mitwirkung von Erwin Jekelius. Akademiker Verlag, Beau Bassin 2016.

Trotz dieser Vergangenheit blieb Uiberrak bis 1960 im Amt. Sie arbeitete weiterhin mit Gross (Kap. 25) zusammen (Box 2) und verschaffte ihm Zugang zu den konservierten Organen der Opfer.[4] Sie wurde schließlich Leiterin der pathologischen Abteilung im Steinhof.

Uiberrak starb in Wien und ist auf dem Friedhof Gersthof begraben.[5]

> **Box 1: Der Steinhof in Wien[6]**
> - Die Heil- und Pflegeanstalt „Am Steinhof' wurde nach dem Anschluss 1938 zu einem Zentrum der NS-Patientenmorde.
> - Mindestens 7500 Patienten wurden hier im „Dritten Reich" umgebracht.
> - Von 1940–1945 existierte auf dem Anstaltsgelände unter der Bezeichnung „Am Spiegelgrund" (Kap. 68, Box 1) eine sog. Kinderfachabteilung.
> - Etwa 800 kranke oder behinderte Kinder und Jugendliche verloren hier ihr Leben.
> - 1940/41 wurden im Rahmen der „Aktion T4" mehr als 3200 Kranke aus der Anstalt abtransportiert und im Schloss Hartheim (Kap. 42, Box 2) getötet.
> - Nach dem offiziellen Stopp der „Aktion T4" im August 1941 wurde vor Ort weiter gemordet.
> - Über 3500 Patienten fielen dann Injektionen, Hunger oder Infektionen zum Opfer.
> - Die sterblichen Überreste der Opfer wurden bis in die 1980er-Jahre für Forschungszwecke verwertet (Kap. 25).
> - Erst im Jahr 2002 erfolgte deren Bestattung in einem Ehrengrab auf dem Wiener Zentralfriedhof.
> - Weitere Spiegelgrund-Präparate wurden im Mai 2012 bestattet.

---

[4] Weindling P. From scientific object to commemorated victim: the children of the Spiegelgrund. Hist Philos Life Sci. 2013;35(3):415–30.

[5] Barbara Uiberrak (unknown-1979) – Find a Grave Memorial.

[6] Das Wissen der Anstaltspsychiatrie in der Moderne: Zur Geschichte der Heil- und Pflegeanstalten Am Steinhof in Wien (Wissenschaft, Macht und Kultur in der modernen Geschichte, Band 5): Sophie Ledebur: Amazon.de: Books.

- Heute befindet sich das „Otto Wagner-Spital" auf dem Gelände.

### Box 2: Gemeinsame Publikationen von B. Uiberrak und H. Gross

- Gross H, Uiberrak B. Klinisch-anatomische Befunde bei Hemimegalencephalie. In: Virchows Archiv 327 (1955), 577–589.
- Goss H, Uiberrak B. Klinisch-anatomische Befunde bei Hemimegalencephalie; über die Stellung der cerebralen Hyperplasie und des örtlichen Riesenwuchses innerhalb der Phakomatosen [Clinical and anatomical findings in hemi-megalencephaly; role of cerebral hyperplasia and of local gigantism associated with phacomatosis]. Virchows Arch Pathol Anat Physiol Klin Med. 1955;327(5):577–89.
- Gross H, Kaltenback E, Uiberrak B. Über eine spätinfantile Form der Hallervorden-Spatzschen Krankheit. I. Klinisch-anatomische Befunde [Late infantile form of the Hallervorden-Spatz disease. I. Clinical and anatomical findings]. Dtsch Z Nervenheilkd. 1957;176(1):77–103.
- Gross H, Uiberrak B. Morphologische Befunde bei familiärer Mikrencephalie. In: Morphologisches Jahrbuch 98 (1957), 207–226.

# 70

# Utz, Josef (1876–1950)

**Zusammenfassung** Josef Utz studierte Medizin, trat der NSDAP sowie der SA bei und wurde schließlich Assistenzarzt in der psychiatrischen Anstalt Mauer-Öhling. Dort hat er zusammen mit seinem Kollegen Gelny zahlreiche Patientinnen umgebracht. Nach dem Krieg hatte er sich vor Gericht zu verantworten. Da er an Demenz erkrankt war, kam jedoch kein Urteil zustande.

Josef Utz wurde 1876 als Sohn von Anton and Barbara Utz geboren.[1] Er studierte Medizin und arbeitete dann in diversen Positionen als Assistenzarzt. Schließlich wurde er Arzt in der psychiatrischen Anstalt Mauer-Öhling (Box 1). Utz war bereits 1931 der NSDAP und ein Jahr darauf der

---

[1] Josef Utz (1876–1954) (familysearch.org)

SA beigetreten. Den Posten in Mauer-Öhling hatte er bekommen, obschon er kein Psychiater war.[2]

In Mauer-Öhling konnte Emil Gelny (Kap. 23) Josef Utz als Mordgehilfen gewinnen. Zeugen gaben später zu Protokoll, dass Utz zahlreiche Patientinnen mit Luminal (Kap. 42, Box 3) vergiftet habe. Ferner wurde er beschuldigt, Pflegerinnen zum Krankenmord angestiftet zu haben. Eine Pflegerin der Frauenabteilung gab an, Gelny und Utz hätten allein im November 1944 30 Frauen mit Evipan[3]-Injektionen getötet.[2]

Nach dem Krieg wurde Utz aus seiner Position entlassen, verhaftet und angeklagt. Erstaunlicherweise wurde ihm jedoch lediglich vorgeworfen, in den Krankengeschichten falsche Angaben gemacht und irreführende Todesursachen an das Standesamt weitergeleitet zu haben.[4]

Da ihm sodann bescheinigt wurde, dass er an Demenz erkrankt war, wurde er am 1. Juli 1947 aus dem Gefängnis entlassen und an eine psychiatrische Klinik und bald darauf weiter auf den Steinhof verbracht. Gegenüber dem psychiatrischen Sachverständigen machte er Aussagen, die einem Geständnis sehr nahe kamen: „Da die Oberpflegerin sagte, sie habe keine Pflegerin zur Verfügung, habe er selbst einigen Patientinnen, von denen Gelny gesagt hatte, er wolle sie nicht mehr sehen, Pulver gegeben. Er hatte gehofft, unschädliches Pulver zu geben, die Kranken starben aber. Freilich waren sie tuberkulös." [2]

---

[2] Czech H: Von der „Aktion T4" zur „dezentralen Euthanasie" Die niederösterreichischen Heil- und Pflegeanstalten Gugging, Mauer-Öhling und Ybbs. www.doew.at – Dokumentationsarchiv des österreichischen Widerstandes (Hrsg.), Fanatiker, Pflichterfüller, Widerständige. Reichsgaue Niederdonau, Groß-Wien, Wien 2016 (= Jahrbuch 2016)

[3] Hexobarbital – Wikipedia

[4] Heil- und Pflegeanstalt Mauer-Öhling (Landesklinikum Amstetten-Mauer), Amstetten (Niederösterreich), Heil- und Pflegeanstalt | Gedenkort T4 (gedenkort-t4.eu)

Ein Urteil gegen Utz kam aufgrund seiner Erkrankung nicht zustande.
Josef Utz starb 1950 in Wien.[3]

> **Box 1: Die Anstalt in Mauer-Öhling**[5,6,7,8]
> - Liegt bei Amstetten in Niederösterreich.
> - Gegründet 1902 als „Kaiser-Franz-Joseph-Landes-Heil- und Pflegeanstalt".
> - Eine Anlage mit 40 Gebäuden und Pavillons.
> - „Es muss schön sein, in Mauer ein Narr zu sein", hat angeblich Kaiser Franz Joseph bei der feierlichen Eröffnung gemeint.
> - Mit rund 2000 Betten nach dem Wiener Steinhof und dem Grazer Feldhof die drittgrößte T4-Klinik Österreichs.
> - Bis August 1941 wurden aus Mauer-Öhling 1269 Kranke in NS-Tötungszentren verlegt.
> - Nach dem Abbruch der „Aktion T4" wurde bis Kriegsende anstaltsintern weiter gemordet.
> - Ärzte und Pflegepersonal töteten noch bis kurz vor Kriegsende hunderte Kranke mittels überdosierten Medikamenten, Injektionen und eines umgebauten Elektroschockgeräts (Kap. 23).
> - Die Leichen warf man in Massengräber am erweiterten Anstaltsfriedhof.
> - Insgesamt muss von bis zu 2400 Opfern ausgegangen werden.
> - Die Krankenakten der Jahre 1902–1977 sind im Depot des Niederösterreichischen Landesarchivs in St. Pölten.

---

[5] Heil- und Pflegeanstalt Mauer-Öhling (Landesklinikum Amstetten-Mauer), Amstetten (Niederösterreich), Heil- und Pflegeanstalt | Gedenkort T4

[6] Survivors, Victims, and Perpetrators at the Lower Austrian Psychiatric Hospital Mauer-Öhling During the National Socialist Era | SpringerLink

[7] Landesklinikum Mauer – Wikipedia

[8] Endbericht_projekt_namen_graeber_gedaechtnis.pdf

# 71

## Vonbun Josef (1902–1984)

**Zusammenfassung** Josef Vonbun studierte Medizin in Innsbruck und spezialisierte sich im Fach Neurologie/Psychiatrie. 1938 wurde er zum Direktor der Anstalt Valduna ernannt. Dort war er verantwortlich für den Mord an mehreren hundert Patienten. Nach dem Krieg wurde gegen ihn ermittelt; er wurde jedoch nie angeklagt und konnte seinen Beruf weiter ungehindert ausüben.

Josef Vonbun wurde in Levis, Vorarlberg geboren. Er studierte Medizin in Innsbruck, wo er 1926 promovierte. Danach hatte er Assistentenstellen am Institut für Gerichtliche Medizin und an der Nervenklinik in Innsbruck. Es folgte 1931 eine Anstellung in Mauer-Öhling (Kap. 70, Box 1) und ab 1935 eine eigene Praxis für Neurologie/Psychiatrie in Feldkirch.[1]

---

[1] Josef Vonbun – Wikipedia.

Um 1937 trat er der illegalen und später der legalen NSDAP (Kap. 2, Box1) bei, wurde Arzt bei der SA und Mitglied des NSDÄB (Kap. 60, Box1). Am 1. Dezember 1938 wurde Vonbun zum Direktor der Landesirrenanstalt Valduna (Box 1) ernannt.[2]

Unter seiner Leitung kam es zu schweren Missständen und Missbrauch z. T. mit tödlichem Ausgang für Patienten. Vonbun wurde vorgeworfen, er sei solchen Angelegenheiten nicht nachgegangen oder habe sie bagatellisiert. 1940 begannen in Valduna die Selektionen von Patienten im Rahmen der „Aktion T4" (Kap. 4). In Zusammenarbeit mit den Ärzten Hans Czernak (Kap. 15), Georg Renno (Box 2) und Rudolf Lonauer (Kap. 42) wurden etwa 200 Patienten der Anstalt nach Hartheim (Kap. 42, Box 2) verbracht und dort vergast.

Zudem hat Vonbun auch selbstständig Selektionen in Armenhäusern der Umgebung durchgeführt. Gernot Kiermayr-Egger meint hierzu: „Es kann nicht den Schatten eines Zweifels daran geben, daß Dr. Vonbun aus eigener Initiative, ohne Befehl und ohne sogenannten Befehlsnotstand Selektionen vorgenommen hat, zu denen er noch nicht einmal innerhalb des nationalsozialistischen Systems berechtigt war." [2] Insgesamt wurden 439 Menschen aus verschiedenen Anstalten in Tirol abgeholt, zunächst nach Niedernhart gebracht und dann in Hartheim vergast.[2] Sogar sein zweites Kind, das gehirngeschädigt war, ließ Vonbun töten.[1]

Nach dem Krieg hat Vonbun weiterhin als Arzt gearbeitet und nie geleugnet, dass er in die Details der Vernichtung „lebensunwerter" Patienten eingeweiht war. Vielmehr hat er behauptet, zur Teilnahme an den Morden gezwungen worden zu sein. 1961 wurde von deutscher Seite ein

---

[2] kiermayr-egger-valduna.pdf.

Ermittlungsverfahren gegen ihn eingeleitet – inzwischen hatte Vonbun die deutsche Staatsbürgerschaft angenommen. Die am Massenmord Beteiligten belasteten Vonbun sodann schwer. Dennoch wurde das Verfahren 1966 eingestellt.[3]

Josef Vonbun starb, ohne dass er jemals für seine Taten im „Dritten Reich" bestraft worden war, am 11.2.1984 in Singen am Hohentwiel, Baden-Württemberg.

> **Box 1: Die Landesirrenanstalt Valduna[4]**
> - Wurde 1399 in Rankweil als Kloster Valduna gegründet.
> - Nach dem Anschluss wurde sie von den Nazis enteignet und in die „Gauanstalt Valduna" umgewandelt.
> - Ab Februar 1941 wurde die Anstalt schrittweise geleert und die Patienten in Hartheim ermordet.
> - Danach wurde Valduna als Reservelazarett genutzt.
> - Nach dem Krieg wurde hier wieder ein reguläres Krankenhaus eingerichtet.

> **Box 2: Georg Renno (1907–1997)[5]**
> - Geboren in Straßburg.
> - Studierte Medizin in München und Heidelberg.
> - Eintritt in die NSDAP 1930 und in die SS 1931.
> - Im November 1933 Anstellung als Assistenzarzt in der Heil- und Pflegeanstalt Leipzig-Dösen.
> - Zwischen 1934 und 1935 Teilnahme am ersten Rassenhygienekurs am Kaiser-Wilhelm-Institut für Anthropologie in Berlin.

---

[3] Baader G, Schulz U: Medizin und Nationalsozialismus. Mabuse Verlag, Frankfurt, 1989.
[4] Landeskrankenhaus Rankweil – Wikipedia.
[5] Kohl W: „Ich fühle mich nicht schuldig" – Georg Renno, Euthanasiearzt (Steidl Taschenbücher). Paul Zsolnay Verlag, 2000.

- 1940 entwickelte er zusammen mit Prof. Nitsche in der Heil- und Pflegeanstalt Leipzig-Dösen die sog. Luminal-Methode für den Krankenmord.
- Sie führte nach wenigen Tagen zum Tod durch eine Überdosis Luminal (Kap. 42, Box 3).
- Im Juni 1940 wurde Renno stellvertretender Leiter der Anstalt Hartheim.
- Renno war auch T4-Gutachter und selektierte in mehreren anderen Anstalten Patienten für den Krankenmord.
- In Hartheim gehörte es zu Rennos Aufgaben, das Gas in die Gaskammer zu leiten.
- Anschließend unterzeichnete er die Sterbeurkunden und „Trostbriefe" an die Angehörigen.
- Nach dem Ende der „Aktion T4" im August 1941 wurde Renno Leiter der Kinderstation in Waldniel.[6]
- 1943 kehrte er nach Hartheim zurück, um den inzwischen zum Kriegsdienst einberufenen Lonauer abzulösen.
- Dort war er für die Morde im Rahmen der „Aktion 14f13" verantwortlich (Kap. 5).
- Nach dem Krieg arbeitete Renno unter falschem Namen für das Pharmaunternehmen Schering.
- Am 25. Oktober 1961 wurde er verhaftet.
- 1967 stand er wegen Mordes vor Gericht.
- Renno leugnete jegliches Unrecht.
- Im Oktober 1973 wurde Renno eine allgemeine Arteriosklerose mit koronarer Herzkrankheit und Hirnsklerose bescheinigt.
- Infolgedessen wurden alle Verfahren gegen ihn am 19. Dezember 1975 eingestellt.
- Renno lebte danach noch 24 Jahre und starb 1989 in Neustadt an der Weinstraße.

---

[6] Microsoft Word – Geschichte Waldniel.docx.

# 72

# Werkgartner, Anton (1890–1970)

**Zusammenfassung** Anton Werkgartner studierte Medizin und habilitierte sich 1927 im Fach Gerichtsmedizin. 1936 trat er der NSDAP sowie SA bei. Nach dem Anschluss wurde er zum kommissarischen Leiter des Instituts für Gerichtliche Medizin an der Universität Wien und 1939 als außerordentlicher Professor an die Universität Graz berufen. Als überzeugter Nazi war Werkgartner ein einflussreicher Propagandist der NS-Ideologie. Nach dem Krieg wurde er aus seinen Ämtern entlassen. Doch bereits 1952 war er wieder Professor und Direktor des Gerichtsmedizinischen Instituts der Universität Graz.

Anton Werkgartner wurde in Mauthausen bei Linz geboren. Er besuchte das Gymnasium in seiner Heimatstadt und diente im 1. Weltkrieg, in dem er verwundet wurde. Nach seiner Genesung studierte er Medizin in Wien, wo er 1919 auch promovierte. In Wien habilitierte er sich 1927 im Fach Gerichtsmedizin, und 1928 wurde er dort zum Professor ernannt.[1]

Werkgartner trat 1930 einer NS-Betriebszellenorganisation (Box 1) und 1936 der damals illegalen NSDAP (Kap. 2, Box1) sowie SA bei. Während der illegalen Zeit der NSDAP unterstützte er die Partei durch tatkräftige Mitarbeit und Geldspenden.

In der Nacht zum 25. Juli 1934 untersuchte Werkgartner zusammen mit seinem Assistenten Karl Szekely im Bundeskanzleramt in Wien die Leiche des im Putschversuch ermordeten österreichischen Bundeskanzlers Engelbert Dollfuß.[2] Zu der Frage der fehlenden zweiten Kugel machte Werkgartner 1965 die Angabe, dass diese wahrscheinlich in der Wirbelsäule steckengeblieben sei; daher sei aus dem seinerzeit unter Zeitdruck erstellten gerichtsmedizinischen Gutachten nicht ableitbar, welcher der erste auf Dollfuß abgegebene Schuss war

Nach dem Anschluss 1938 wurde Werkgartner zum kommissarischen Leiter des Instituts für Gerichtliche Medizin an der Universität Wien ernannt. 1939 wurde er als außerordentlicher Professor an die Universität Graz berufen. Auf diesem Posten blieb er bis 1946. Daneben war er Richter am Erbgesundheitsgericht (Kap. 55, Box 1) und von 1940–1945 am Erbgesundheitsobergericht für Steiermark und Kärnten. Als überzeugter Nazi fungierte Werkgartner als einflussreicher Propagandist der NS-Ideologie.

Nach dem Krieg wurde Werkgartner mit einiger Verzögerung 1946 aus seinen Ämtern entlassen. Bereits 1952 war er wieder außerordentlicher Professor und Direktor des Gerichtsmedizinischen Instituts der Universität Graz.

---

[1] Anton Werkgartner | AustriaWiki im Austria-Forum.
[2] Walterskirchen G: Engelbert Dollfuss: Heldenkanzler oder Arbeitermörder. Molden Verlag, 2004.

## 72 Werkgartner, Anton (1890–1970)

Diese Position behielt er bis 1956, als er zum Dekan der Medizinischen Fakultät gewählt wurde. Anschließend wirkte er bis zu seiner Emeritierung 1961 als ordentlicher Professor für Gerichtsmedizin an der Universität Graz.

Werkgartner erhielt in der Nachkriegszeit mehrere nationale und internationale Auszeichnungen und Ehrenämter, z. B.:

- 1958 Präsident der Deutschen Gesellschaft für Sexualforschung.
- 1959 Vorsitzender der Deutschen Gesellschaft für gerichtliche und soziale Medizin.
- 1962 Ehrenkreuz für Wissenschaft und Kunst I. Klasse.

Anton Werkgartner starb 1970 in Graz.

> **Box 1: Die Nationalsozialistischen Betriebszellenorganisationen (NSBO)[3]**
> - Ab 1927 schlossen sich NSDAP-Mitglieder zu Betriebsgruppen zusammen.
> - 1928 formierte sich die NSBO aus diesen Gruppen.
> - 1931 wurde die NSBO zur Reichsbetriebszellenabteilung der NSDAP erklärt.
> - Während der Mitgliederaufnahmesperre der NSDAP ab dem 1. Mai 1933 wurden NSBO-Mitglieder weiterhin in die Partei aufgenommen.
> - Diesbezüglich war die NSBO der Hitlerjugend, SA und SS gleichgestellt.
> - Nach der Zerschlagung der Gewerkschaften wurde die Deutsche Arbeitsfront gegründet.
> - Die Hoffnung der NSBO, sie würde nun zum Kern einer parteigebundenen Einheitsgewerkschaft werden, erfüllte sich nicht.

---

[3] Nationalsozialistische Betriebszellenorganisation – Wikipedia.

- Die Funktion der NSOB beschränkte sich nun auf weltanschauliche Schulungen in den Betrieben.
- 1935 ging die NSOB in der Deutschen Arbeitsfront[4] auf.

---

[4] Facetten des Terrors. Der Geheimdienst der ‚Deutschen Arbeitsfront' und die Zerstörung der Arbeiterbewegung 1933–1938: Karl Heinz Roth: Amazon.de: Books

# 73

# Wodraska, Alois (1909–1993)

**Zusammenfassung** Alois Wodraska studierte Medizin und spezialisierte sich im Fach Hals-Nasen-Ohren-Heilkunde. 1933 trat er der NSDAP und 1938 der SS bei. Nach diversen Zwischenstationen wurde er Arzt in den KZs Sachsenhausen und Dachau. Anschließend verrichtete er Dienst als Truppenarzt in diversen Positionen. Nach dem Krieg war er als praktischer Arzt tätig. Ermittlungsverfahren wegen seines Diensts in KZs sind nicht bekannt.

Alois Wodraska wurde in Neulengbach bei St Pölten als Sohn eines Tierarztes geboren.[1] Von 1928–934 studierte er Medizin in Wien, wo er im März 1934 seine Promo-

---

[1] 845059777.pdf

tion erhielt. Anschließend arbeitete er als Assistenzarzt in diversen Wiener Krankenhäusern, zuletzt als Oberarzt der Hals-, Nasen- und Ohren-Abteilung des Allgemeinen Krankenhauses Wien. 1941 erhielt er die Anerkennung zum HNO-Facharzt.

Wodraska war am 1. Juni 1933 der NSDAP (Kap. 2, Box 1) und am 3. Januar 1938 der SS beigetreten. Nach seiner freiwilligen Meldung wurde er im Juni 1940 zur Waffen-SS einberufen, wo er 1943 den Dienstgrad eines SS-Hauptsturmführers der Reserve erreichte.

Nach der Einberufung zur Waffen-SS erfolgte zunächst eine Grundausbildung bei der 13. Totenkopfstandarte (Kap. 53, Box 1) in Wien, anschließend – vermutlich seit dem 1. September 1940 bis zum 5. Mai 1940 – war er bei der Sanitätsinspektion der Waffen-SS (Kap. 65, Box 1) und als Leiter der HNO-Abteilung des Lazaretts des Deutschen Roten Kreuzes (DRK) eingesetzt (Box 1).

Wodraska wurde am 5. Mai 1941 zusammen mit den SS-Ärzten Raimund Ehrenberger,[2] Viktor Thurnher (Kap. 65) und Josef Friedl[3] zum KZ Sachsenhausen (Kap. 37, Box 1) abkommandiert.[4] Dort war er vermutlich bis zum 26. Juni 1941 tätig. Die Art seiner Verwendung im KZ Sachsenhausen ist nicht exakt zu rekonstruieren. Zudem arbeitete er kurzzeitig auch als SS-Lagerarzt im KZ Dachau (Kap. 19, Box 2).

Anschließend war Wodraska in mehreren Positionen tätig:

---

[2] Perpetrator details – Ehrenberger, Dr. Raimund – Auschwitz.
[3] KL Sachsenhausen Personnel – Page 2 – Axis History Forum.
[4] Ehrenberger Raimond Dr. dent.

## 73 Wodraska, Alois (1909–1993)

- 26. Juni bis 20. November 1941 HNO-Facharzt im SS-Lazarett Kiew-Shitomir.
- Anschließend bis 10. August 1942 Leiter der HNO-Station im SS-Lazarett Wien.
- Danach bis 20. Juli 1943 SS-Lazarett DRK.
- Anschließend bis 20. April 1944 Leiter der HNO-Abteilung im SS-Lazarett Prag.
- Danach bis 22. August 1944 in gleicher Stellung beim SS-Lazarett Gaya.
- Anschließend bis 20. Januar 1945 Truppenarzt bei der 2. SS-Panzerdivision „Das Reich".
- Danach vermutlich krankheitsbedingt beim SS-Sanitätsersatz- und Ausbildungsbataillon in Stettin.

Nach dem Krieg geriet Wodraska in Kriegsgefangenschaft. Ab 1949 war er in Gmunden als praktischer Arzt tätig. Ermittlungsverfahren wegen seines Dienstes in KZs sind nicht bekannt.

Alois Wodraska ist am 23. März 1993 in Gmunden verstorben.

---

**Box 1: Das Deutsche Rote Kreuz (DRK) im „Dritten Reich"**[5]

- Nach Hitlers Machtergreifung 1933 versicherte das DRK dem neuen Regime seine Ergebenheit.
- NSDAP- und SA-Mitglieder gaben sodann im DRK den Ton an.
- Jüdische Mitglieder wurden umgehend ausgeschlossen.
- Im August 1933 wurde der Arbeiter-Samariter-Bund (ASB) verboten.
- Etwa ein Drittel der ASB-Mitglieder trat sodann zum DRK über.
- Das DRK verzeichnete so 52.000 Neuzugänge.

---

[5] 1933 – DRK e. V.

- Im Eid des DRK vom 26.12.1937 hieß es: „Ich schwöre Treue dem Führer des Deutschen Reiches und Volks, Adolf Hitler. Ich gelobe Gehorsam und Pflichterfüllung in der Arbeit des deutschen Roten Kreuzes nach den Befehlen meiner Vorgesetzten. So wahr mir Gott helfe."
- Die Unterstützung des Heeressanitätsdienstes wurde jetzt zur Hauptaufgabe des DRK.
- Wohlfahrtsaufgaben entfielen somit weitestgehend.

# 74

# Schlussbetrachtungen

**Zusammenfassung** „Der Ekel über das, was … geschehen ist, lässt sich überhaupt nicht artikulieren. Man kann die Beispiele nur aufzählen, als handle sich's um einen Katalog, um statistisches Material, um Eintragungen ins Register. Ins Sündenregister, ins Todsündenregister der Verbrecherherrschaft. Es sind beispiellose Beispiele."

„Der Ekel über das, was … geschehen ist, lässt sich überhaupt nicht artikulieren. Man kann die Beispiele nur aufzählen, als handle sich's um einen Katalog, um statistisches Material, um Eintragungen ins Register. Ins Sündenregister, ins Todsündenregister der Verbrecherherrschaft. Es sind beispiellose Beispiele. Die Mörder waren Tiere, die sich für Menschen hielten. Die Opfer waren Menschen, die man für Tiere hielt."[1] Diese Worte stammen von Erich

---

[1] Kästner E: Notabene 45. Atrium Verlag, Zürich, 1961.

Kästner. Da er um sein Leben fürchten musste, verbrachte er die letzten Wochen des „Dritten Reichs" versteckt in Österreich. Er hat diese Worte formuliert, als er erstmals einen Bericht eines Überlebenden aus einem Konzentrationslager hörte.

Mein Buch ist in der Tat so etwas wie ein Katalog. Ein Katalog biografischer Skizzen österreichischer Ärzte – die meisten von ihnen Psychiater – die nach dem Anschluss auf die eine oder andere Weise schuldig wurden. Das Spektrum der Untaten war breit.

Einige haben sich ihre Hände nie schmutzig gemacht. Sie waren nur „Mitläufer" oder Mitwisser. Als fanatische Nazis haben sie dennoch das ihre getan, um die NS-Ideologie zu propagieren. Somit haben sie die Taten anderer unterstützt und wesentlich zu den Verbrechen beigetragen, z. B.:

- Breitenecker
- Clara
- Grosser
- Haferl
- Hamperl
- Herbst
- Pichler
- Plattner
- Risak
- Werkgartner

Viele der in diesem Buch genannten Mediziner haben in KZs Menschen schlimmer als Tiere misshandelt. Kästner meint hierzu: „Die Lager glichen Irrenanstalten, aber in der Umkehrung, denn wahnsinnig waren nicht die Insassen, sondern das Personal."[1] Zum Beispiel:

## 74 Schlussbetrachtungen

- Begusch
- Beiglböck
- Ehrenberger
- Eberl
- Fischer
- Frick
- Gross KJ
- Heim
- Jöbstl
- Kahr
- Litschel
- Meyer
- Polzer
- Puhr
- Ramsauer
- Richter
- Thurnher
- Wodraska

Zahlreichen Ärzten gelang es, nach dem Krieg einer gerichtlichen Verfolgung oder Strafe weitestgehend zu entkommen, z. B.:

- Asperger
- Berta
- Birkmayer
- Frick
- Gross KJ
- Hamburger
- Heim
- Hermann
- Hofmann
- Hübsch
- Kahr

- Kaufmann
- Korp
- Meyer
- Pernkopf
- Polzer
- Scharfetter
- Schicker
- Thums
- Thurnher
- Tropper
- Türk E
- Uiberrak
- Utz
- Wodraska
- Vonbun

Einige der in meinem Buch genannten Ärzte waren sogar in der Lage, nach dem Ende des „Dritten Reichs" eine beachtliche medizinische Karriere hinzulegen, z. B.:

- Asperger
- Berta
- Birkmayer
- Gross H
- Hamperl
- Kauffmann
- Pischinger
- Thums
- Werkgartner

Die Strafverfolgung der Täter war – wie in diversen Kapiteln bereits mehrmals betont – allenfalls zögerlich. Nach dem Krieg war Österreich daran interessiert, sich als Opfer hinzustellen. Österreichische Staatsbürger der Mittäterschaft zu überführen, war diesem Ansinnen nicht zuträglich. So kam es, dass nur wenige der schuldigen Ärzte nach dem Krieg angeklagt und bestraft wurden, z. B.:

- Beiglböck
- Czermak
- Ehrenberger
- Niedermoser
- Puhr
- Ramsauer
- Rolleder
- Türk M

Einige der schuldigen Ärzte veranlasste offenbar ein Schuldgefühl dazu, sich der Gerechtigkeit durch Suizid zu entziehen, z. B.:

- De Crinis
- Eberl
- Eppinger
- Lonauer
- Richter
- Sorger

Meine Auflistungen sind mit Sicherheit unvollständig. Bei meinen Recherchen tauchten wiederholt Namen von österreichischen Medizinern auf, bei denen zumindest Verdachtsmomente bezüglich einer Beteiligung an NS-Verbrechen existieren. Da ich jedoch nur bruchstückhaftes Material finden konnte, habe ich auf eine Diskussion dieser Personen (ich schätze, es handelt sich um mindestens 30 weitere Ärzte) in meinem Buch verzichtet. Auch hier zeigt sich der enorme Bedarf an weiterer Forschung.

Im „Dritten Reich" waren rund 800000 Menschen wegen ihrer Opposition zum Nationalsozialismus inhaftiert; etwa 90000 Personen sind so umgekommen.[2] Die Ärzteschaft war im Widerstand jedoch nur sehr vereinzelt vertreten.[3,4,5,6]

Dies mag auf den ersten Blick erstaunen. Mediziner hätten doch unter Berufung auf ihren Berufsethos überzeugend darstellen können, dass mit ihrer Kooperation nicht zu rechnen sei. Ärzte, so könnte man argumentieren, hatten wie kaum ein anderer Berufsstand sogar die Pflicht, Widerstand gegen Verbrechen wider die Menschlichkeit zu leisten. Dass dies nicht geschah, hat sicher komplexe Gründe.

Zum einen existierte in der Ärzteschaft schon vor 1933 eine tiefverwurzelte und stark konservative Tradition, die dem Nationalsozialismus befürwortend oder zumindest nicht ablehnend gegenüberstand. Zum anderen sahen viele Ärzte persönliche oder standespolitische Vorteile in der Nazi-Ideologie. Und nicht zuletzt ist zu bedenken, wie systematisch, grausam und kompromisslos die Nazis gegen Regimegegner aller Arten vorgingen.

Es ist nicht ein Anliegen meines Buchs, über das Tun oder das Nichtstun der Ärzte im „Dritten Reich" zu richten. Es wäre meiner Meinung nach weder angemessen noch konstruktiv zu moralisieren. Dieses Buch ist vielmehr ein Versuch, zu dokumentieren und zu verstehen. Meine Absicht ist es, Bewusstsein zu schaffen und die Geschichte der Medizin im „Dritten Reich" vor der Verges-

---

[2] Wolff E, Wuttke W: Heilen und Vernichten im Nationalsozialismus. Mabuse Verlag, Frankfurt, 1988.

[3] Ernst E. 50 years ago: the Nuremberg doctors' tribunal. Part 2: Medical resistance during the Third Reich. Wien Med Wochenschr. 1996;146(24):629–31. PMID: 9.123.951.

[4] Austrian resistance – Wikipedia.

[5] Why and How People Resisted Nazi Dictatorship. The Example of Austria – American Friends of the Documentation Center of Austrian Resistance.

[6] konrad.pdf.

senheit zu bewahren. Meine Hoffnung ist es, dass das Gedenken daran uns davor schützten wird, irgendwann doch wieder ähnliche Irrwege einzuschlagen.

Um abschließend erneut Erich Kästner zu zitieren: „Die Ereignisse von 1933 bis 1945 hätten spätestens 1928 bekämpft werden müssen. Später war es zu spät. Man darf nicht warten, bis der Freiheitskampf Landesverrat genannt wird. Man darf nicht warten, bis aus dem Schneeball eine Lawine geworden ist. Man muss den rollenden Schneeball zertreten. Die Lawine hält keiner mehr auf."

# Stichwortverzeichnis

## A

Abel 186
Abtreibung 23, 23, 200
Ahnenforschung 348
Akademie der Wissenschaften 81, 151, 163, 326
Aktion 14f13 17, 30, 31, 34, 50, 85, 170, 200, 358
Aktion Brandt 30, 115
Aktion Reinhard 17, 31, 33, 36, 99
Aktion T4 16, 17, 27, 28, 29, 30, 31, 33, 34, 62, 65, 66, 67, 88, 89, 96, 99, 100, 102, 103, 115, 134, 144, 146, 176, 177, 189, 190, 194, 195, 197, 212, 222, 223, 224, 238, 239, 276, 304, 312, 313, 344, 345, 347, 348, 349, 352, 353, 356, 358
Allers, Dietrich 61, 62, 63, 276
Alter Kämpfer 233
Amreich, Isidor Alfred 251
Amt für Rassenpolitik 117
Anhaltelager 119, 258, 259, 269
Anschluss 11
Anstalt Am Feldhof 54, 177, 178, 181, 182, 213, 214, 215, 321, 322, 323
Anstalt Am Spiegelgrund 43, 189, 190, 191, 193, 194, 196, 245, 309,

343, 344, 345, 346, 347, 348, 349
Anstalt Am Steinhof 15, 16, 17, 23, 65, 66, 145, 157, 159, 190, 191, 194, 195, 300, 345, 347, 348, 349, 352, 353
Anstalt Bernburg 28, 101, 102, 103, 104
Anstalt Brandenburg 16, 28, 100, 101, 103, 144, 199, 200, 218, 268, 290
Anstalt, Grafeneck 16
Anstalt Gugging 133, 134, 135, 136, 307, 308, 309, 352
Anstalt, Hadamar 28
Anstalt Hall 304
Anstalt Kainbach 177, 179, 180, 181, 182, 214, 335, 336, 337
Anstalt Mauer-Öhling 133, 135, 137, 308, 351, 352, 353, 355
Anstalt Niedernhart 222, 223, 356
Anstalt Schloss Hartheim 16, 17, 28, 67, 88, 89, 90, 135, 136, 147, 170, 195, 196, 222, 223, 224, 225, 238, 240, 303, 305, 312, 323, 349, 356, 357, 358
Anstalt Ybbs 127, 144, 145, 147, 195, 308, 352

Anthropologische Untersuchung 151, 186
Antisemitismus 11, 54, 79, 80, 94, 97, 158, 211, 247, 273, 274, 284, 295, 328
Apotheker 166, 169
Arbeiter-Samariter-Bund 365
Arbeitsgemeinschaft Kritische Medizin 146
Archiv für Rassen- und Gesellschafts-Biologie 326
Armenhäus 356
Ärzteführer für Österreich 210
Asoziale 24, 118, 191, 300, 346
Asozialenkommission 299, 300
Asperger, Hans 5, 41, 43, 44, 45, 294, 294, 309, 369, 370
 Publikationen 46
Attentat 85, 105, 164
Aufartung 14, 15, 19, 22
Ausbürgerung 258, 329
Ausgrenzung 13, 14, 16, 118, 169
Ausmerze 26, 195, 303

B

Babor, Karl 38, 47, 48, 49, 127
Ballast 3, 23, 27, 30
Barmherzige Brüder 181, 213
Barrenscheen, Hermann 251
Baumgartner Höhe 145

## Stichwortverzeichnis

Bechtold, Friedl 167
Befehlsnotstand 240, 356
Begusch, Oskar 53, 54, 214, 322, 323, 369
Beierl, Florian 147
Beiglböck, Wilhelm 38, 57, 58, 59, 60, 61, 62, 111, 115, 369, 371
Beihilfe zum Mord 63, 229, 230
Belastungszeuge 204
Belzec 36
Benzininjektion 84, 85, 280
Berg, Ragnar 255
Bergen-Belsen 201, 206, 231
Berkatit 59
Bertha, Hans 17, 38, 65, 66, 67, 272
Berufsverbot 71, 251
Binding, Karl 15
Biochemische Versuchsstation 48
Biologische Kriegsführung 140, 142
Birkenau 110
Birkmayer, Walther 69
    Publikationen 73
Bláha, František 204
Bleich, Fritz 102
Blome, Kurt 141, 142
Bouhler, Philipp 27, 31, 115, 251, 324
Brack, Viktor 62, 194, 197, 222
Brandstätter, Eduard 241
Brandt, Karl 30, 31, 81, 96, 100, 114, 115, 116, 135

Brauchle, Alfred 255
Breitenecker, Leopold 75, 77, 78, 368
Bücherverbrennung 290
Burschenschaft 14, 53, 57, 58, 76, 203, 221, 244, 294, 295, 328
Butz, Maria 277

C

Charité 95, 162
Chelmno 36
Cholawa, Maria 241
Chvostek, Franz jun. 294, 328
Clara, Max 79
Conrad, Ladislaus 83
Conti, Leonardo 23, 96, 210, 211
Corps Gothia 82
Corps Alemannia 274
Czermak, Hans 87, 305

D

Danzinger, Rainer 176
Datenfälscher 173
Crinis, Max de 81, 93
Deutsche Arbeiterfront (DAF) 42, 45, 100, 361
Deutsche Arbeiterpartei 14
Deutsche Forschungsgesellschaft (DFG) 162, 184, 186
Deutsche Erd- und Steinwerke 219

Deutsche Gesellschaft für Innere Medizin 60, 114
Deutsche Gesellschaft für Pädiatrie 158
Deutsche Gesellschaft für Rassenhygiene 326
Deutscher Nationalpreis für Kunst und Wissenschaft 104
Deutsches Rotes Kreuz (DRK) 365
Diphtherie 114
Disziplinarverfahren 200
Dohmen, Arnold 130
Dollfuß, Engelbert 15, 269
Dora 204
Dozentenbundführer 80
Drittes Reich 3, 371

### E

Eberl, Irmfried 17, 99
Eckartschriften 327
Eheberatungsstelle 299
Ehrenberger, Raimund 107, 364
Ehrengrab 349
Ehrenkreuz für Wissenschaft und Kunst 146
Ehrhardt, Karl 254
Eicke, Theodor 109
Einschläfern 194
Eisenmenger, Richard 308
Elektrische Tötungsmethode 136, 353
Endlösung 13, 33, 164

Entlassung per Verbotsgesetz 251
Entnazifizierungsverfahren 167
Entress, Friedrich 48, 230
Eppinger, Hans 57, 111
Erbgesundheitsgericht 21, 95, 285
Erholungsheim für naturgemäße Heil- und Lebensweise 334
Ethik 4
Euthanasie 3, 26
  aktive 26
  passive 26
Euthanasie-Erlass 31, 240
Euthanasie-Gesetz 96, 195
Euthanasie-Programm 26, 96
Euthanasie-Prozess 77, 239, 241
Evipan-Injektion 352
Exekution 276

### F

F. Reiner & Co 137
Farid, Tarek Hussein 168
Fehringer, Franz 117
Feldhof 53
Fichez, Louis François 289
Fischer, Karl Josef 121, 184
Fleckfieber 84, 119
Forschungsgemeinschaft Deutsches Ahnenerbe 151
Frankl, Viktor 12, 17, 273

Freiheitskämpfer 155
Freikorps 76, 78
Frick, Gernot 127
Friedl, Josef 108, 364
Fuchs, Herbert 251
Führerprinzip 10

G

Galton, Francis 15
Gaskammer 36, 104
Gauamt für Volksgesundheit 91
Gauärzteführer 210
Gauleiter 92
Gebhardt, Karl 123, 290
Gelny, Emil 133, 352
Genickschussanlage 201
Genozid 35
Gerichtsarzt 316
Gerichtsgutachter 143
Gesellschaft der Ärzte 112
Gesellschaft für menschliche Erbbiologie 58
Gesemann, Gerhard 80
Gesetz zur Verhütung erbkranken Nachwuchses (GzVeN) 20
Gestapo 44, 76
Gesundheitsführer der Studentenschaft der Wiener Hochschulen 294
Gleichschaltung 9, 10, 244
Globocnik, Odilo 36, 37, 101
Glücks, Richard 109

Gnadengesuch 337
Goebbels, Joseph 11
Goethe-Medaille für Kunst und Wissenschaft 159, 160, 328
Gottlieb, Bernward Josef 154
Graf, Ferdinand 281
Grawitz, Ernst-Robert 185
Gross, Heinrich 143, 349
  Publikationen 350
Gross, Karl Josef 139, 190
Großdeutsche Volkspartei (GDVP) 94, 97
Grosser, Otto 149

H

Haeckel, Ernst 15
Hafferl, Anton 153
Haftunfähigkeit 345
Hamburger, Franz 41
Haile Selassies 129
Hamburger, Fritz 157
Hamminger, Otto 136
Hamperl, Herwig 161
Heeressanitätsdienst 366
Hefelmann, Hans 313
Hegener, Richard von 313
Heilmeyer, Ludwig 61
Heilpraktiker 120
Heil- und Pflegeanstalt Hall 89
Heil- und Pflegeanstalt Klagenfurt 240
Heil- und Pflegeanstalt Leipzig-Dösen 357
Heim, Aribert 165

Heißmeyer, Kurt 123
Hepatitis-Versuche 130
Herbst, Rudolf 171
Hermann, Josefine 175, 176
Hess, Rudolf 123, 251, 255
Heydrich, Reinhard 36, 38, 55, 58, 95, 96, 109, 114, 116, 118, 123, 124, 130, 140, 151, 163, 164, 173, 185, 220, 261, 262, 263, 264, 290, 324
Himmler, Heinrich 37
Hinzert 50
Hirt, August 187
Hitlerjugend 42
Hitler, Paula 196
Hoche, Alfred 15
Hochschulpolitik 80
Hochstetter, Ferdinand 149
Hochverrat 245, 329
Hofer, Franz 88, 92
Hoffer, Maria 222
Hofmann, Gertrude 179
Hohenlychen 121, 290
Höhenversuche 172
Höllrigl, Wolfgang 146
Holzer, Wolfgang 137
Horneck, Karl 183
Hornykiewicz, Oleh 72
Hübsch, Margarethe 144, 189
Hufeland-Medaille des Zentralverbands der Ärzte für Naturheilverfahren 255
Hygiene-Institut der Waffen-SS 140

I

IG Farben 59
Illing, Ernst 17, 144, 191
Immunisierungsversuche 185
Impfversuchen 139
Inspektion der Konzentrationslager (IKL) 48, 108, 109
Institut für Rassenbiologie 186
Insulinschock 273
Invalidentransporte 206

J

Jekelius, Erwin 144, 193
Jöbstl, Rudolf 199
Juden 3, 12, 34
Jüdische Ärzte 10
Juliputsch 269
Jüttner, Hans 220

K

Kahr, Karl 203
Kaiser-Wilhelm-Institut 95, 357
Kaltenbrunner, Ernst 55, 131
Kampfbund für Tirol 258
Kanzlei des Führers 96
Kapo 84, 282
Kapp-Putsch 211
Kärntner Armen-, Alten- und Behindertenhilfe 240
Kästner, Erich 4
Kastration 130
Katschenka, Anna 190
Kauffmann, Oskar 209

Kiermayr-Egger, Gernot 356
Kinderfachabteilung 16, 28, 54, 343
Kindermord 42
Kinderstation in Waldniel 358
Klaus, Josef 281
Klebelsberg, Ernst 303, 304
Dr. Klein 313
Koetschau, Karl 256
Kohlenstoffmonoxid 77, 104
Kollaborateur 231
Kollath, Werner 256
Kommission für Rassen- und Sippenforschung 327
Kommunist 78, 225
Korp, Peter 176, 213
Krankenmord 13, 15, 22, 27, 29, 78
Krebsbach, Eduard 84, 85
Kremer, Johann Paul 228–230
Kriegsverbrecherprozess 203
Kriminalmedizinisches Zentralinstitut der Sicherheitspolizei (KMI) 319
Kunstraub 151
KZ Auschwitz 110
KZ Buchenwald 34, 169
KZ Dachau 17, 34, 48, 50, 57, 58, 111, 114, 116, 171, 172, 173, 187, 204, 207, 217, 218, 235, 256, 259, 268, 275, 276, 280, 288, 333, 363, 364
KZ Flossenbürg 35, 218, 219
KZ Groß-Rosen 47, 207
KZ Gusen 17, 84, 281
KZ Herzogenbusch 228, 231
KZ Loiblpass 280, 282
KZ Majdanek 121, 125
KZ Mauthausen 17, 35, 84, 125
KZ Natzweiler-Struthof 48, 207
KZ Neuengamme 124
KZ Ravensbrück 23, 35, 290
KZ Sachsenhausen 34, 201
KZ Stutthof 228, 230
KZ Treblinka 17, 36, 99, 105

Lackenbach 36, 47, 48, 50, 83, 84, 99, 107, 108, 118, 122, 165, 166, 199, 200, 203, 204, 207, 211, 217, 218, 227, 228, 230, 235, 267, 268, 280, 287, 288, 289, 332, 364
Lagerarzt 30
Landesirrenanstalt Klagenfurt 238
Landesirrenanstalt Valduna 356
Landesnervenklinik Sigmund Freud 214
Langbein, Hermann 229
Lankowitz 177
Lebensunwert 15, 28, 356
Leibstandarte 228

# Stichwortverzeichnis

Leopoldina 45, 95, 114
Ley, Robert 45
Ležáky 164
Lidice 164
Liebl, Ludwig 310
Lifton, Robert Jay 96
Litschel, Gustav 217
Loeffler, Lothar 184
Loewi, Otto 12, 215
Loiblpass 280
Lonauer, Rudolf 67, 89, 221
Luedke, Bruno 317
Luminal 223, 225, 358

## M

Machan, Hans 54
Madaus, Gerhard 118, 120
Malaria 187
Mangelernährung 194
Massaker von Winniza 317
Massenerschießung 155
Massengräb 353
Massenmord 3, 90
Massentötung 126
Mauczka, Alferd 17
Mayer, Emilie 15
Medizin 6
Medizinische Akademie der SS 165
Medizinische Forschungsförderung 186
Medizinverbrechen 4
Meerwassertrinkversuche 57, 58, 114
Mein Kampf 10
Mengele, Josef 187
Mennecke, Friedrich 89
Menschenversuche 3, 13, 36, 110, 119, 130, 141, 171, 185, 265
  beteiligte Ärzte 38, 39
Messendorf 177
Messerschmitt-Werk 219
Meusburger, Kurt 238
Meyer, Georg Franz 227
Mielke, Fred 265
Militärärztliche Akademie 95
Mitläufer 368
Mitscherlich, Alexander 265
Mittelberger, Otto-Eugen 233
Mord 26
Morphin 338
Morphium 273
Moskauer Deklaration 4
Motorsturm 100
Münchner Medizinische Wochenschrift 158
Mussolinis, Benito 38

## N

Nacht der langen Messer 78
Nationalsozialistische Betriebszellenorganisationen (NSBO) 360, 361
Nationalsozialistische Deutsche Arbeiterpartei (NSDAP) 11
Nationalsozialistischer Deutscher Studentenbund 287

Nationalsozialistische Volkswohlfahrt 42
Nationalsozialistischer Deutscher Ärztebund (NSDÄB) 42, 58, 92, 158, 310
Nationalsozialistischer Deutscher Dozentenbund (NSDDB) 251
Nationalsozialistischer Deutscher Studentenbund (NSDStB) 100, 289
Nazi-Insigne 246
Neue Anthropologie 327
Neues Volk 324
Niedermoser, Franz 237, 313
Nissle, Alfred 256
Nitsche, Paul 134
Notapprobation 268
Notgemeinschaft der Deutschen Wissenschaft 162
NS-Frauenschaft 189
NS-Opfer 22
NS-Rassenpolitik 10
Nürnberger Ärzteprozess 37, 57, 116, 264
Nürnberger Gesetze 16
Nürnberger Kodex 37, 265

O

Oberheuser, Herta 123
Opfer der "NS-Euthanasie" 104
Oranienburg 48, 128
Organisation Consul 212
Organisation Todt 101

Österreichische Legion 328
Österreichischen Ärztezeitung 211

P

Paratyphus 140
Parkresidenz Lychen 67, 96, 124, 190, 193, 196, 214, 239, 246, 349
Patientenmord 93
Pernkopf, Eduard 243
Pernkopf-Anatomieatlas 243, 245, 250
  Kontroverse 247
Pest 140
Phenolinjektion 230
Pichler, Alexander 249
Pischinger, Alfred 253
Planner-Plann, Otto 91
Plattner, Friedrich 257
Ploetz, Alfred 15
Pohl, Oswald 263
Pokorny, Adolf 118, 261
Politischer Widerstand 245
Polzer, Friedrich 267
Poppendieck, Gerda Friederike 102
Pötzl, Otto 271
Pracher, Antonie 241
Printschler, Isle 241
Pripjet-Sümpfe 280
Propaganda 11, 14, 27, 118, 191, 233, 324
Pseudowissenschaft 34, 151
Puhr, Fridolin 275
Putsch 133

## R

Rampendienst 229
Ramsauer, Sigbert 211, 279
Rascher, Sigmund 172, 173
Rasse 14
Rassenbiologisches Institut 183
Rassenforschung 130
Rassenhygiene 3, 14, 19, 184, 254, 285, 322, 326
Rassenpflege 184
Rassenpolitisches Amt der NSDAP 322, 324
Rassismus 34
Ratka, Victor 222
Rehm, Ruth 100
Reichel, Heinrich 16
Reichsausschuss zum Schutze des deutschen Blutes 28, 195, 313
Reichssicherheitshauptamt (RSHA) 129, 130
Reisch, Otto 283
Renno, Georg 89, 102, 223, 357
Reuter, Fritz 75
Ricciardi, Alice 265
Richter, Hermann 287
Richtlinien für die Beurteilung der Erbgesundheit 300
Risak, Erwin 293
  Publikationen 295
Risiera di San Sabba 62
Robert-Koch-Institut für Infektionskrankheiten 187
Rockefeller-Stiftung 284
Roessler, Richard 118
Rolleder, Anton 297
Roma 36
Rose, Gerhard 187
Rotz, Hilde 140
Rust, Bernhard 244

## S

Sammellager 119
Sanitätswesen der Waffen-SS 334
Sauerbruch, Ferdinand 10
Senfgasversuche 187
Schafernak 181
Scharfetter, Helmut 301
Schellander, Ottilie 241
Schellenberg, Walter 95
Schering 358
Schicker, Josef 134, 307
Schiedlausky, Gerhard 84, 204, 207
Schilling, Claus 187
Schirach von, Baldur Benedikt 247, 244, 300
Schlagende Verbindung 80, 94, 100
Schloss Gschwendt 224
Schmid-Sachsenstamm, Walter 311
Schneider, Philipp 299, 315, 336
Schoen, Ferdinand 317
Schönharting, Friedrich 155
Schrottmayer, Anton 224
Schumann, Horst 102

## Stichwortverzeichnis

Schuschnigg, Kurt 259
Schüßler-Salz 48
Schutzstaffel (SS) 10, 15, 23, 36, 42, 43, 46, 51, 53, 54, 56, 58, 67, 68, 71, 73, 84, 85, 86, 89, 96, 97, 101, 104, 105, 106, 107, 108, 109, 113, 114, 115, 121, 122, 123, 125, 126, 127, 128, 129, 136, 137, 138, 144, 146, 147, 149, 158, 159, 160, 161, 163, 178, 186, 189, 190, 191, 192, 193, 196, 198, 199, 201, 204, 205, 206, 207, 208, 209, 210, 211, 214, 215, 217, 219, 220, 221, 223, 228, 237, 238, 239, 241, 245, 248, 249, 250, 255, 256, 257, 259, 261, 263, 265, 266, 267, 269, 270, 271, 274, 275, 279, 281, 282, 287, 288, 292, 295, 296, 297, 299, 305, 306, 307, 308, 330, 334, 336, 337, 338
Schwalbova, Margita 228
Schwangerschaftsabbruch 23, 254
Schweigrohr 118, 262, 263
Seidelman 246
Selbstmord 38, 49, 97, 115, 323
Selbstmord nach Kriegsende 324, 371
Selektion 169
serologischen Rassendifferenzierung 183
serologische Versuche 185
Sheffer 43
Sicherheitsdienst (SD) 55, 130
Sicherheitspolizei 130
Siemens 290
Sigmund Freud 12
Šimůnek 327
Sinti 36
Sobibór 36, 105
Sonnenstein 28
Sorger, Ernst 176, 321
Sozialdarwinismus 10
Spätheimkehrer 230
SS-Ahnenerbe 150
SS-Ärztebund 72
SS-Ärztliche Akademie Graz 235
SS-Division Totenkopf 276, 277
SS-Führungshauptamt (SS-FHA) 128, 218, 219, 222
SS-Fürsorgeamt 218
SS-Junkerschule in Bad Tölz 128
SS-Lazarett Hohenlychen 123
SS-Sanitätsamt 108, 334
SS-Sanitätsersatzbataillon 128, 129
SS-Standarte "Deutschland" 280

SS-Verfügungstruppe 166, 234
SS-Wachverbände 109, 220
SS-Wirtschafts- und Verwaltungshauptamt 110
Staehler 147
Stangl 17, 105
Stasi-Archive der DDR 146
Steinacker 303
Steirischen Heimatschutz 53, 66, 158
Sterbelager 125
Sterilisierungsgericht 285
Sterilisierungsversuche 262
Steyr-Daimler-Puch 282
Stille Hilfe 61
Strafverfolgung der Täter 370
Straßburger Schädelsammlung 265
Straßenschlacht 280
Stumpfegger 123
Sturmabteilung (SA) 58, 143
Suizid 212
Sulfonamid 48
Szekely 360
Szikora 94

T

Tandler, Julius 15
Tbc-Station 204
Theodor-Körner-Preis 146
Theresienstadt 12
Thums, Karl 325
Thurnher, Viktor 108, 331
Todesmarsch 50, 130
Todt, Fritz 104
Tomasch, Paula 241
Totschlag 145
Totspritzen 83
Tötungsexperiment 280
Tropper, Gertrude 180, 335
Trostbrief 194
Tuberkulose-Impfstoff 191, 340
Tuberkulose-Versuche 124, 340, 348
Türk, Elmar 339
Publikationen 341
Türk, Marianne 190, 343
Typhus 86

U

Uiberrak, Barbara 145, 347
Publikationen 350
Uiberreither, Siegfried 154, 155
Unfruchtbarmachung 118
Universität Graz im Dritten Reich 215
Universitätssängerschaft Skalden 287
Unterernährung 205
Unterkühlung 194
Urban, Hubert 302
Utilitarismus 13
Utz, Josef 351

V

Vasektomie 22
Verbotsgesetz 250
Verbrennungsöfen 103
Vergasung 27
Vergasungsanstalt 28, 103

Vergasungswagen 169
Vernichtungslager 36
Veronal 273
Verschuer, Otmar von 187
Verschwörungstheorie 151
Vetter, Helmuth 289
Vogt, Werner 146
Volckmann, Mathilde 140
Volk 14
Völkermord 36, 110
Völkischer Beobachter 284
Völkische Bewegung 328
Volksgericht 67, 91, 109
Volkssturm 155
Volkswohl 13
Vonbun, Josef 355

W

Waffen-SS 37, 107
Wagner-Jauregg, Julius 272
Wandervogel 328
Wannsee-Konferenz 17
Warschauer Ghetto 38, 101
Wasicky, Erich 166, 169
Weihnachtsamnestie 166
Weil, Lilly 262
Werkgartner, Anton 359
Wessely, Emil 251
Widerstandskämpfer 154
Wiener Altherrenschaft Horst Wessel 274
Wiener Institut für Gerichtliche Medizin und Kriminalistik 298
Wiener Klinische Wochenschrift 16, 114, 158
Wiener Medizinische Gesellschaft 316, 318
Wiener Stadtverwaltung 68
Wiesenthal, Simon 49
Wimmer, Karl 187
Winkelbauer, Adolf 336
Wirth, Christian 17, 101, 151
Wodraska, Alois 108, 363
Woler, Waldemar 50
Wolf, Julie 241
Wolfatit 59
Wolter, Waldemar 48

Y

Yad Vashem 246

Z

Zawrel, Friedrich 146
Zech, Karl 219
Zentrale für rassenhygienische Zwangsmaßnahmen 210
Zentralinstitut für Krebsforschung in Nesselstedt 140, 141
Zetter, Georgine 112
Zigeunerlager Lackenbach 119
Zuckerkandl, Emil 149
Zwangsabtreibung 23
Zwangsarbeit 35, 104, 125, 200
Zwangssterilisation 3, 13, 20, 285
Zwischenstatio 224

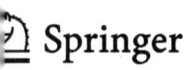 springer.com

Edzard Ernst

# Vorsicht Heilpraktiker

Eine kritische Analyse

**Jetzt bestellen:**
link.springer.com/978-3-662-66741-5

GPSR Compliance
The European Union's (EU) General Product Safety Regulation (GPSR) is a set of rules that requires consumer products to be safe and our obligations to ensure this.

If you have any concerns about our products, you can contact us on

ProductSafety@springernature.com

In case Publisher is established outside the EU, the EU authorized representative is:

Springer Nature Customer Service Center GmbH
Europaplatz 3
69115 Heidelberg, Germany

www.ingramcontent.com/pod-product-compliance
Lightning Source LLC
LaVergne TN
LVHW012032070526
838202LV00056B/5472